腸よ鼻よ

島袋全優

ZENYU SHIMABUKURO

01

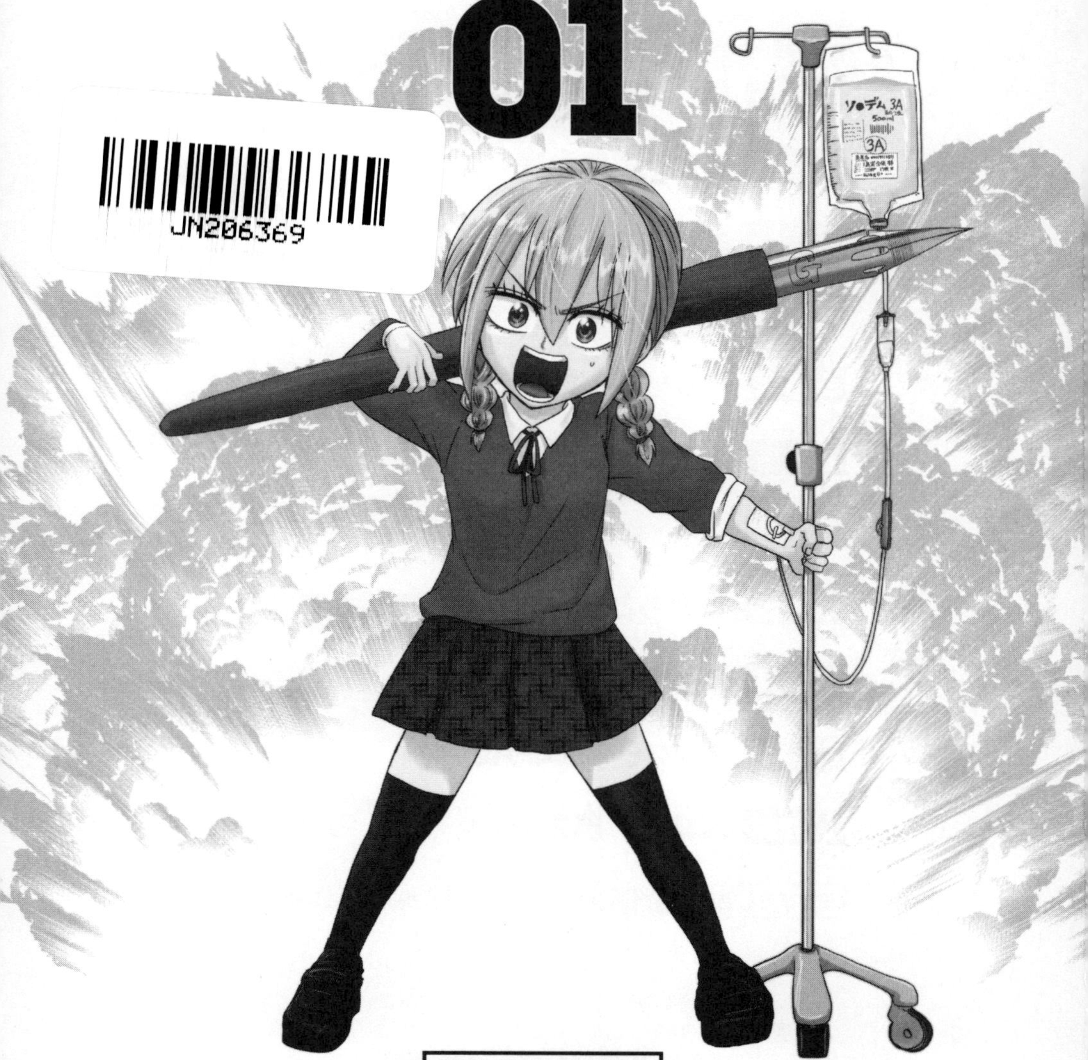

CHO-YO HANA-YO

KADOKAWA

CHO-YO HANA-YO

CONTENTS

※この作品は作者の体験談をもとに制作されています。
潰瘍性大腸炎の病状、治療法の効果などには個人差があります。
医師の指示のもと栄養指導を受けている方は、必ずその指示・指導に従って下さい。

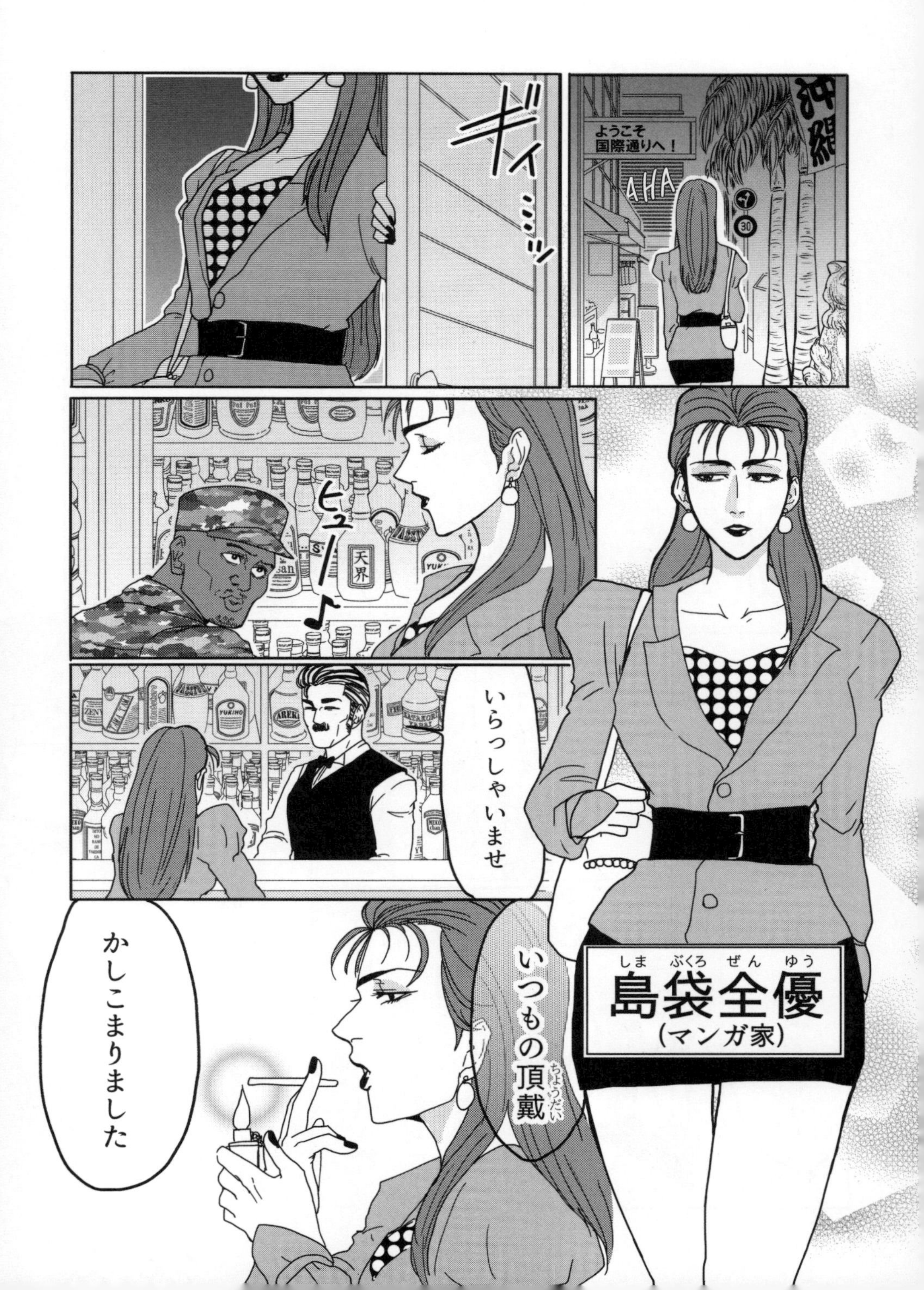
沖縄
ようこそ
国際通りへ！
AHA
ギィ
ミッ
ヒュー♪
天界
いらっしゃいませ
島袋全優(しまぶくろぜんゆう)
(マンガ家)
いつもの頂戴(ちょうだい)
かしこまりました

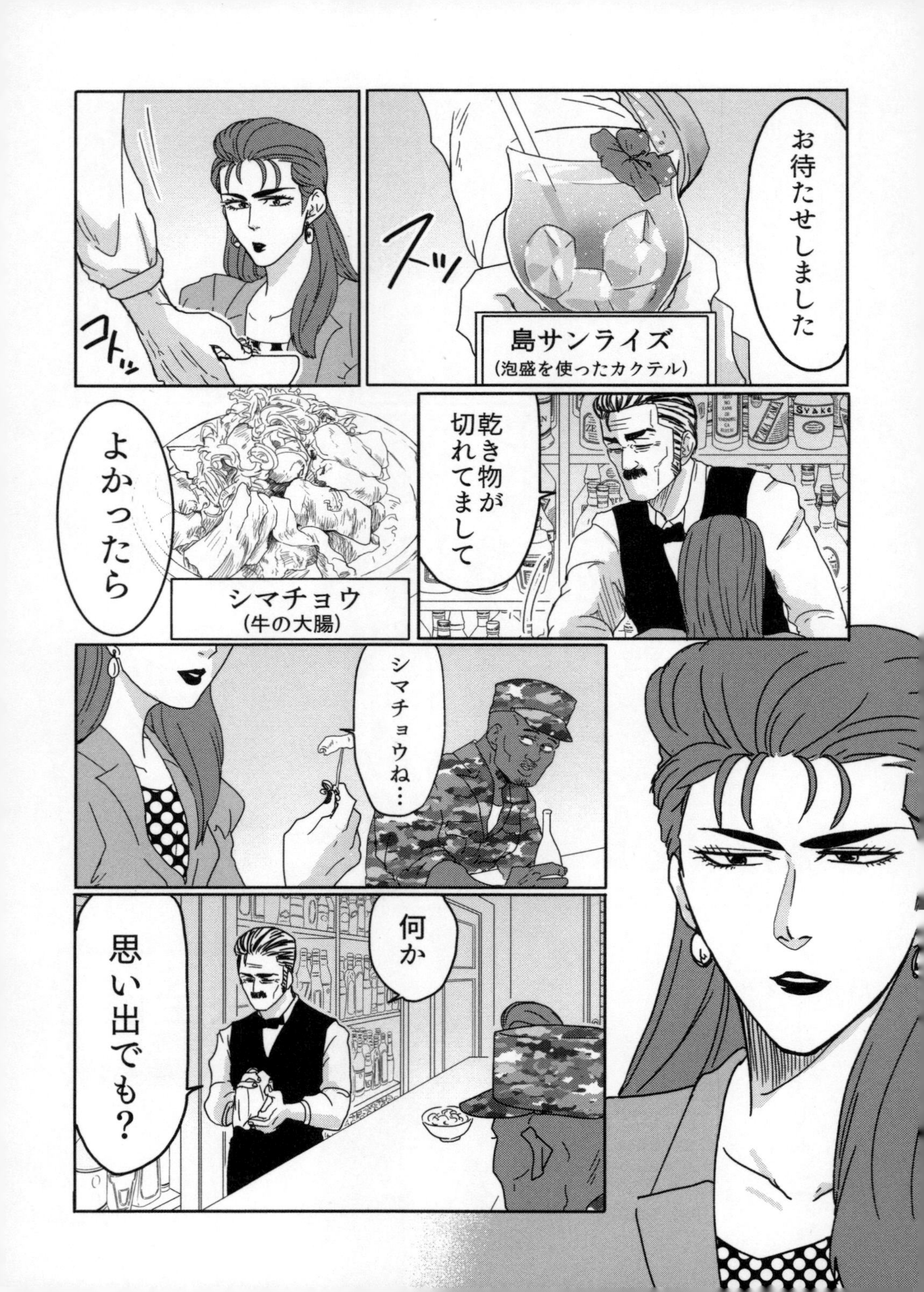
コトッ
スッ
お待たせしました
島サンライズ
(泡盛を使ったカクテル)
乾き物が切れてまして
よかったら
シマチョウ
(牛の大腸)
シマチョウね…
何か
思い出でも?

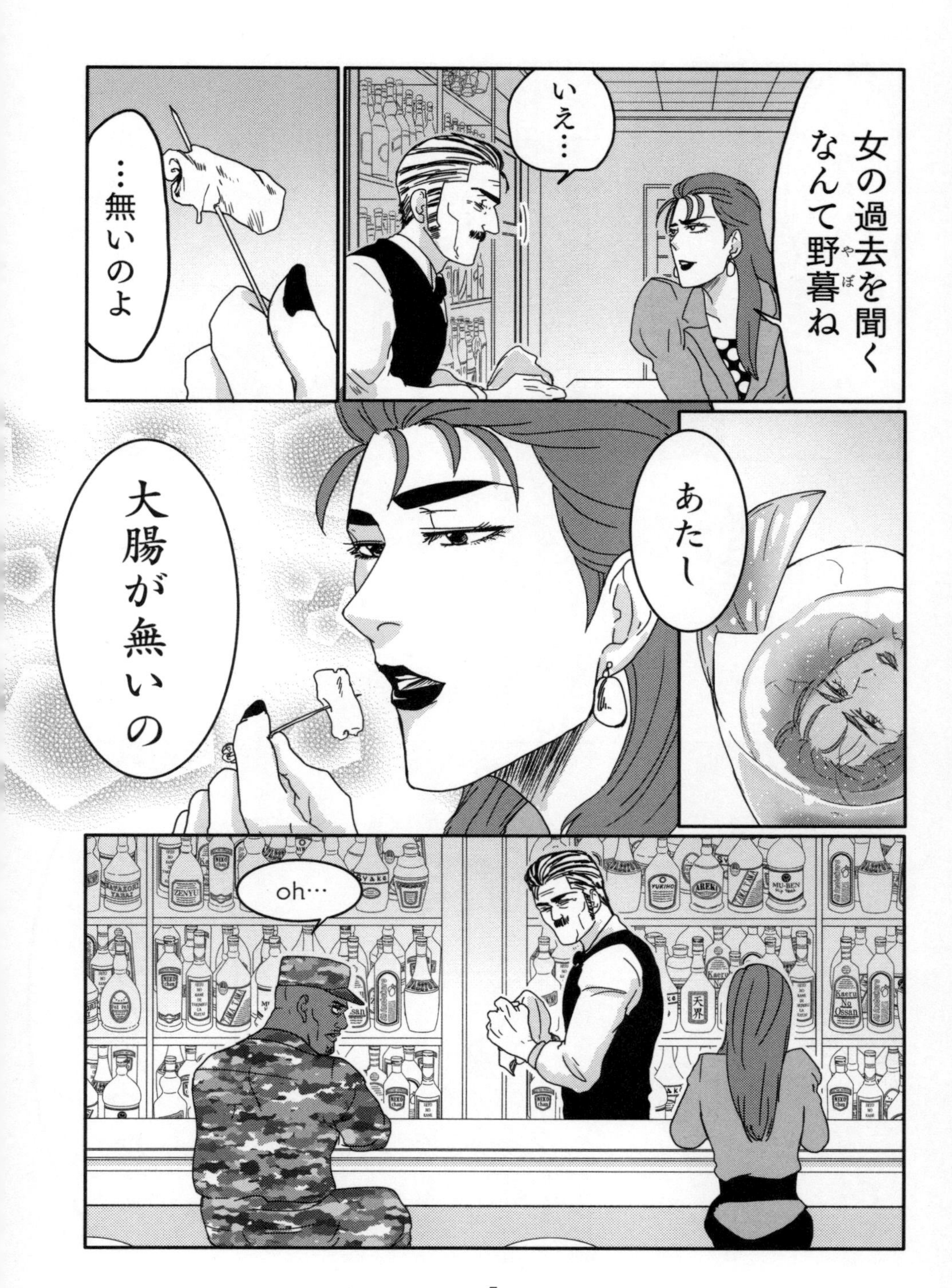
女の過去を聞くなんて野暮ね
いえ…
…無いのよ
あたし
大腸が無いの
oh…

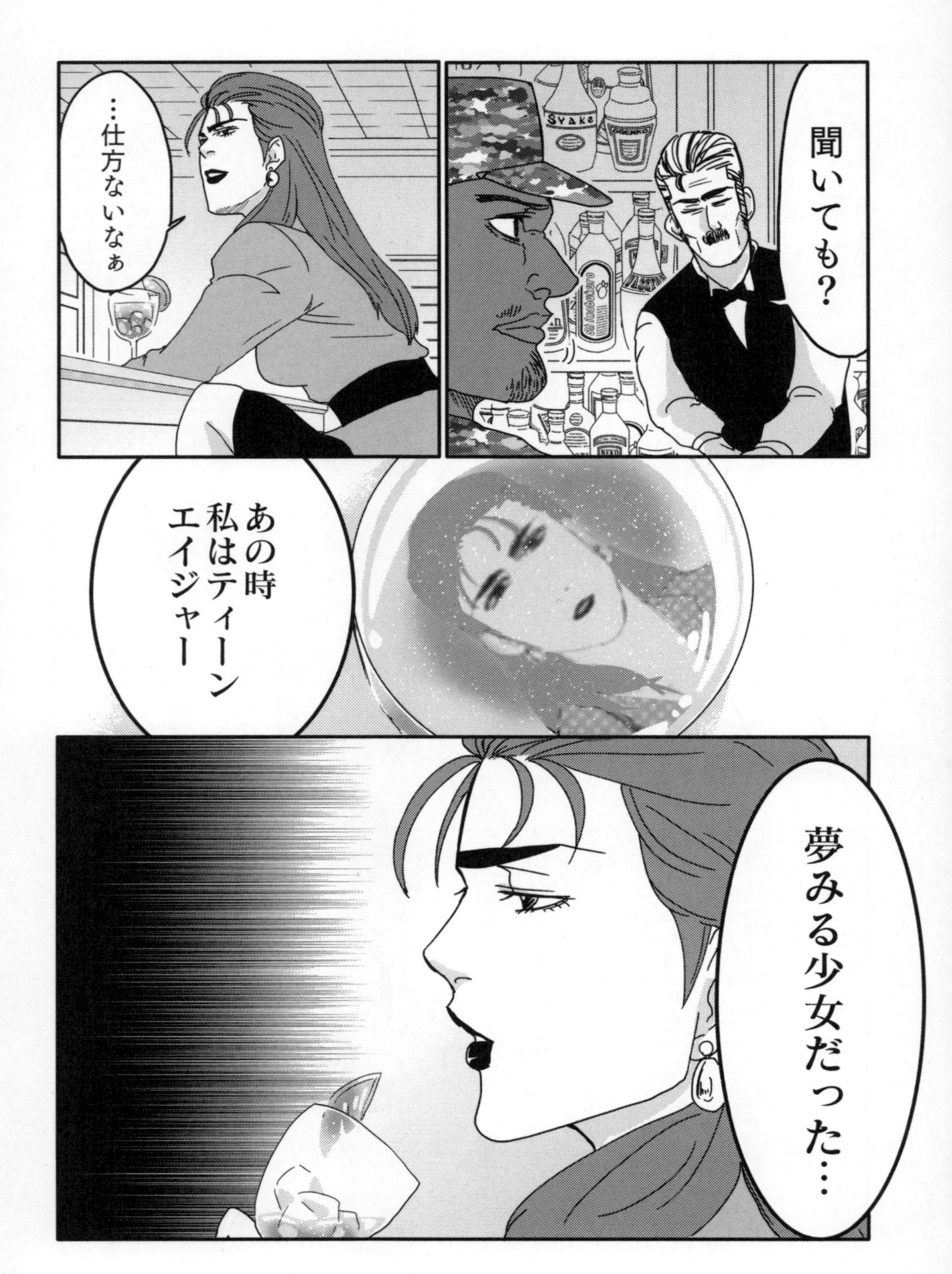
聞いても？
…仕方ないなぁ
あの時
私はティーン
エイジャー
夢みる少女だった…

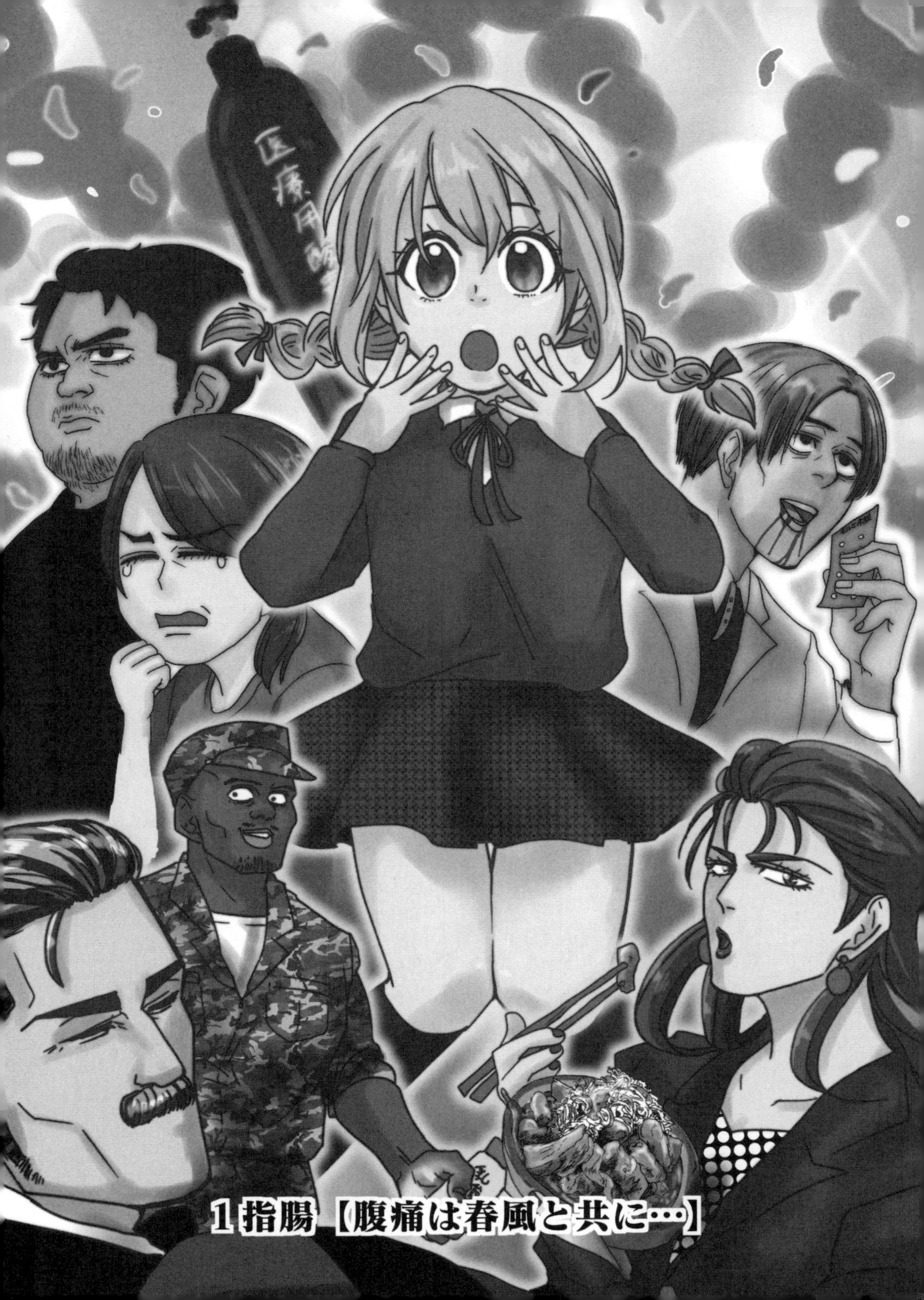
1指腸【腹痛は春風と共に…】

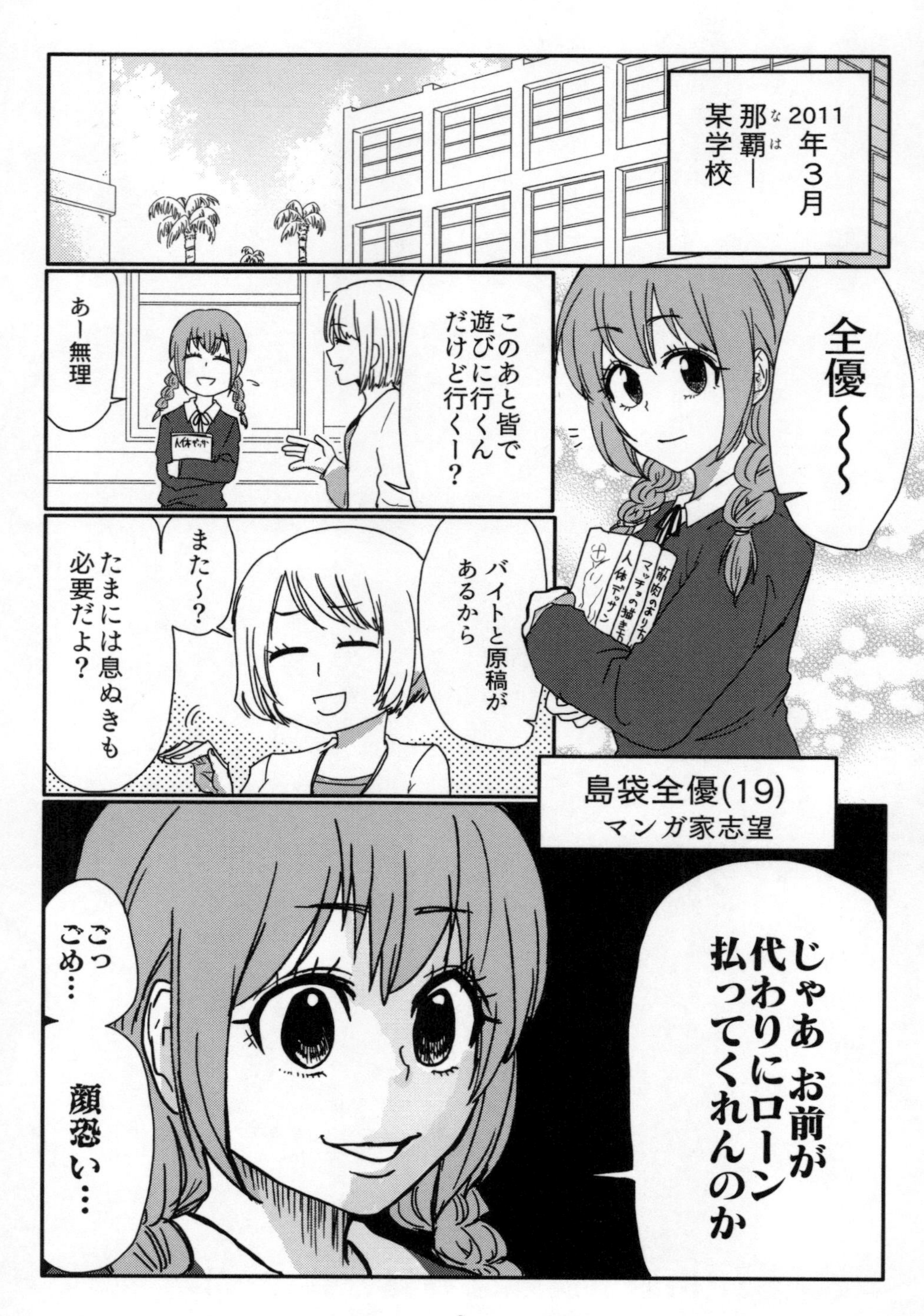
2011年3月
那覇(なは)―
某学校
全優〜〜〜
このあと皆で遊びに行くんだけど行くー？
あー無理
人体デッサン
バイトと原稿があるから
また〜？
たまには息ぬきも必要だよ？
筋肉のより方
マッチョの描き方
人体デッサン
島袋全優(19)
マンガ家志望
じゃあ お前が代わりにローン払ってくれんのか
ごっごめ…
顔恐い…

ヴ…トイレ行ってきた
ブル
ブル
また？
体調悪いの？

大丈夫だよ
なんかトイレ
すると毎回便器
血まみれだけど

やばくない？

病院行きなよ…
ヤバイでしょ…
いつから血が…？
切れ痔かなー？？
聞いて？

それじゃバイト行ってきまーす☆
聞いてってば

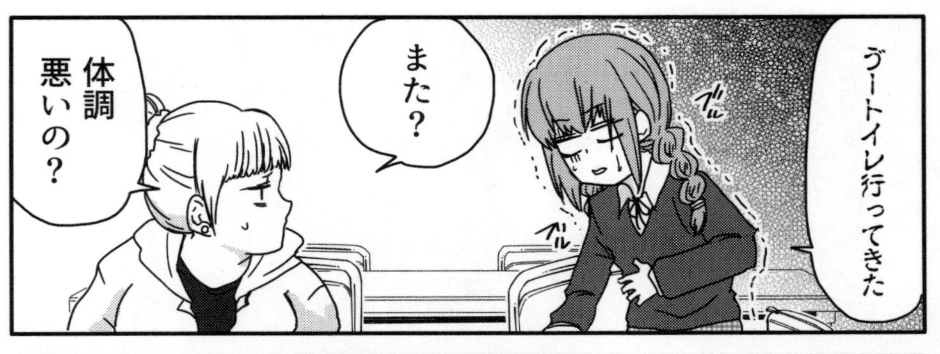

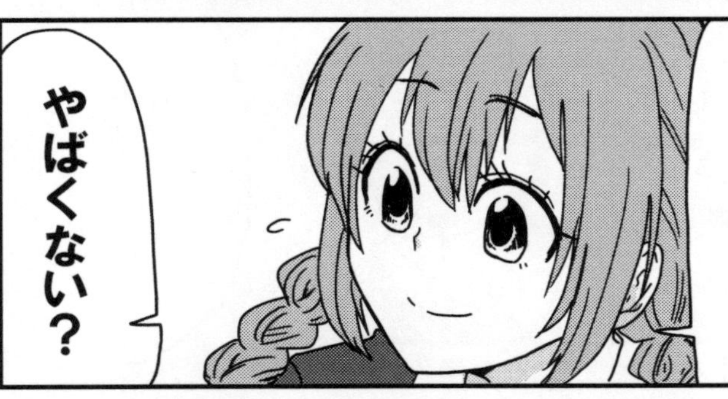

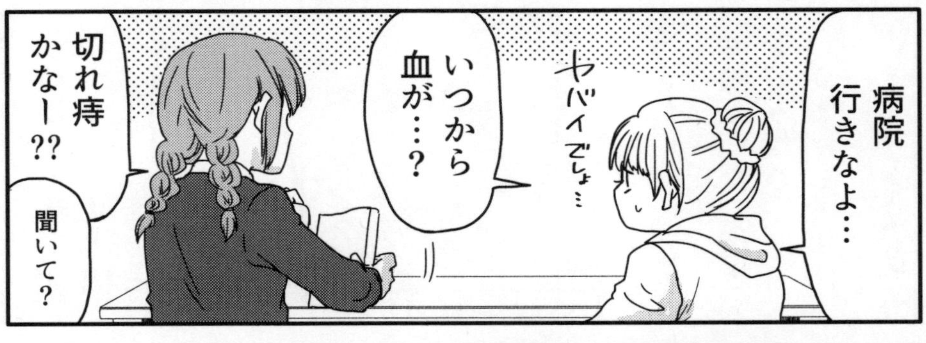

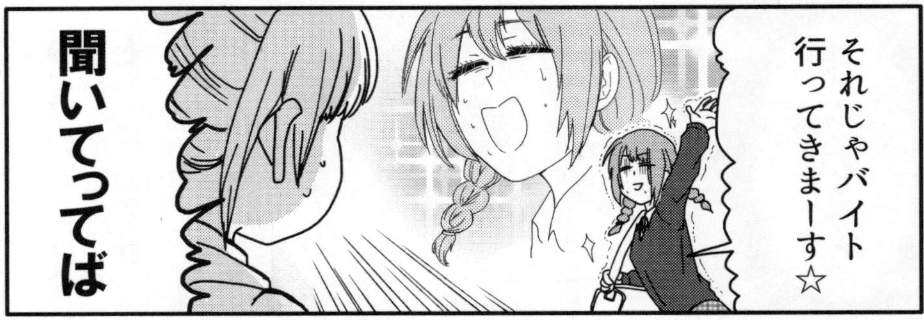

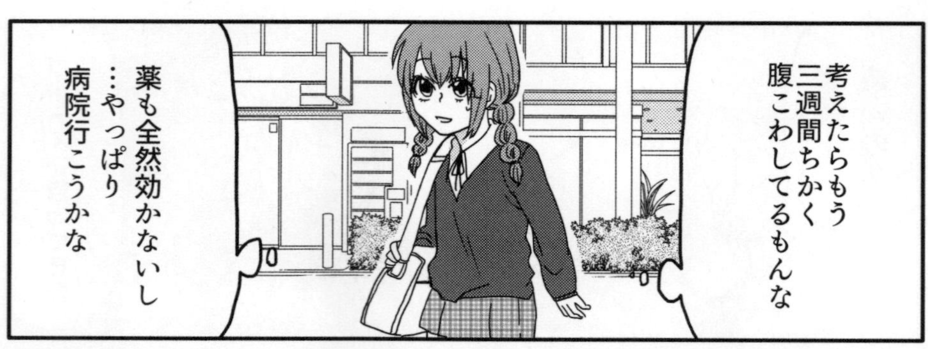
考えたらもう
三週間ちかく
腹こわしてるもんな
薬も全然効かないし
…やっぱり
病院行こうかな

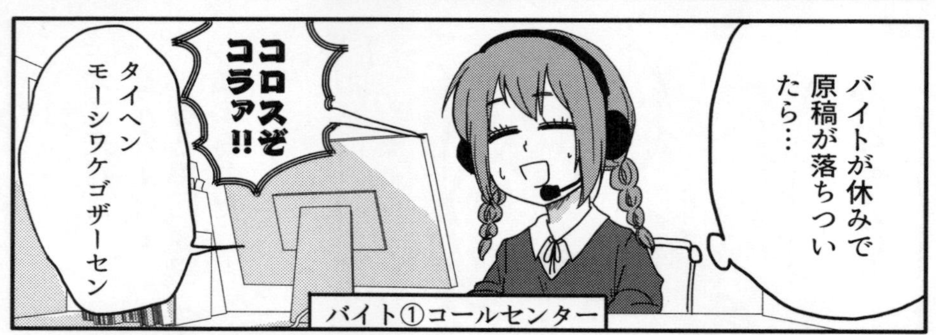
バイトが休みで
原稿が落ちつい
たら…
コロスぞ
コラァ!!
タイヘン
モーシワケゴザーセン
バイト①コールセンター

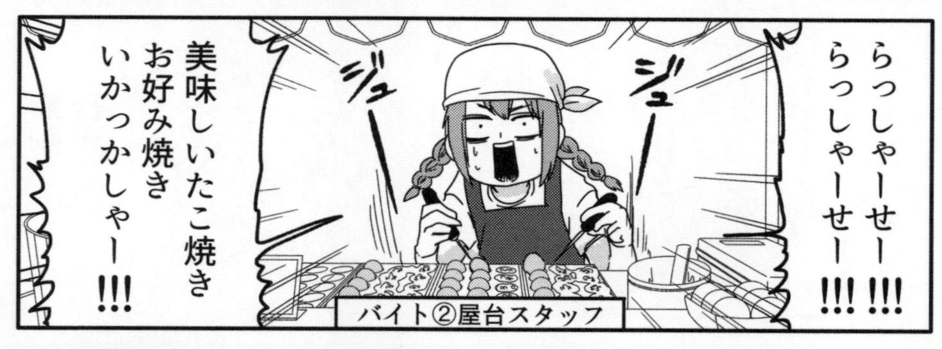
らっしゃーせー!!!
らっしゃーせー!!!
ジュー
ジュー
美味しいたこ焼き
お好み焼き
いかっかしゃー!!!
バイト②屋台スタッフ

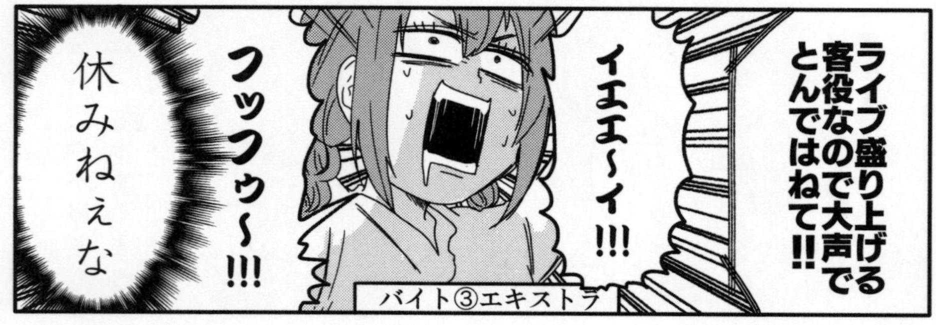
ライブ盛り上げる
客役なので大声で
とんではねて!!
イエエ～イ!!!
フッフゥ～!!!
休みねえな
バイト③エキストラ

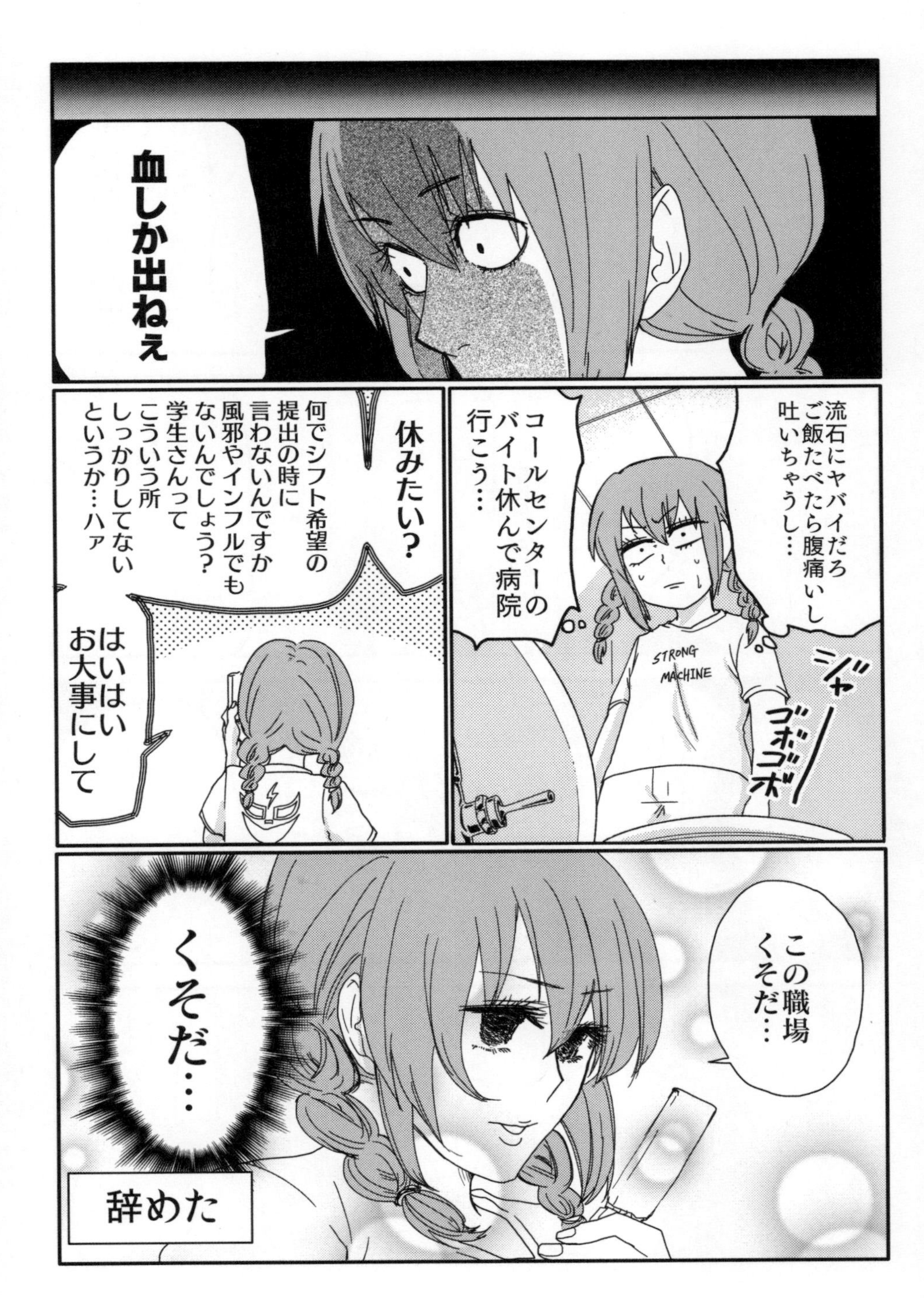
血しか出ねぇ
流石にヤバイだろ
ご飯たべたら腹痛いし
吐いちゃうし…
コールセンターの
バイト休んで病院
行こう…
ジャー
ゴボゴボ
STRONG MACHINE
休みたい？
何でシフト希望の
提出の時に
言わないんですか
風邪やインフルでも
ないんでしょう？
学生さんって
こういう所
しっかりしてない
というか…ハァ
はいはい
お大事にして
この職場
くそだ…
くそだ…
辞めた

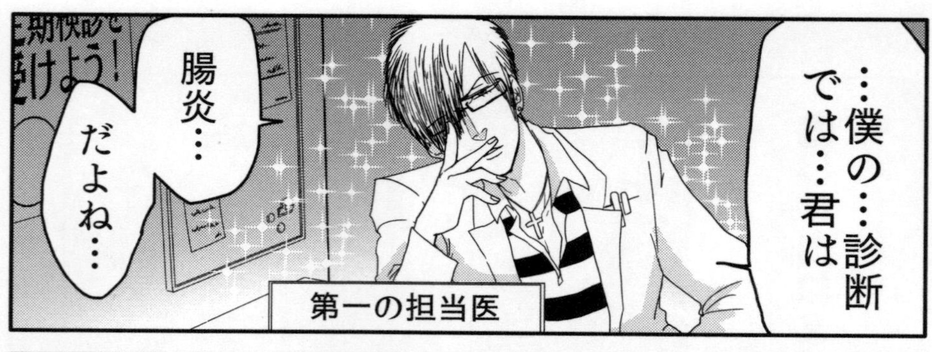
…僕の…診断では…君は
腸炎…だよね…
第一の担当医

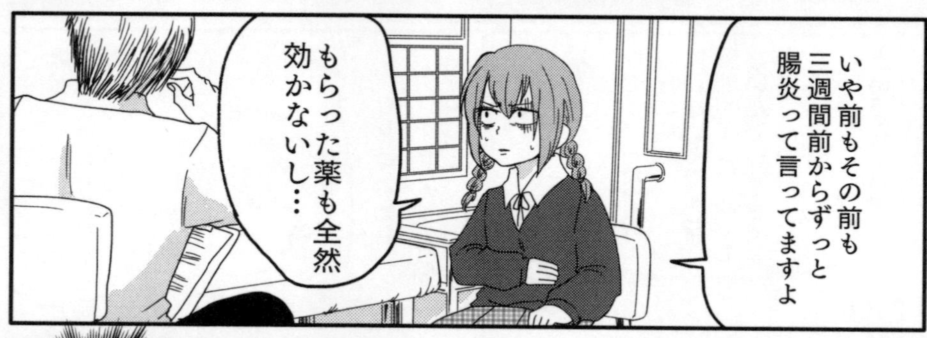
いや前もその前も三週間前からずっと腸炎って言ってますよ
もらった薬も全然効かないし…

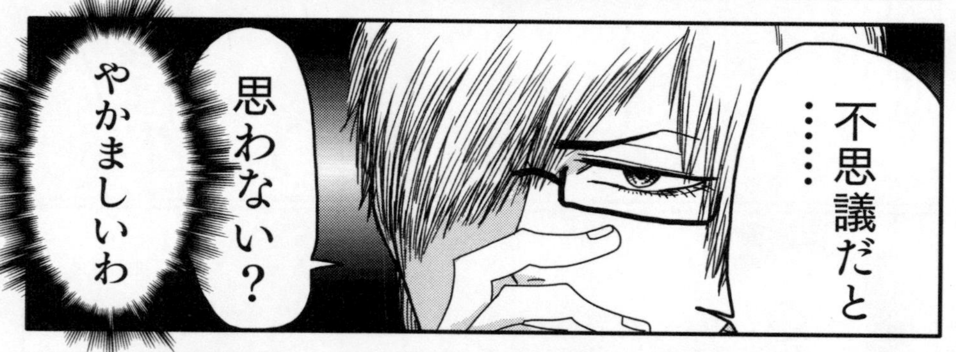
不思議だと……
思わない?
やかましいわ

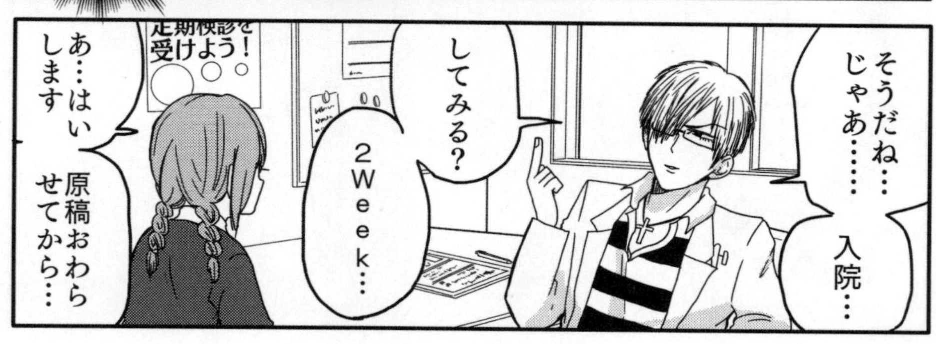
そうだね…じゃあ……
入院…
してみる?
2Week…
定期検診を受けよう!
あ…はい します
原稿おわらせてから…

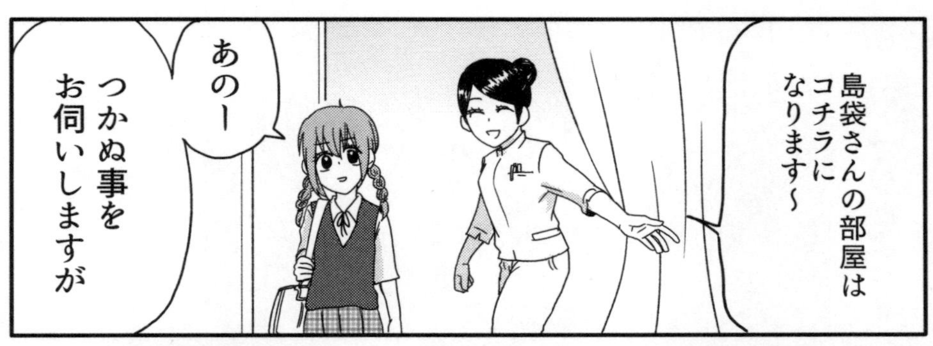
島袋さんの部屋はコチラになります～
あのー
つかぬ事をお伺いしますが

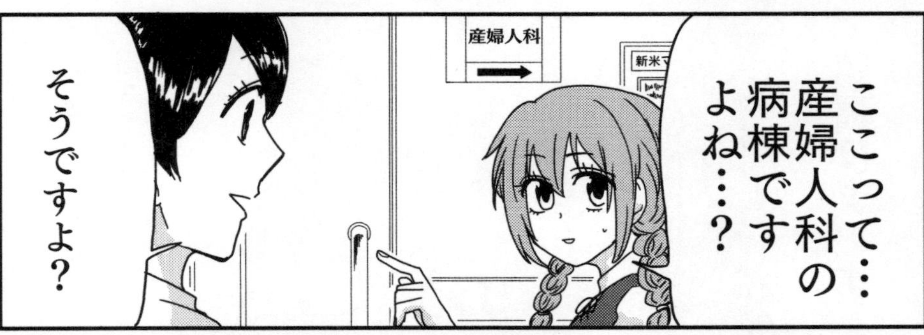
産婦人科
新米マ
ここって…産婦人科の病棟ですよね…？
そうですよ？

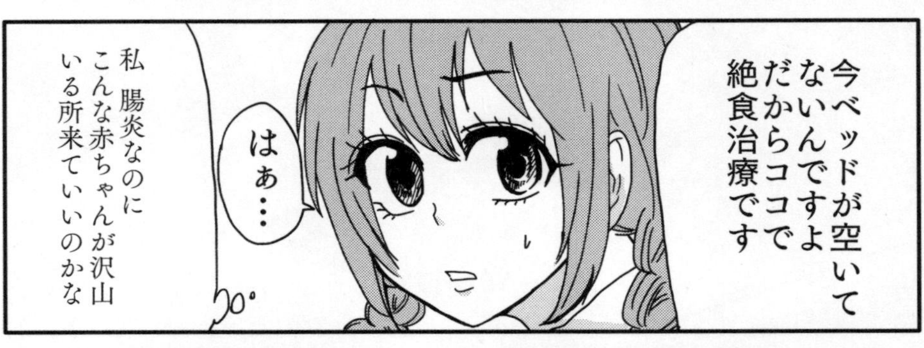
今ベッドが空いてないんですよだからココで絶食治療です
はぁ…
私 腸炎なのにこんな赤ちゃんが沢山いる所来ていいのかな

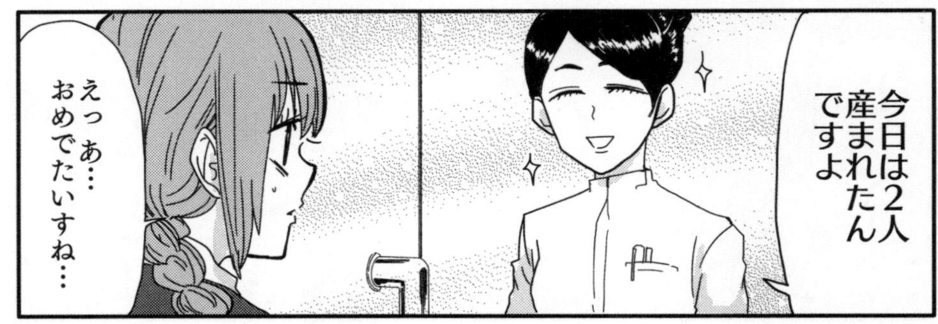
今日は２人産まれたんですよ
えっ あ…おめでたいすね…

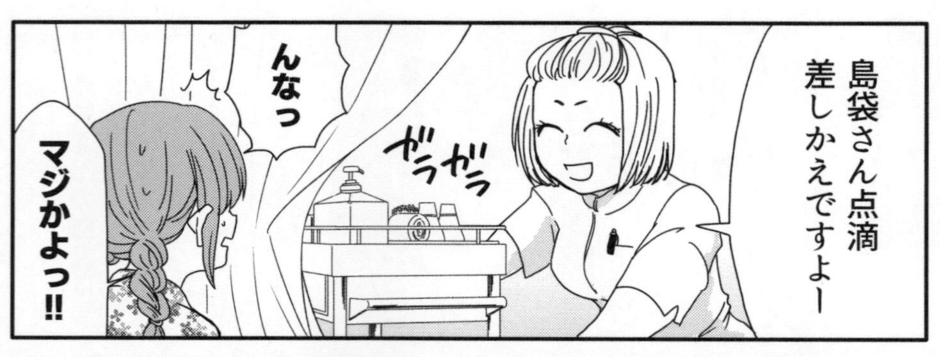
島袋さん点滴
差しかえですよー
ガラガラ
んなっ
マジかよっ!!

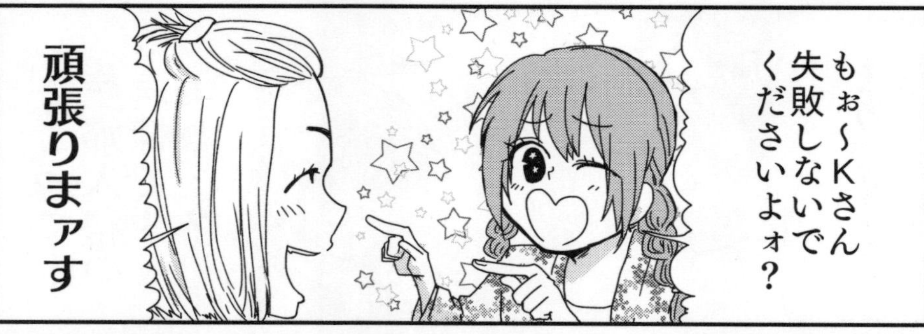
もぉ～Kさん
失敗しないで
くださいよォ？
頑張りまァす

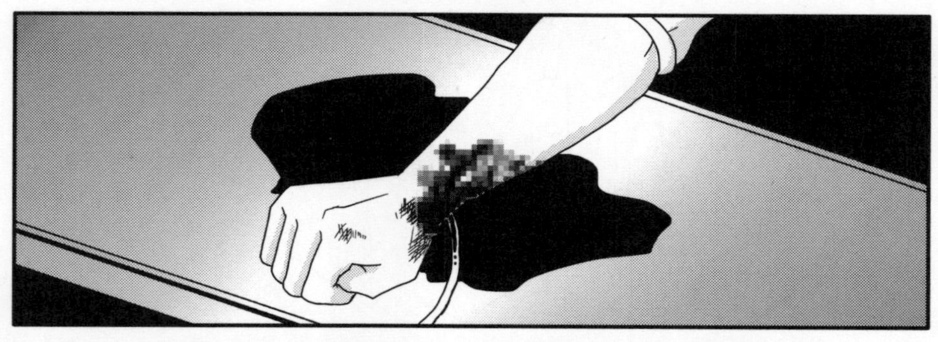

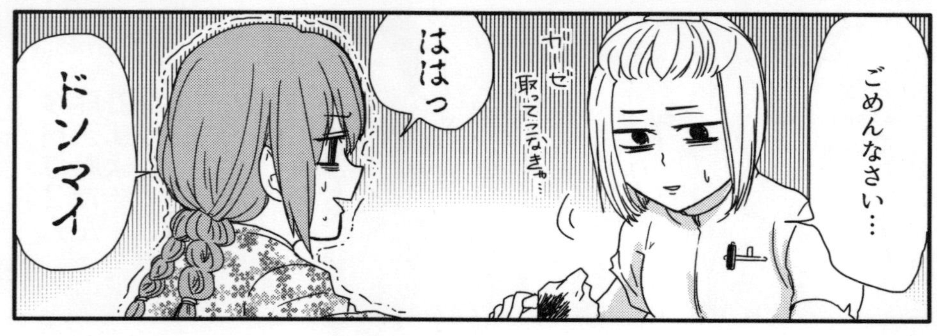
ごめんなさい…
ガーゼ
取ってこなきゃ…
ははっ
ドンマイ

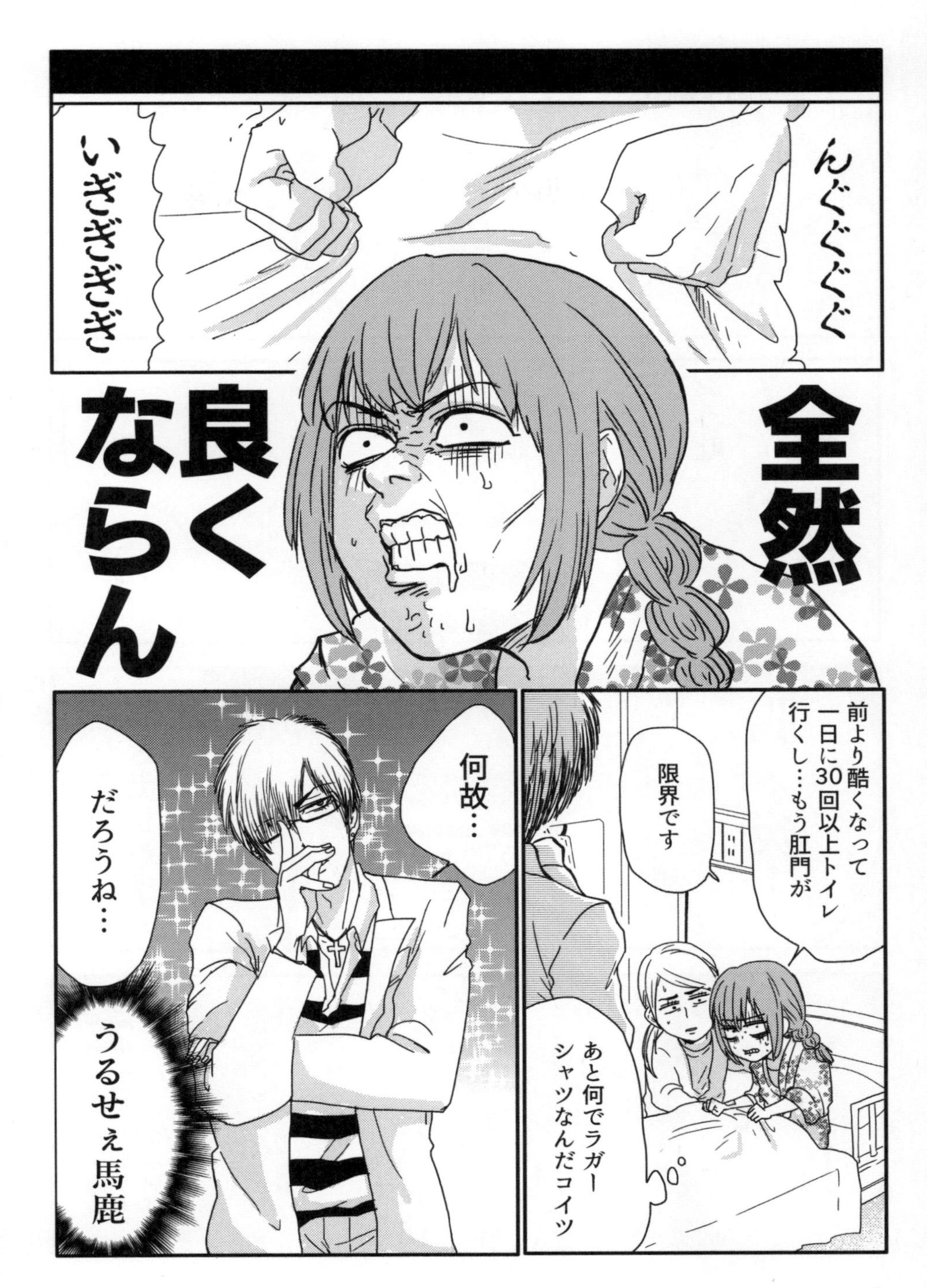
んぐぐぐぐ
いぎぎぎぎ
全然良くならん
前より酷くなって一日に30回以上トイレ行くし…もう肛門が
限界です
あと何でラガーシャツなんだコイツ
何故…
だろうね…
うるせぇ馬鹿

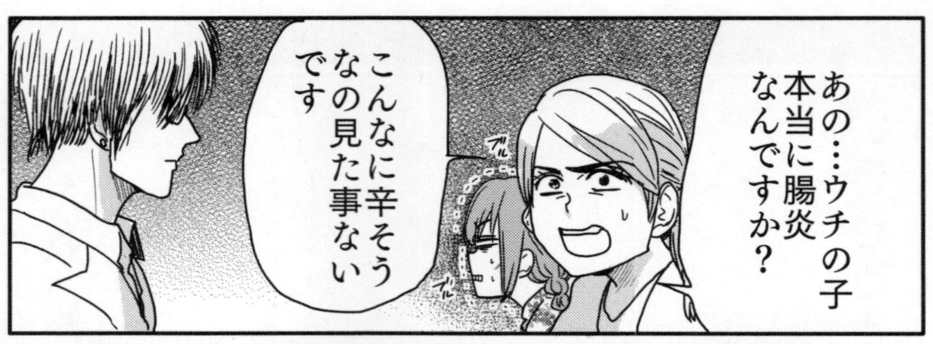
あの…ウチの子本当に腸炎なんですか?
こんなに辛そうなの見た事ないです

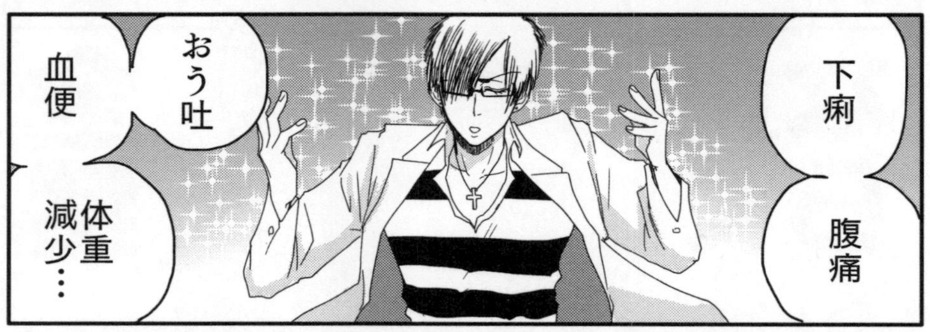
下痢
腹痛
おう吐
血便
体重減少…

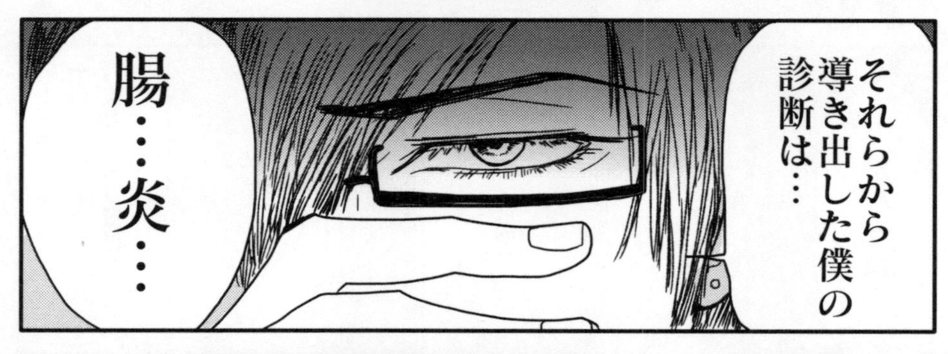
それらから導き出した僕の診断は…
腸…炎…

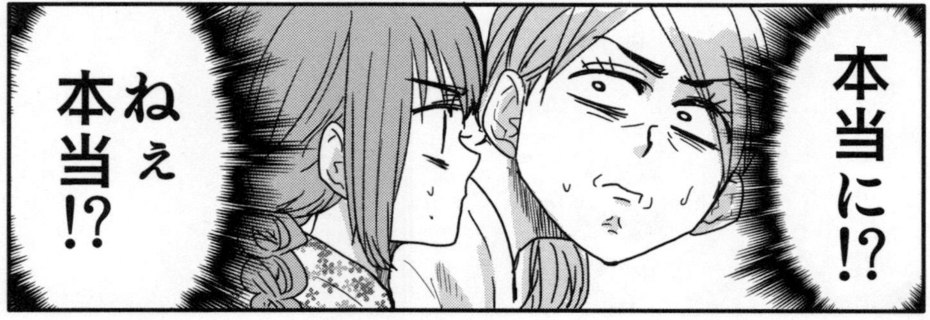
本当に!?
ねぇ本当!?

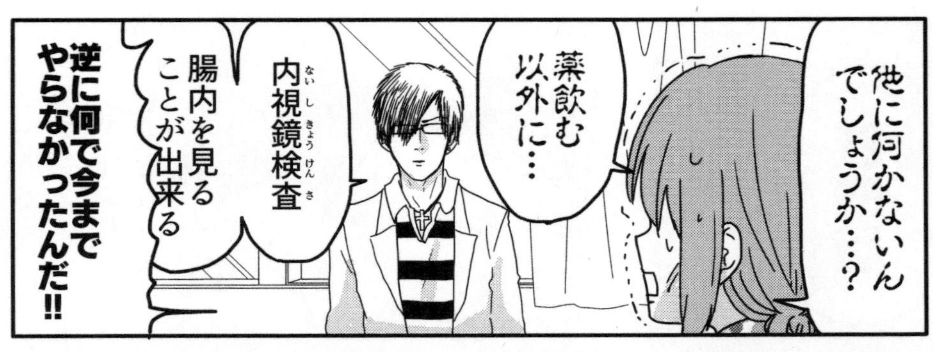

他に何かないんでしょうか…？
薬飲む以外に…
内視鏡検査
腸内を見ることが出来る
逆に何で今までやらなかったんだ!!

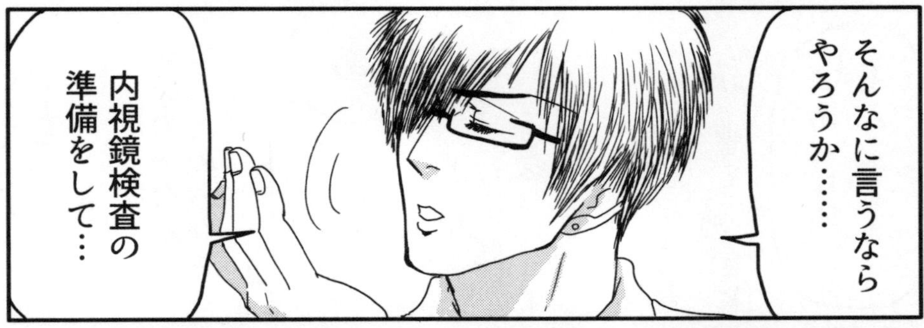

そんなに言うならやろうか……
内視鏡検査の準備をして…

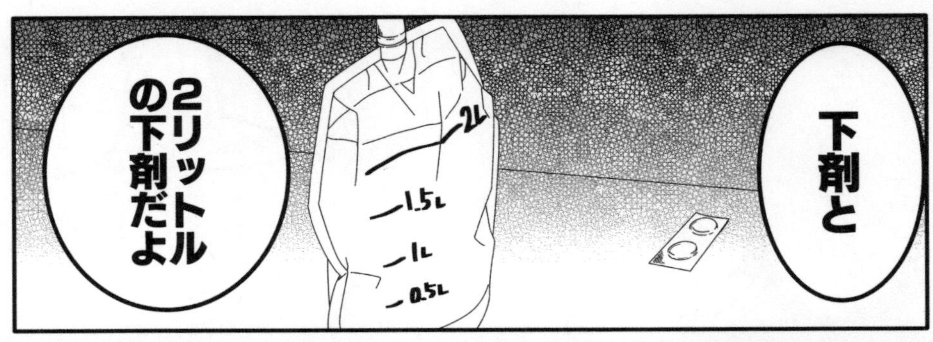

下剤と
2リットルの下剤だよ
2L
1.5L
1L
0.5L

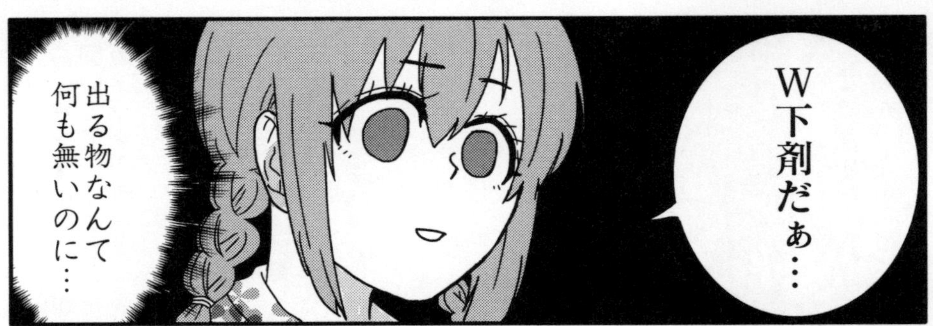

W下剤だぁ…
出る物なんて何も無いのに…

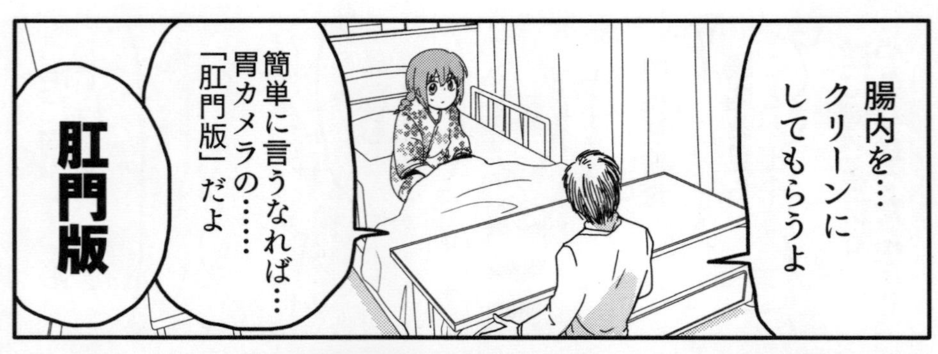
腸内を…
クリーンに
してもらうよ
簡単に言うなれば…
胃カメラの……
「肛門版」だよ
肛門版

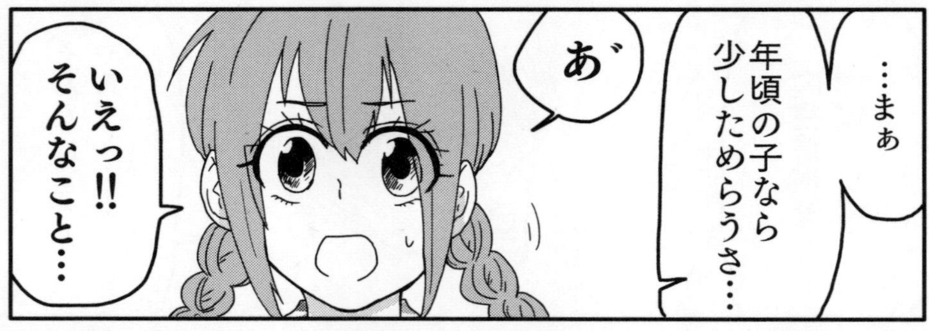
…まぁ
年頃の子なら
少したためらうさ…
あ゛
いえっ!!
そんなこと…

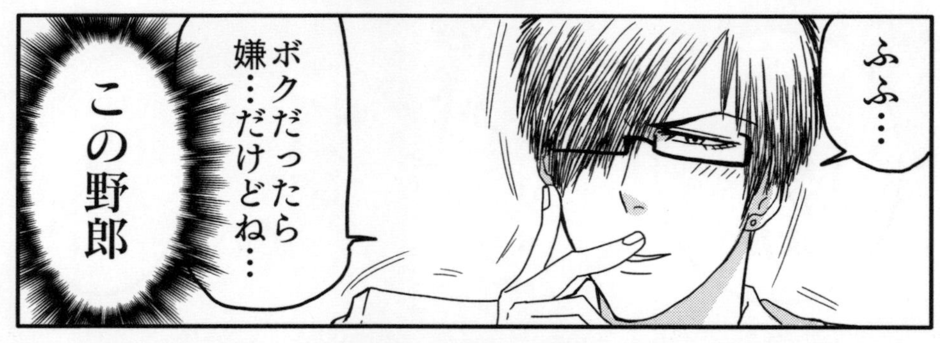
ふふ…
ボクだったら
嫌…だけどね…
この野郎

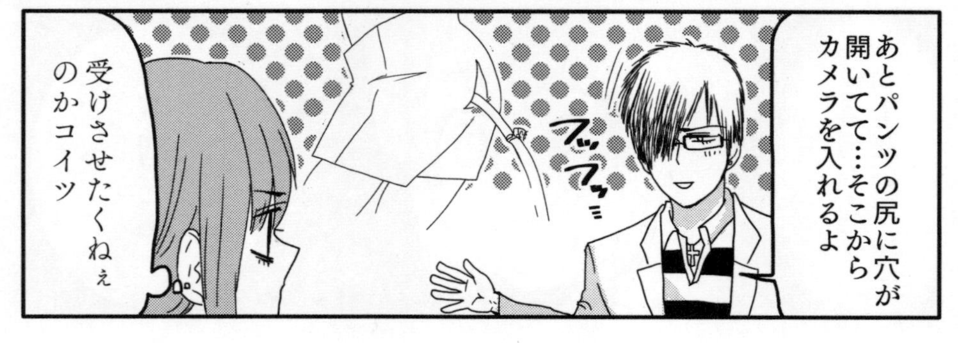
あとパンツの尻に穴が
開いてて…そこから
カメラを入れるよ
受けさせたくねぇ
のかコイツ

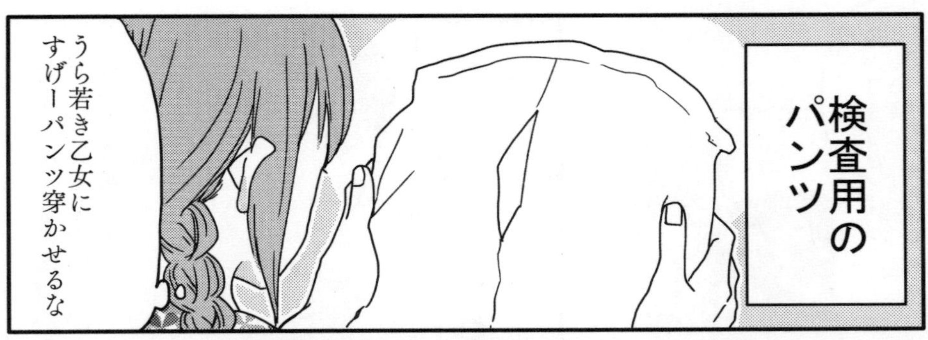
検査用のパンツ
うら若き乙女にすげーパンツ穿かせるな

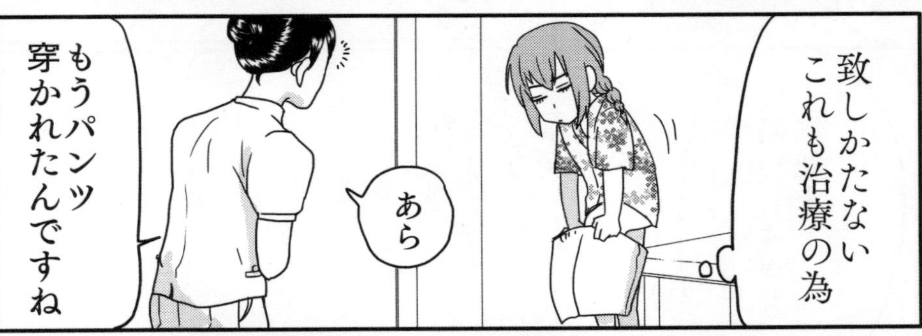
致しかたないこれも治療の為
あら
もうパンツ穿かれたんですね

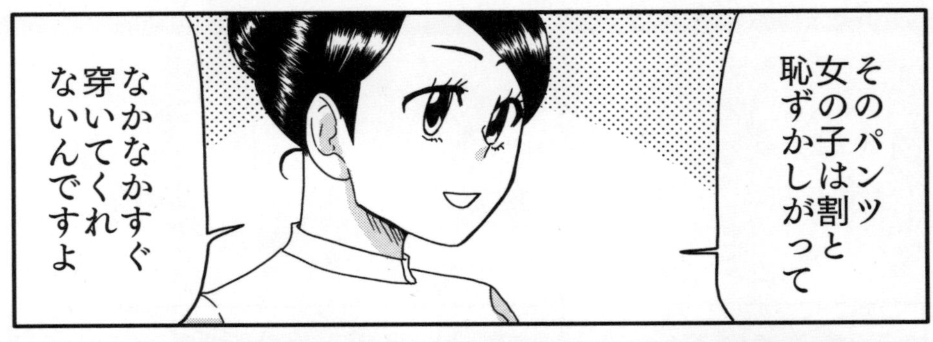
そのパンツ女の子は割と恥ずかしがって
なかなかすぐ穿いてくれないんですよ

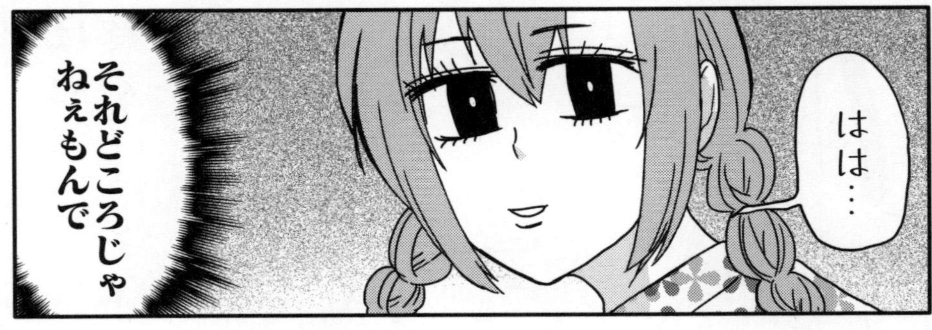
はは…
それどころじゃねえもんで

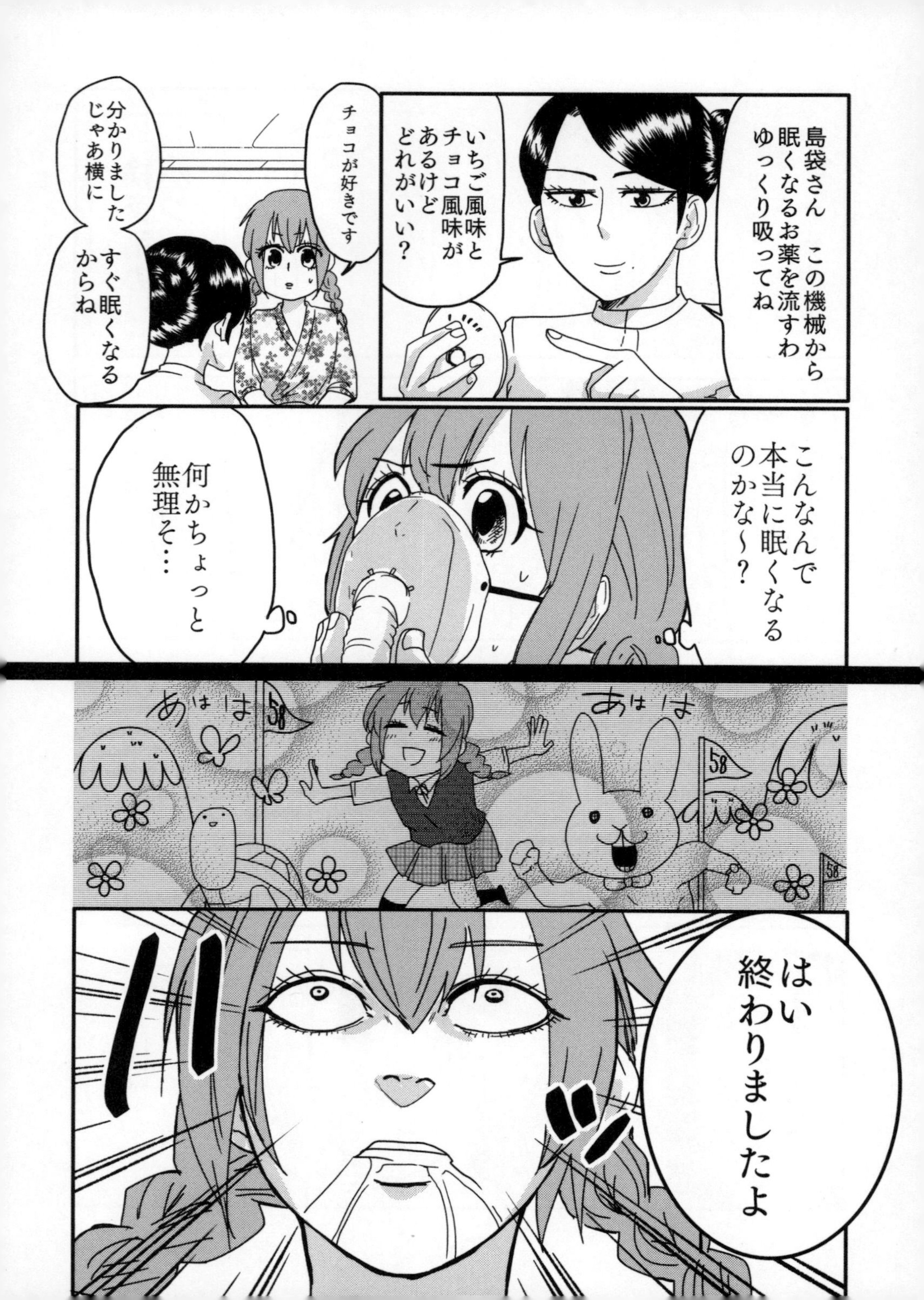
島袋さん　この機械から
眠くなるお薬を流すわ
ゆっくり吸ってね
いちご風味と
チョコ風味が
あるけど
どれがいい？
チョコが好きです
分かりました
じゃあ横に
すぐ眠くなる
からね
こんなんで
本当に眠くなる
のかな〜？
何かちょっと
無理そ…
あはは
あはは
58
58
58
はい
終わりましたよ

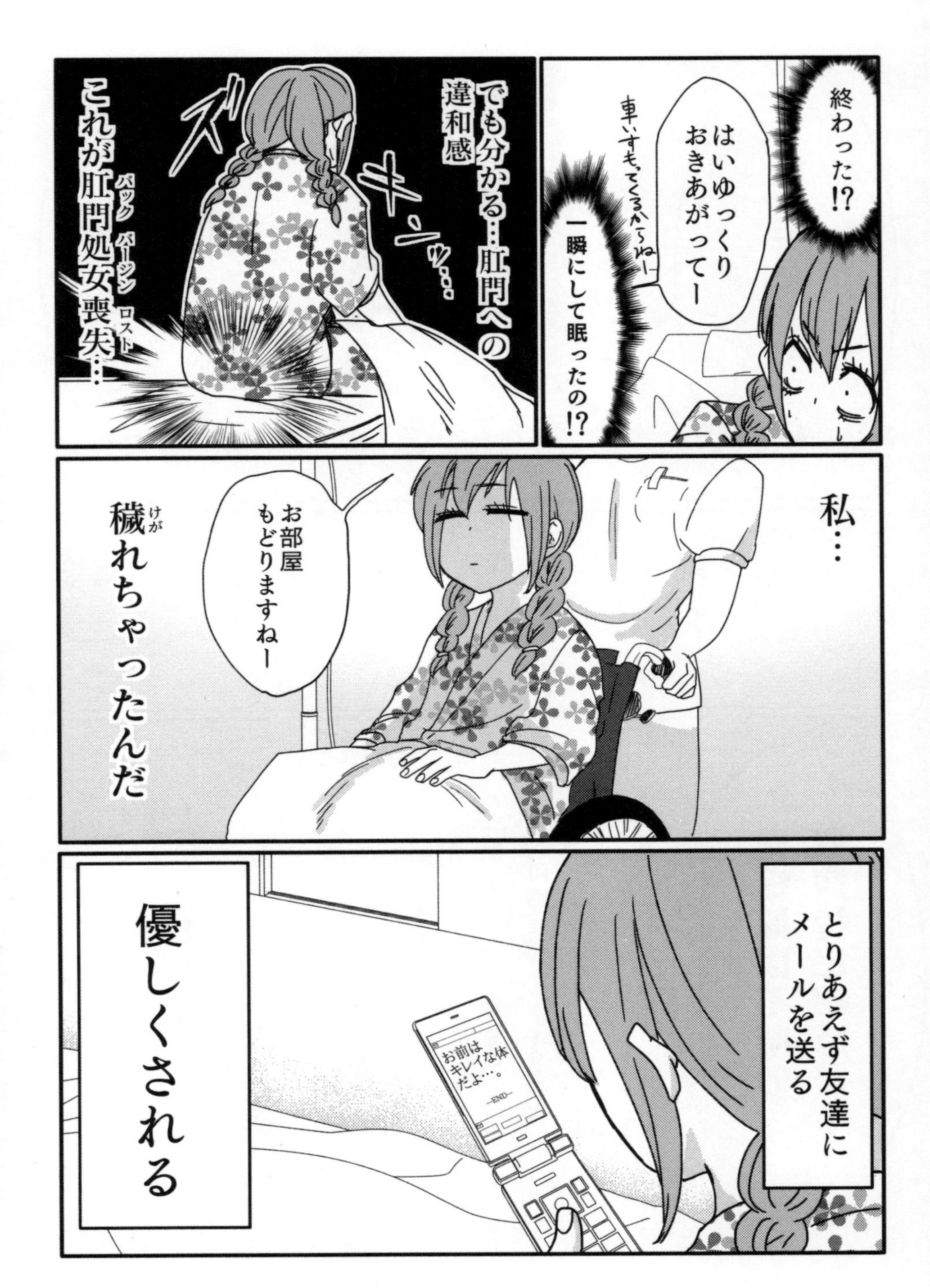
終わった!?
はいゆっくり
おきあがってー
車いすもってくるからねー
一瞬にして眠ったの!?
でも分かる…肛門への違和感
ズ
キンッ…
これが肛門処女喪失(バックバージンロスト)…
私…
お部屋もどりますねー
穢(けが)れちゃったんだ
とりあえず友達にメールを送る
お前はキレイな体だよ…。
—END—
優しくされる

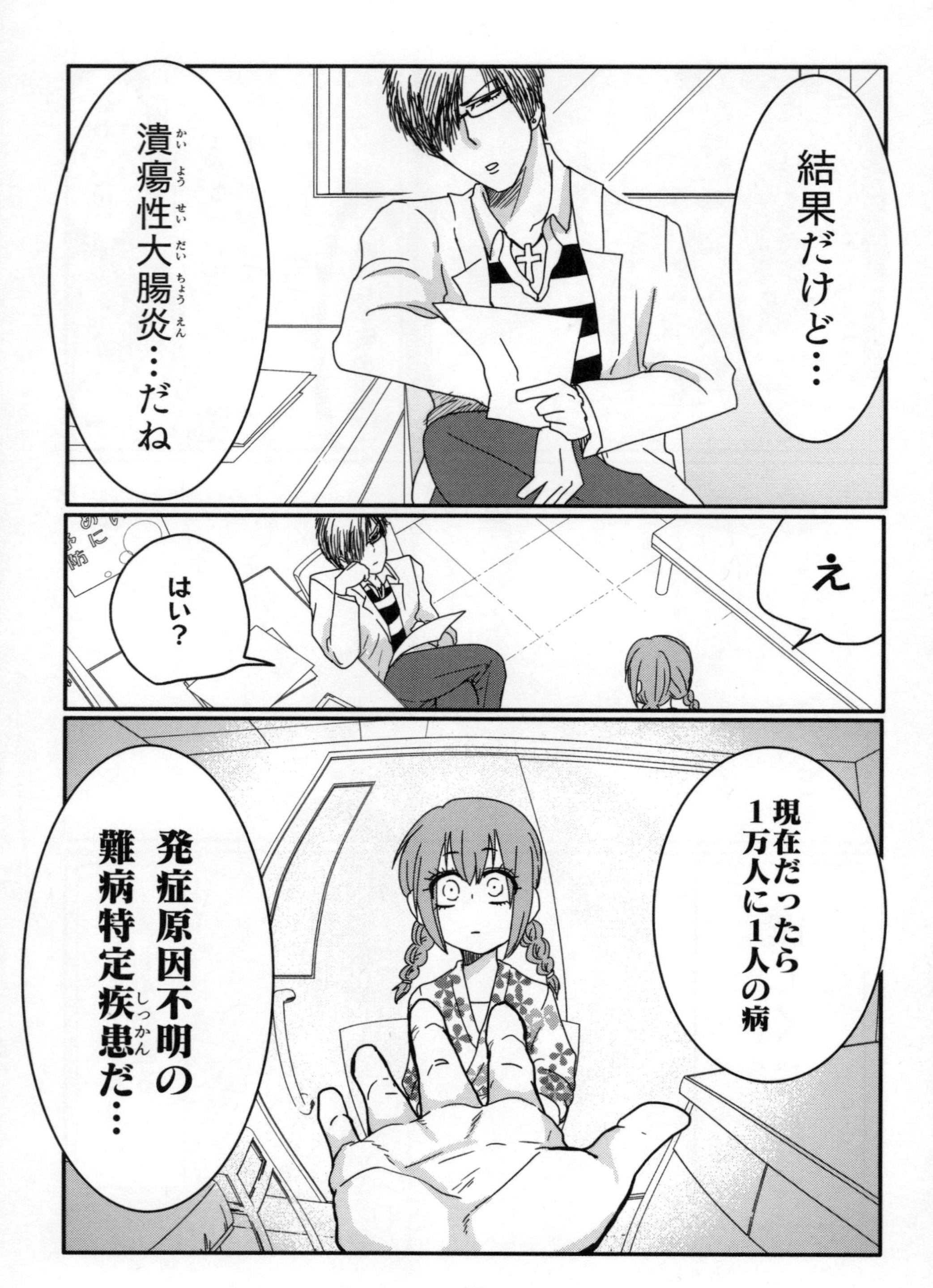
結果だけど…
潰瘍性大腸炎…だね
え
はい？
現在だったら1万人に1人の病
発症原因不明の難病特定疾患だ…

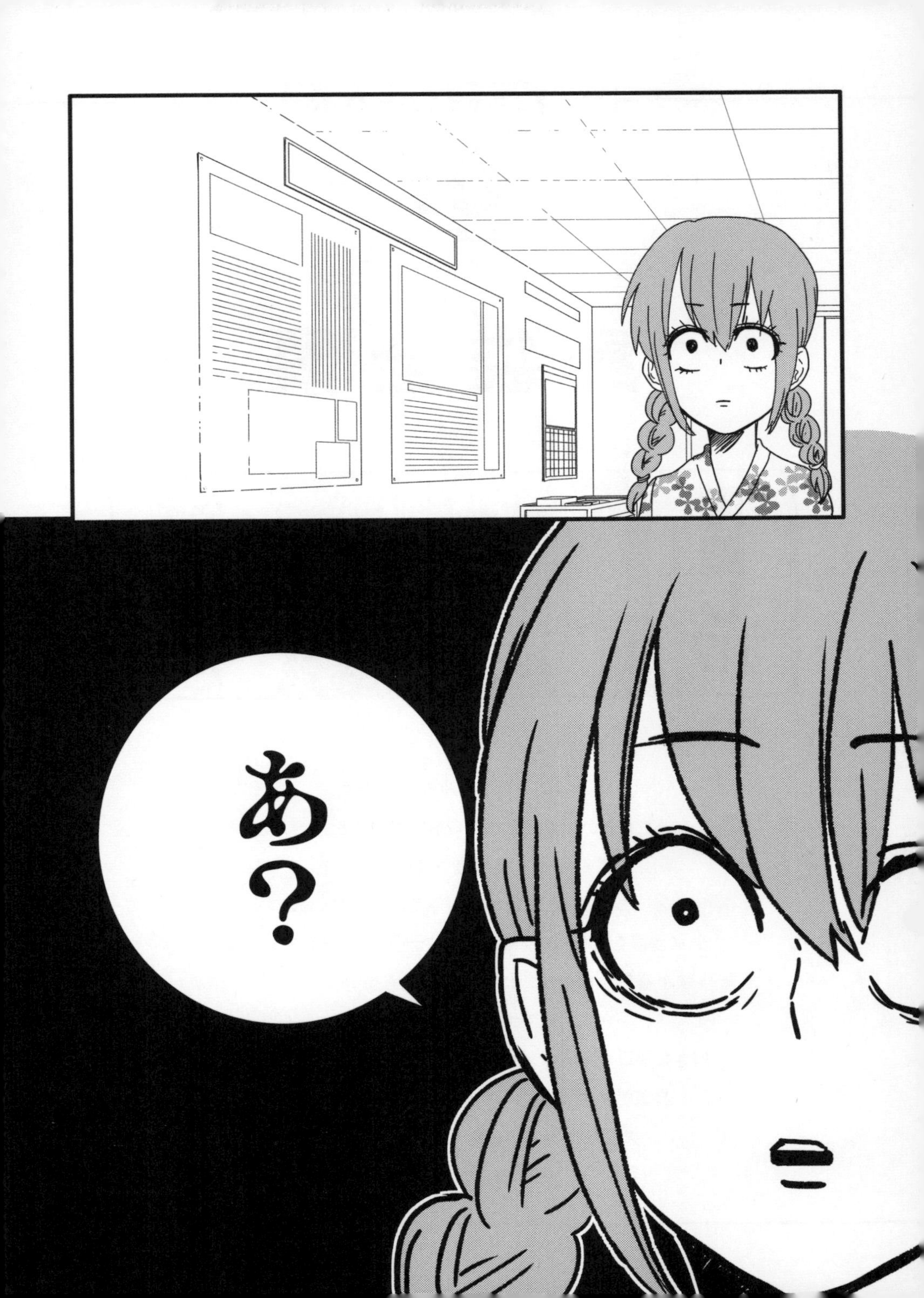
あ？

01

島袋全優

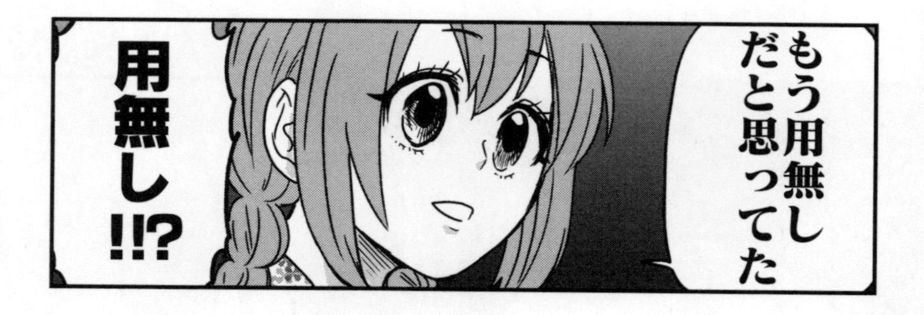

生まれも育ちも沖縄の美少女。
幼少期から漫画家になる事を夢見ていたのだが
原因不明の難病・潰瘍性大腸炎になってしまった。
おっさんと筋肉に異様な愛を持っている。
少女漫画を描きたい時期があったが筋肉好きになった事と
恋愛経験が皆無なためか人に恋する気持ちが分からないので諦めた。
四コマ漫画が得意。
好きな物はネギ・キノコ・チョコ・レバー・コーラだったが
潰瘍性大腸炎になった事でほぼ口にできなくなる。
大腸を失ってから食べられるようになった。

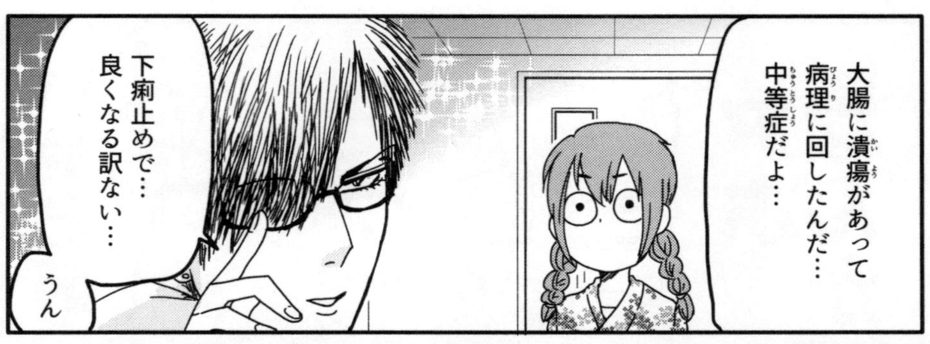
大腸に潰瘍があって
病理に回したんだ…
中等症だよ…
下痢止めで…
良くなる訳ない…
うん

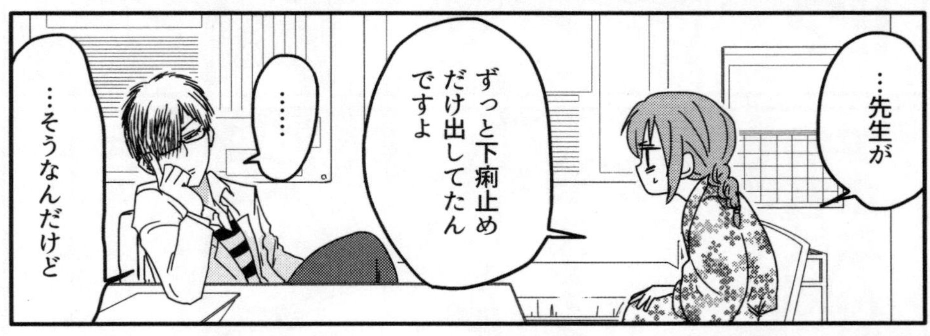
…先生が
ずっと下痢止め
だけ出してたん
ですよ
……
…そうなんだけど

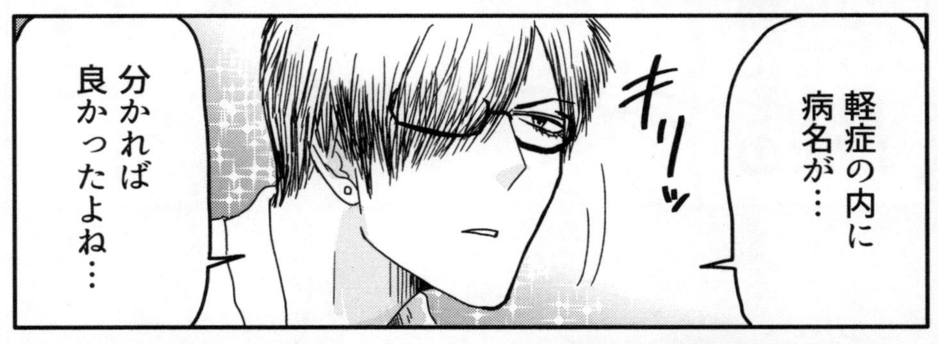
軽症の内に
病名が…
キリッ
分かれば
良かったよね…

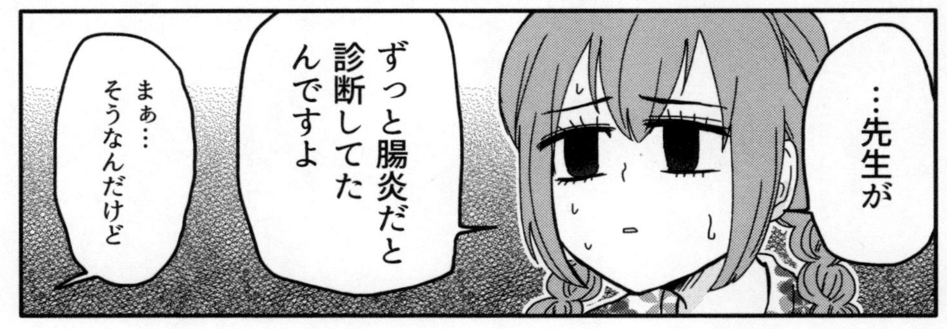
…先生が
ずっと腸炎だと
診断してた
んですよ
まぁ…
そうなんだけど

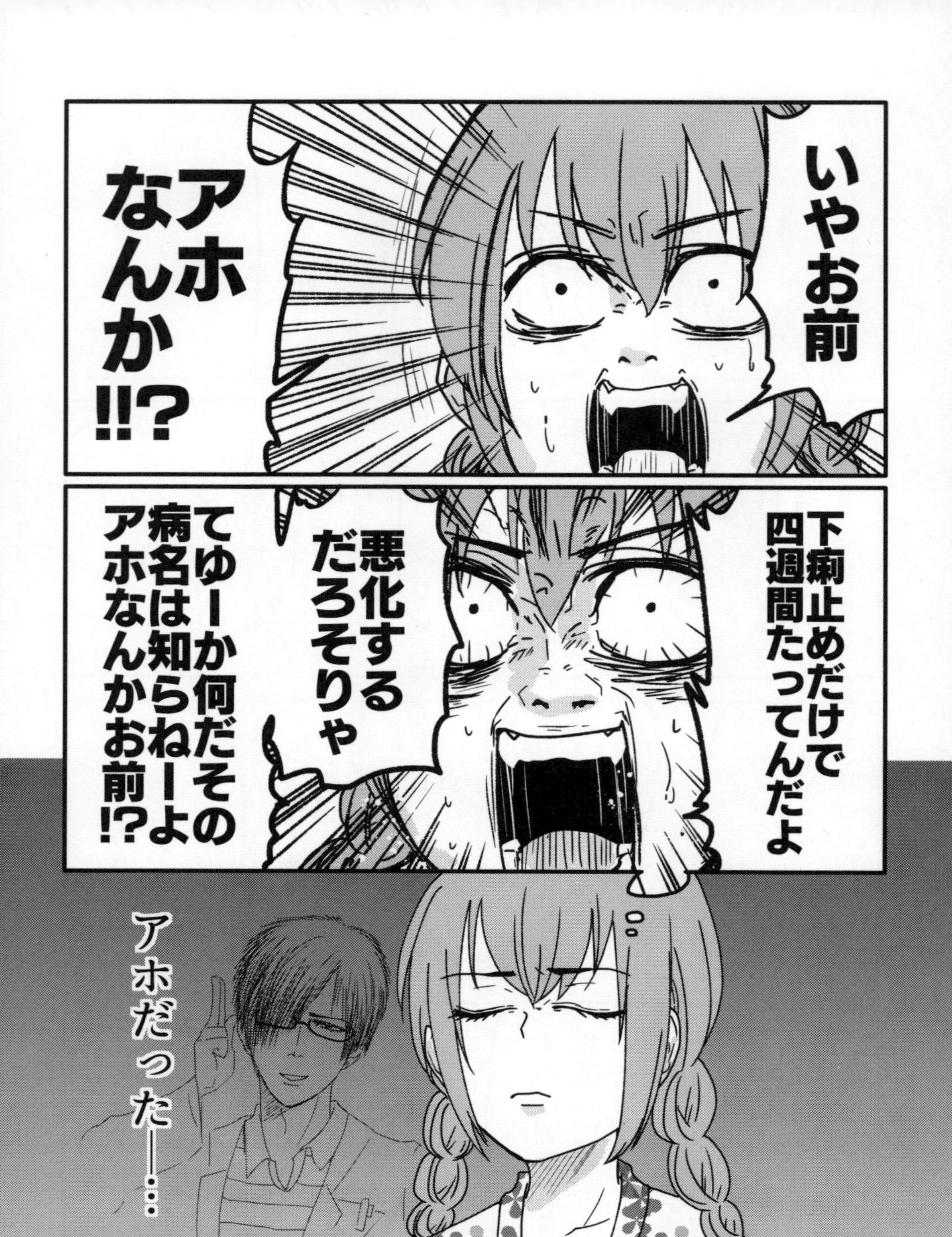
いやお前
アホなんか!!?
下痢止めだけで四週間たってんだよ
悪化するだろそりゃ
てゆーか何だその病名は知らねーよアホなんかお前!?
アホだった――…

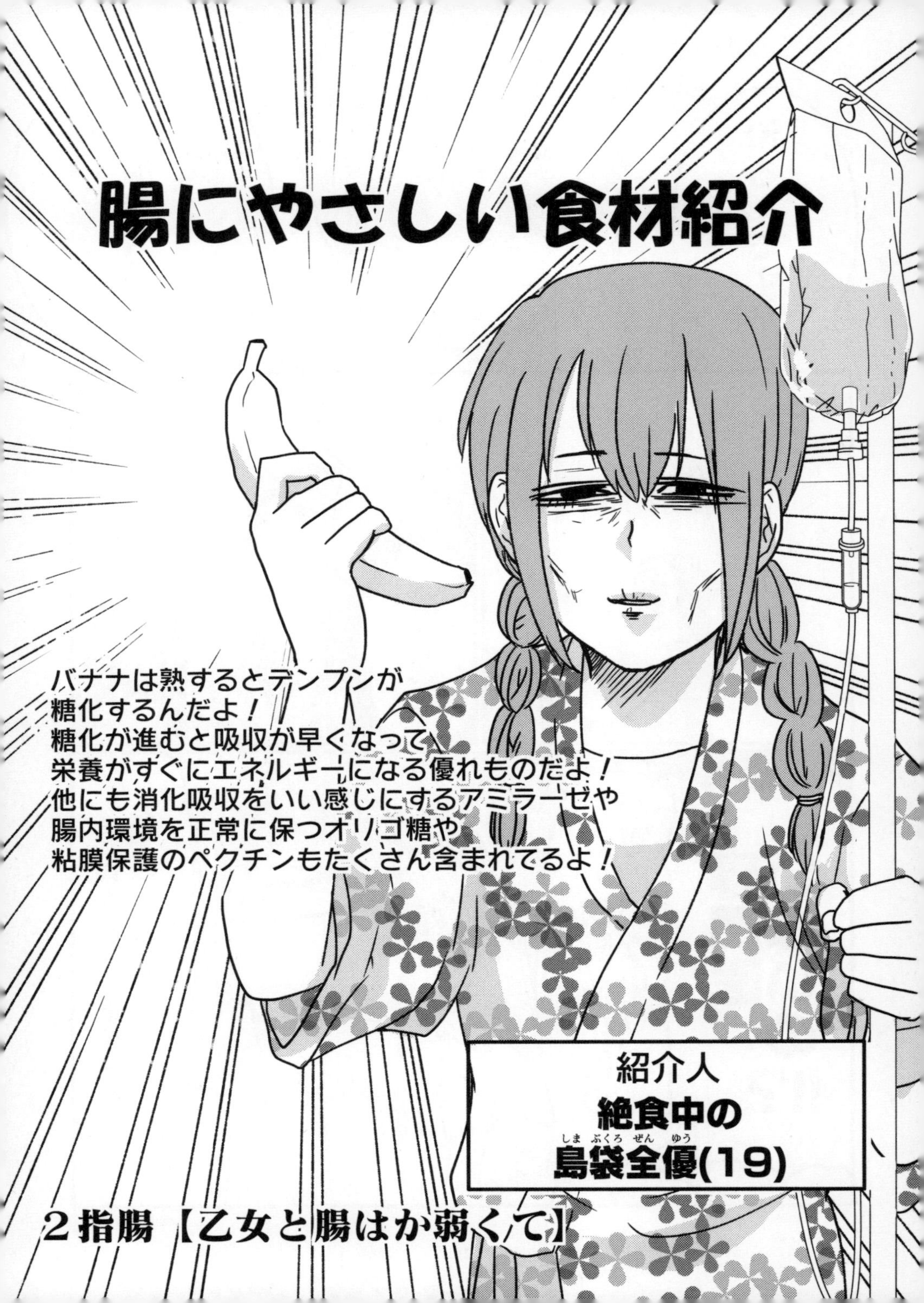
腸にやさしい食材紹介
バナナは熟するとデンプンが
糖化するんだよ！
糖化が進むと吸収が早くなって
栄養がすぐにエネルギーになる優れものだよ！
他にも消化吸収をいい感じにするアミラーゼや
腸内環境を正常に保つオリゴ糖や
粘膜保護のペクチンもたくさん含まれてるよ！
紹介人
絶食中の
島袋全優(19)
2指腸【乙女と腸はか弱くて】

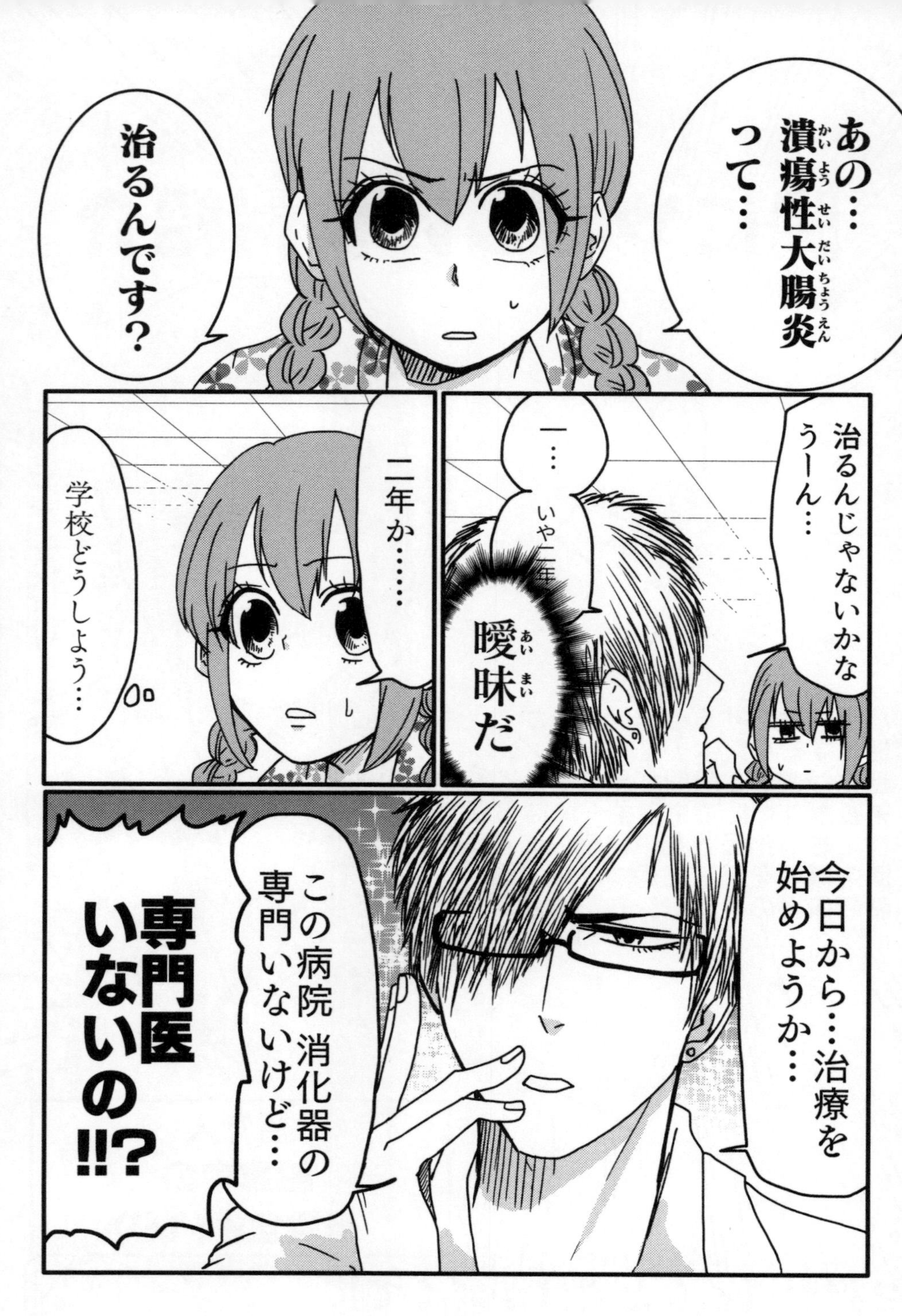
あの…潰瘍性大腸炎って…
治るんですか?
治るんじゃないかなうーん…
一…いや二年
曖昧だ
二年か……
学校どうしよう…
今日から…治療を始めようか…
この病院 消化器の専門いないけど…
専門医いないの!!?

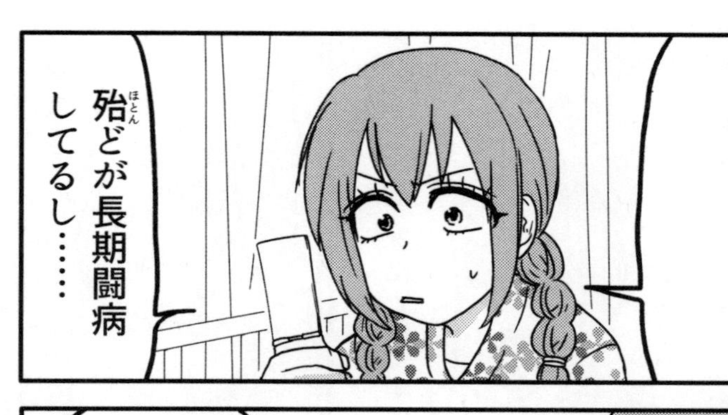
…ケータイで
調べてみたら
到底二年で治る
感じではないけど
…本当に完治二年
なのかな？
殆(ほとん)どが長期闘病
してるし……

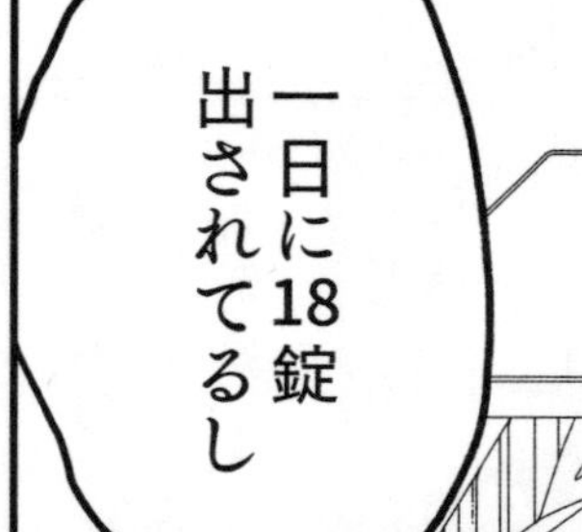
それに薬も
最大量16錠って
書いてあるけど
一日に18錠
出されてるし

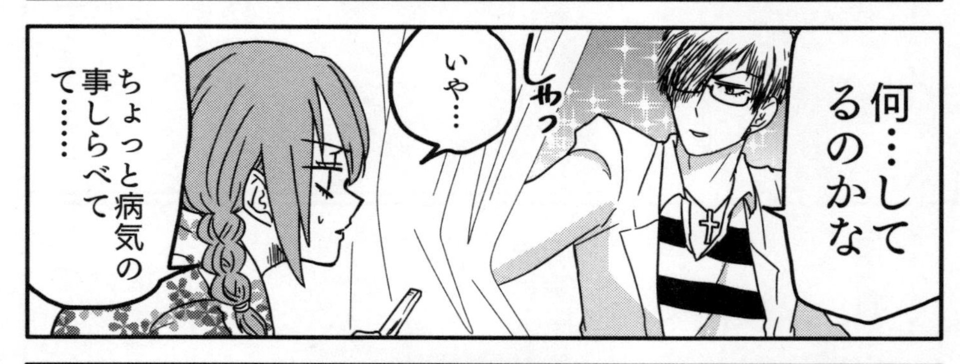
何…して
るのかな
しゃっ
いや….
ちょっと病気の
事しらべて
て……

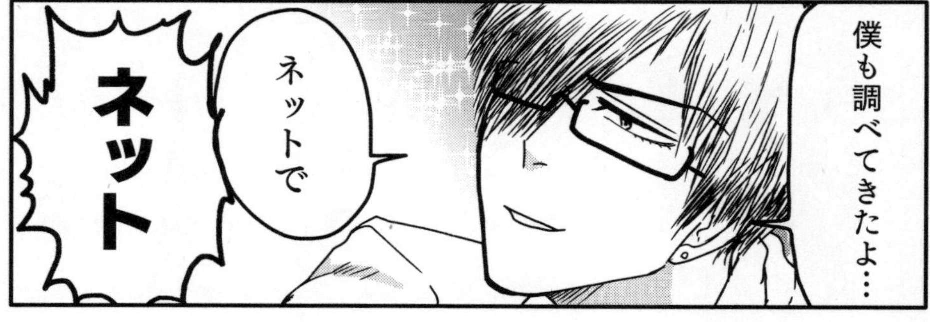
僕も調べてきたよ…
ネットで
ネット

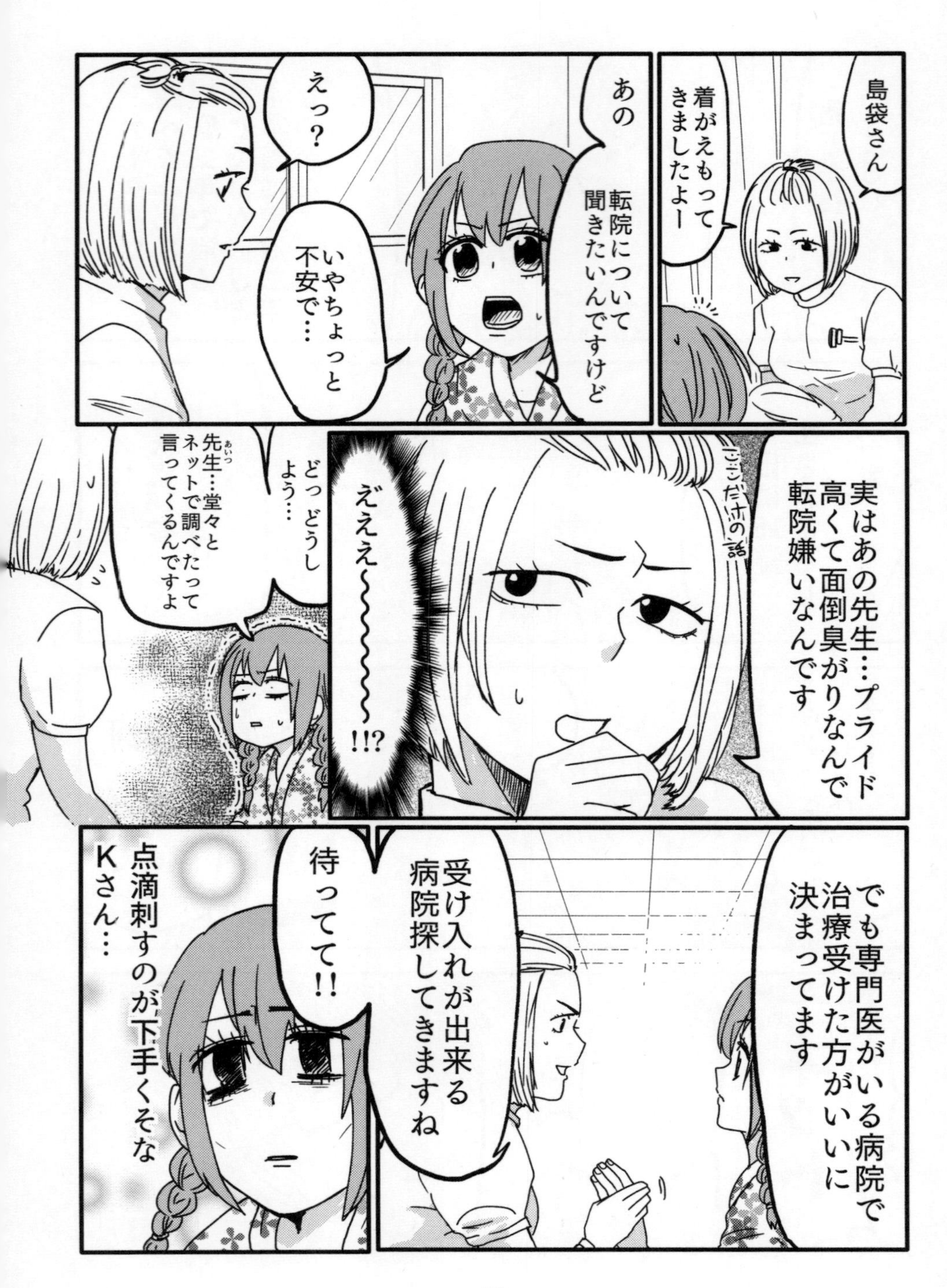
島袋さん
着がえもってきましたよー
あの
転院について聞きたいんですけど
えっ？
いやちょっと不安で…
実はあの先生…プライド高くて面倒臭がりなんで転院嫌いなんです
ここだけの話
ぞえええ〜〜〜〜!!?
どっどうしよう…
先生…堂々とネットで調べたって言ってくるんですよ
でも専門医がいる病院で治療受けた方がいいに決まってます
受け入れが出来る病院探してきますね
待ってて!!
点滴刺すのが下手くそなKさん…

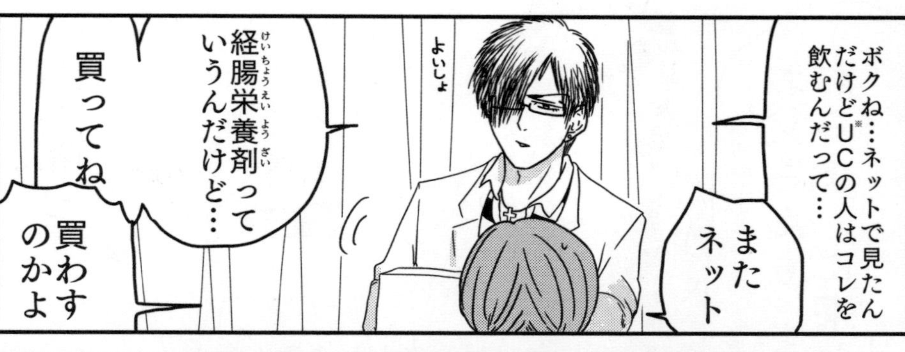
ボクね…ネットで見たんだけどUC※の人はコレを飲むんだって…
またネット
よいしょ
経腸栄養剤っていうんだけど…
買ってね
買わすのかよ

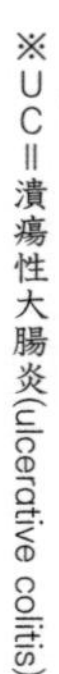
※UC＝潰瘍性大腸炎(ulcerative colitis)

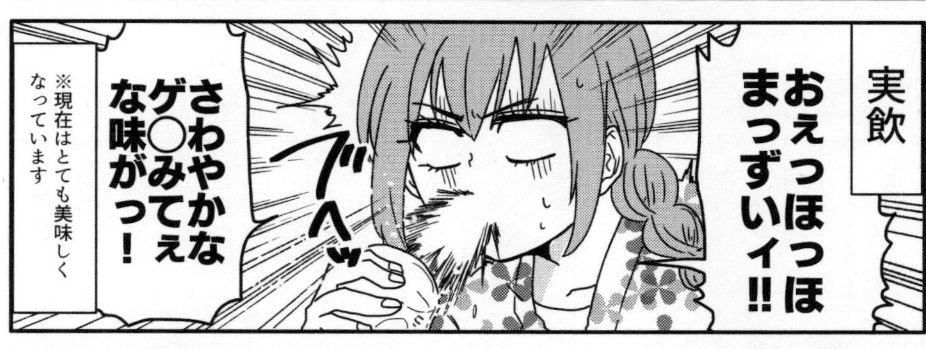
実飲
おえっほっほまっずいィ!!
ブヘッ
さわやかなゲ○みてぇな味がっ!
※現在はとても美味しくなっています

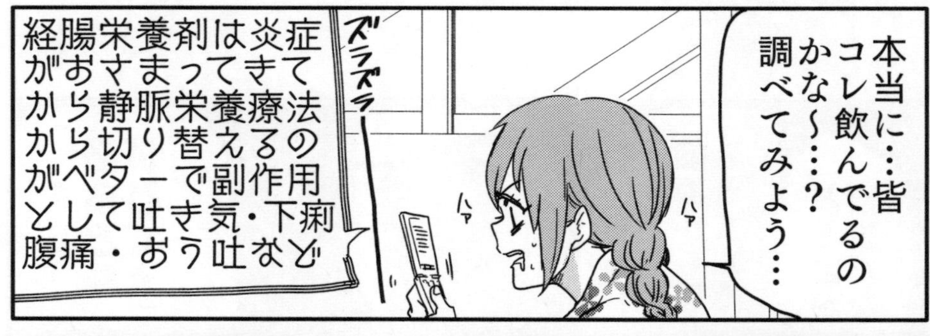
本当に…皆コレ飲んでるのかな～…?調べてみよう…
ズラズラ
経腸栄養剤は炎症がおさまってきてから静脈栄養療法から切り替えるのがベターで副作用として吐き気・下痢腹痛・おう吐など
ハァ
ハァ

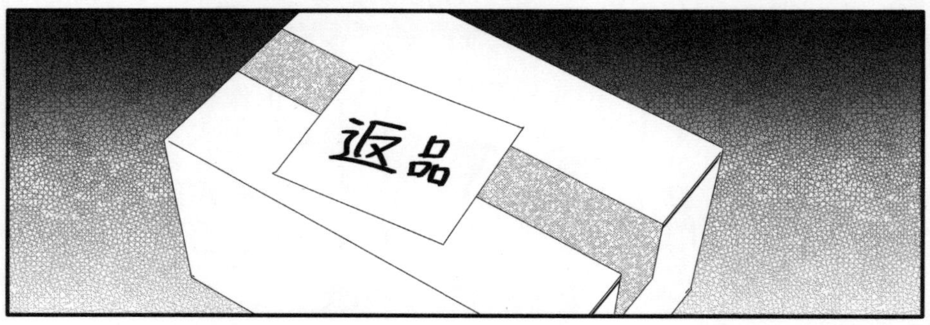
返品

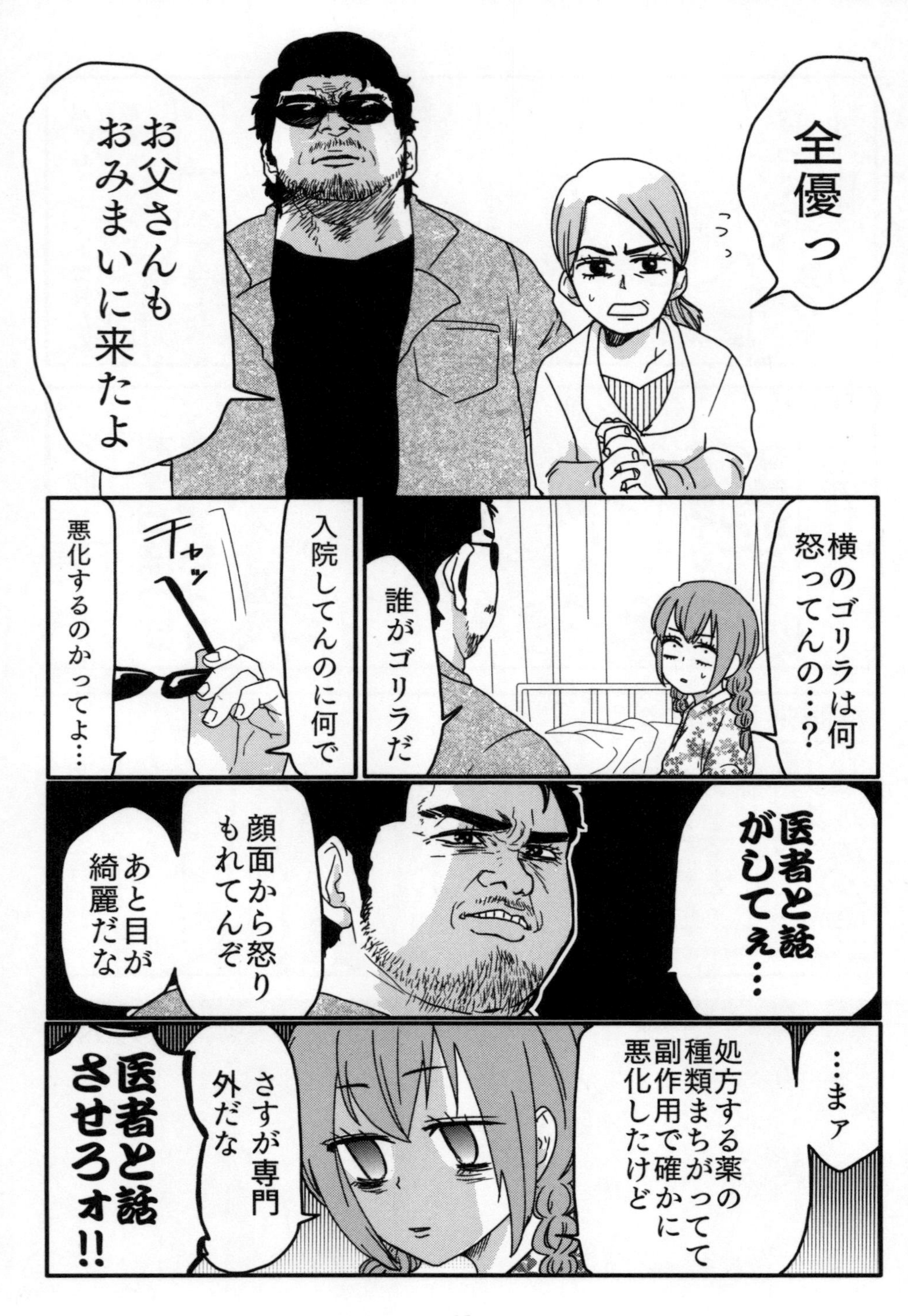
全優っ
お父さんも
おみまいに来たよ
横のゴリラは何
怒ってんの…？
誰がゴリラだ
入院してんのに何で
チャッ
悪化するのかってよ…
医者と話
がしてぇ…
顔面から怒り
もれてんぞ
あと目が
綺麗だな
…まァ
処方する薬の
種類まちがってて
副作用で確かに
悪化したけど
さすが専門
外だな
医者と話
させろォ!!

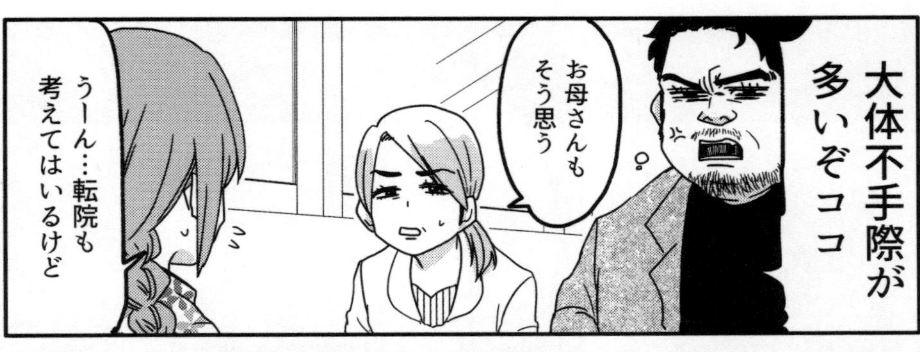
大体不手際が多いぞココ
お母さんもそう思う
うーん…転院も考えてはいるけど

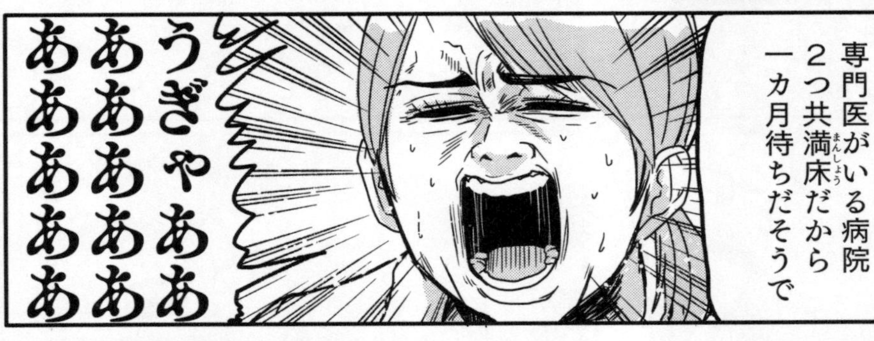
専門医がいる病院2つ共満床だから一カ月待ちだそうで
うぎゃああああああああああああああ

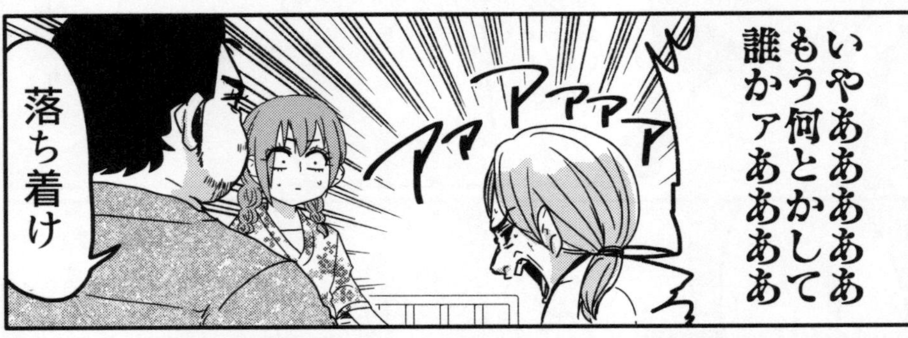
いやあああああもう何とかして誰かァあああああ
アァアァァァ
落ち着け

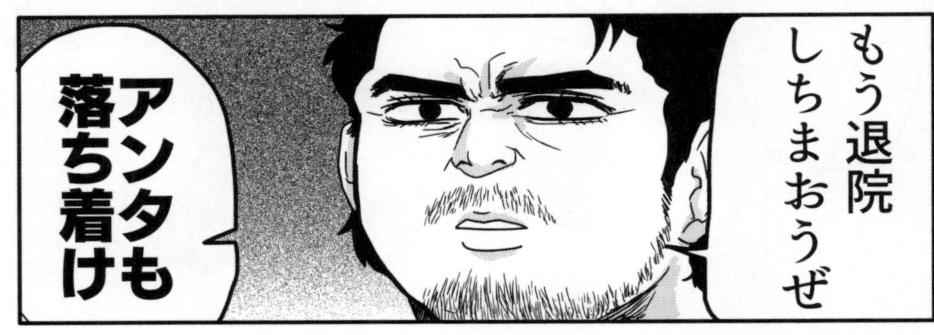
もう退院しちまおうぜ
アンタも落ち着け

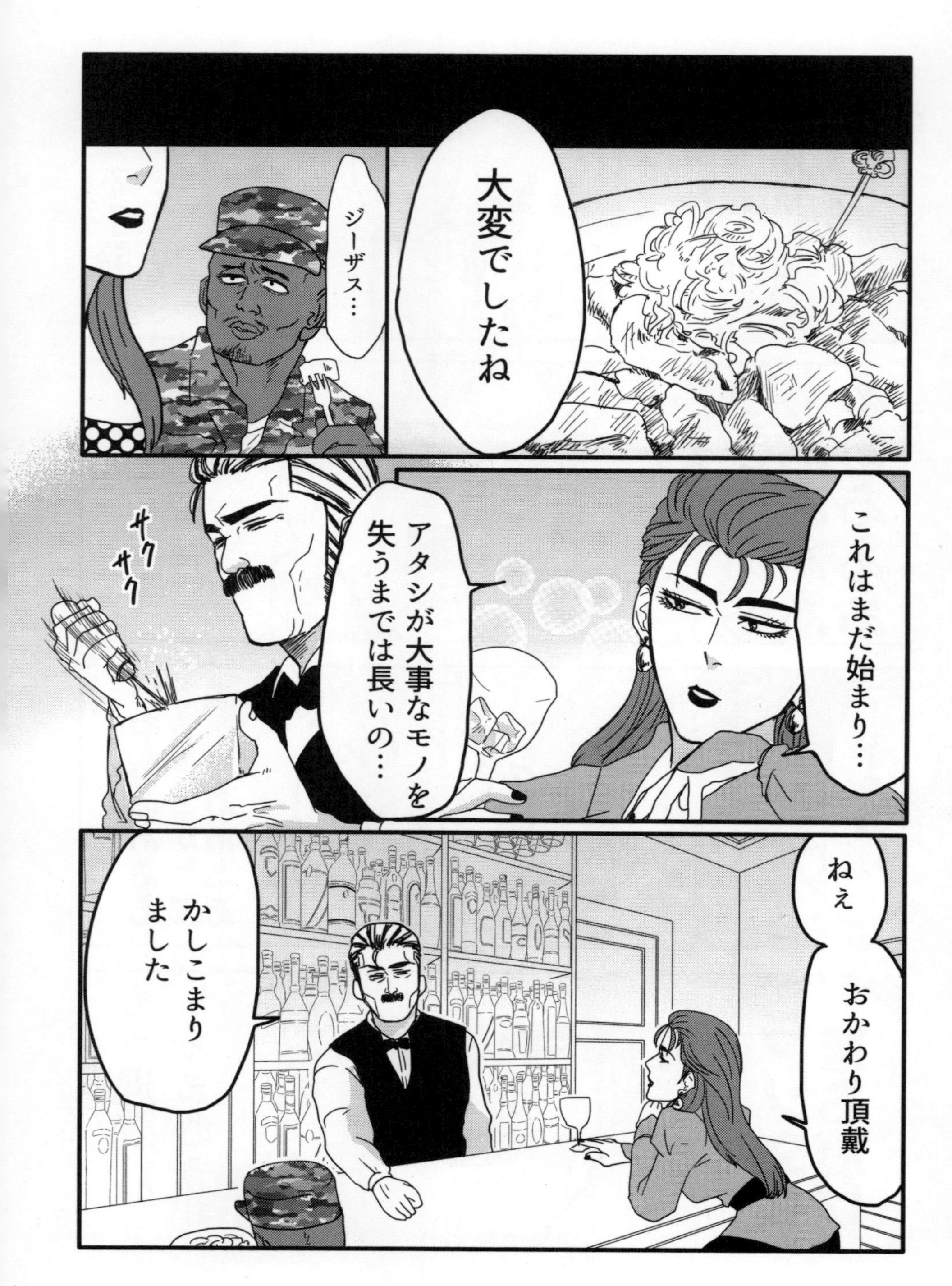

大変でしたね
ジーザス…
これはまだ始まり…
アタシが大事なモノを失うまでは長いの…
サク サク
ねぇ おかわり頂戴
かしこまりました

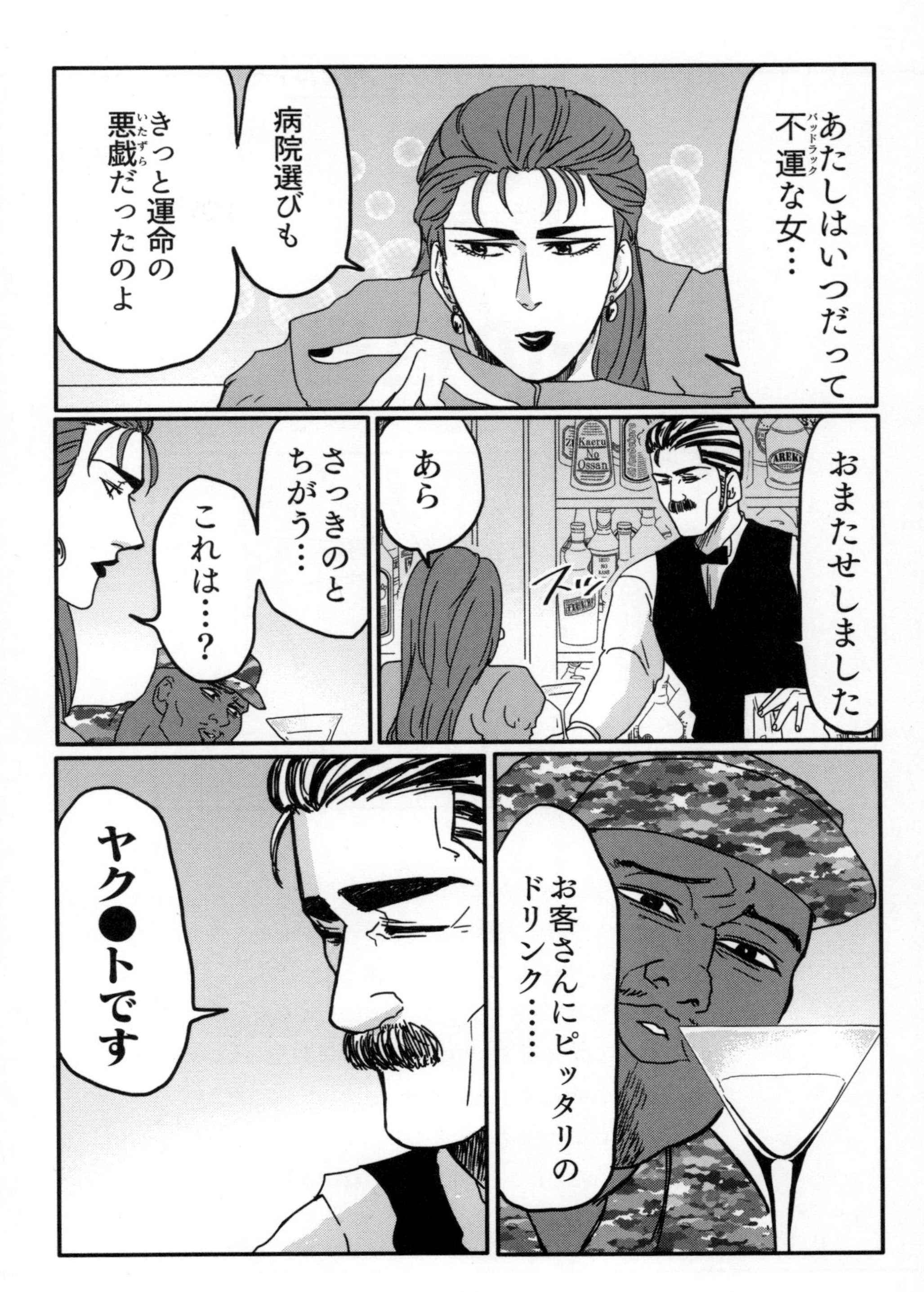
あたしはいつだって不運(バッドラック)な女…
病院選びもきっと運命の悪戯(いたずら)だったのよ
おまたせしました
ズッ
あら
さっきのとちがう…
これは…？
お客さんにピッタリのドリンク……
ヤク●トです

腸よ鼻よキャラクターファイル

02

第一の担当医

今日から…治療を始めようか…
この病院消化器の専門いないけど…
専門医いないの!!?

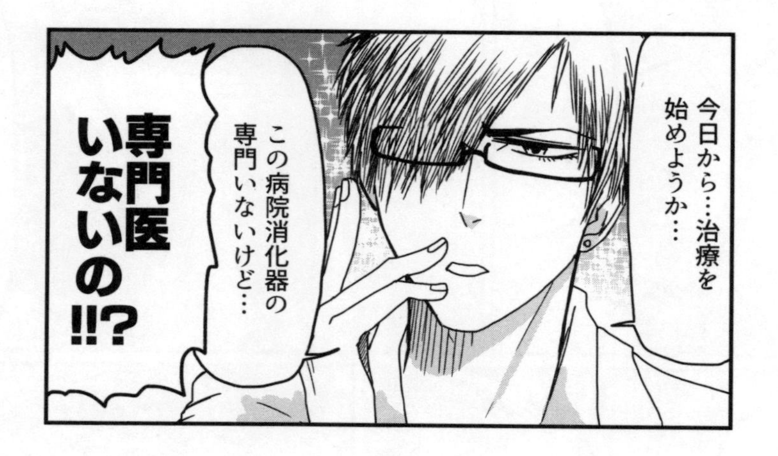

全優が最初にかかった医者。
キャラクターの見た目はギャグ的に盛っているが、
受けた治療や言われた事は一切盛っていない。
生まれて初めて医者に全優はブチ切れたのだが、
実際にその場を見ていた父親（本当は自分がキレようと思っていた）が
我が子のガチギレを目の前にしてドン引きしてしまった。
実はまだその病院にいるようである。
それはあなたのかかった病院かもしれない……。

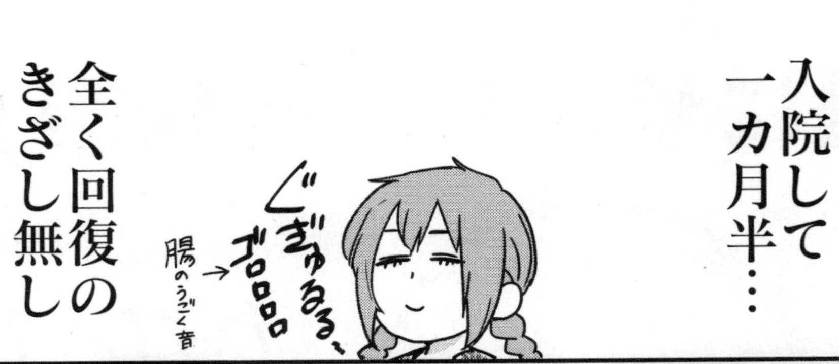
入院して一カ月半・・・
ぎゅるるる～
ゴロロロロ
腸のうごく音
全く回復のきざし無し

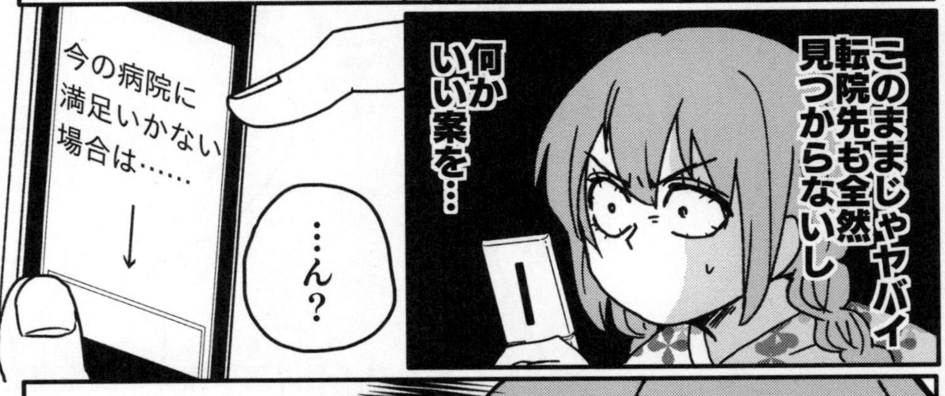
このままじゃヤバイ
転院先も全然見つからないし
何かいい案を・・・
今の病院に満足いかない場合は……
…ん？

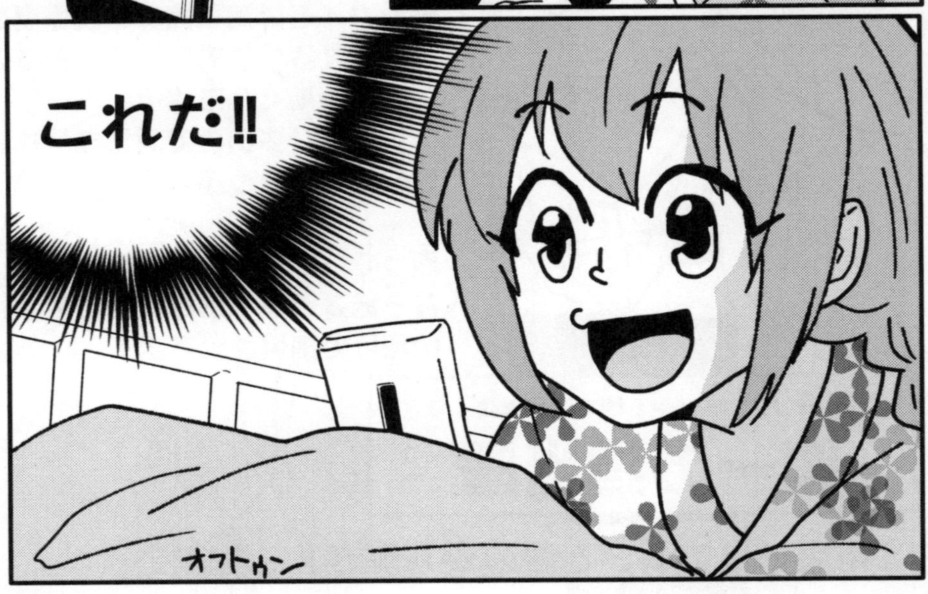
これだ!!
オフトゥン

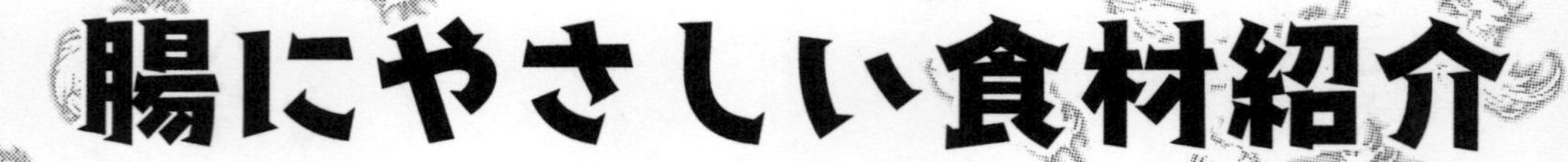

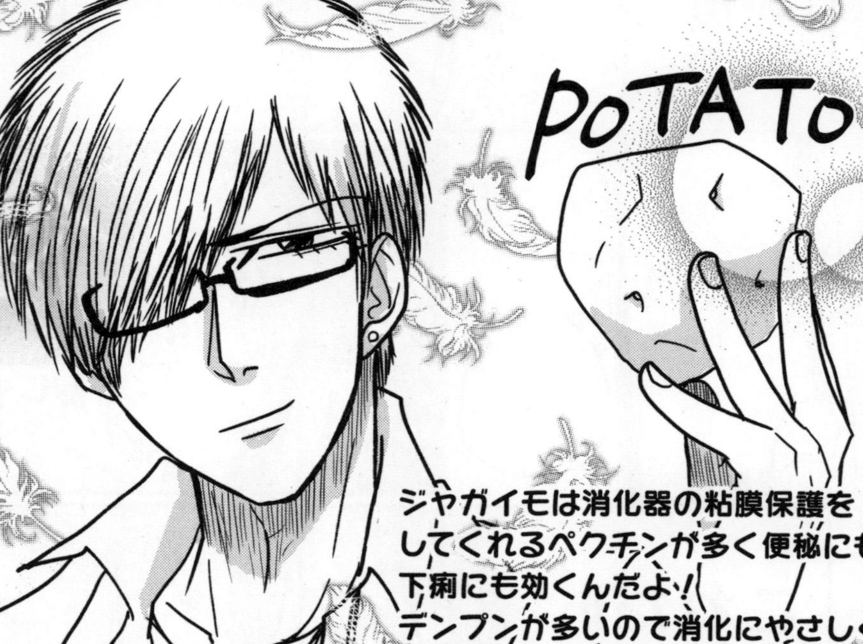

ジヤガイモは消化器の粘膜保護をしてくれるペクチンが多く便秘にも下痢にも効くんだよ！
デンプンが多いので消化にやさしくビタミンがたっぷり！

思っているよりもカロリーは低いから低残渣食(ていざんさしょく)で出されれる時は山盛りで提供されるよ！

紹介人　コメント欄で叩かれまくり
第一の担当医

3指腸　【出会いと腸のから騒ぎ】

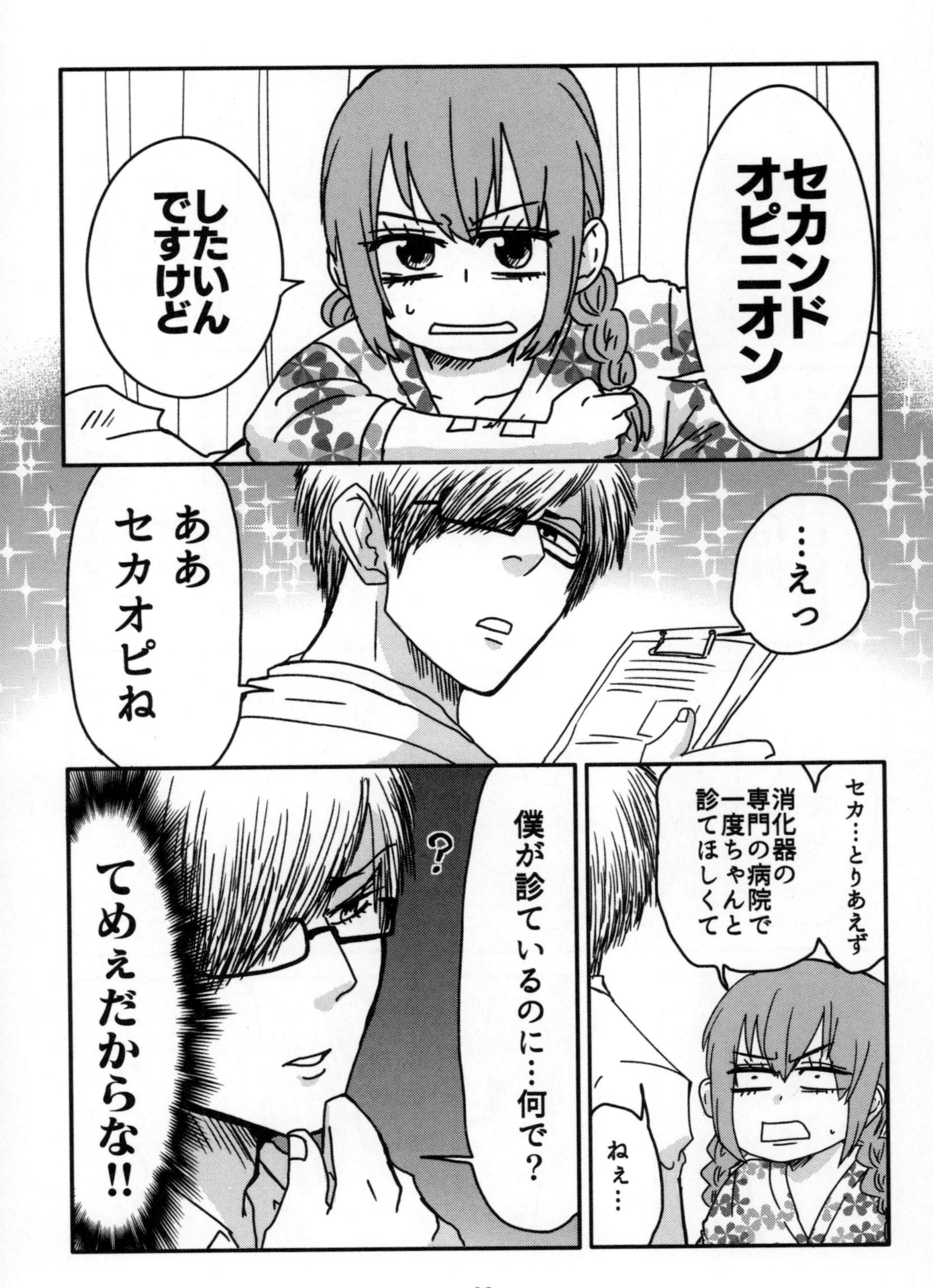
セカンドオピニオン
したいんですけどん
…えっ
ああセカオピね
セカ…とりあえず
消化器の専門の病院で一度ちゃんと診てほしくて
ねえ…
僕が診ているのに…何で？
？
てめぇだからな!!

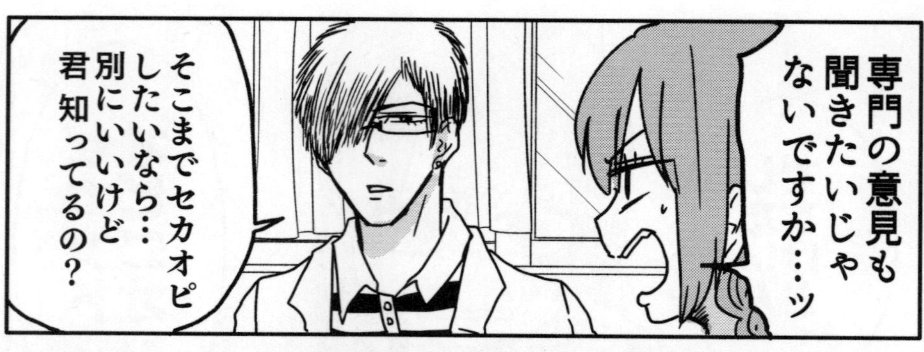
専門の意見も
聞きたいじゃ
ないですか…ッ
そこまでセカオピ
したいなら…
別にいいけど
君知ってるの？

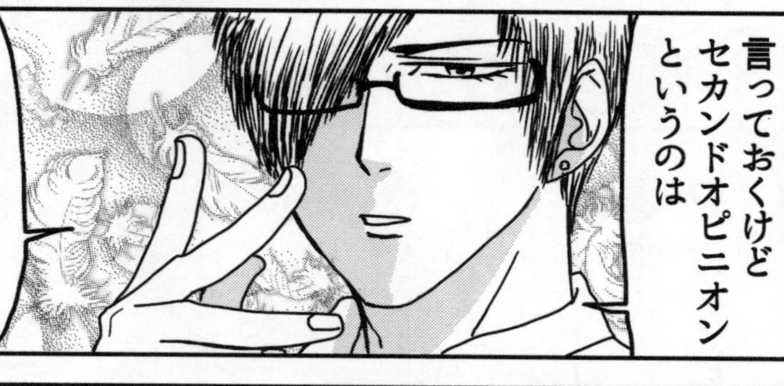
言っておくけど
セカンドオピニオン
というのは

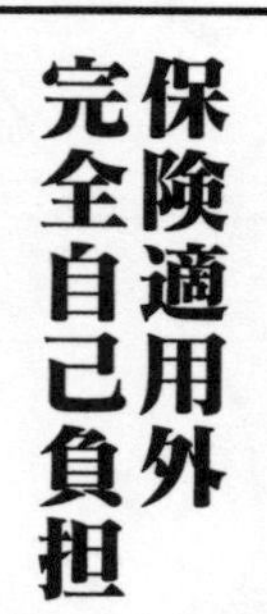
保険適用外
完全自己負担

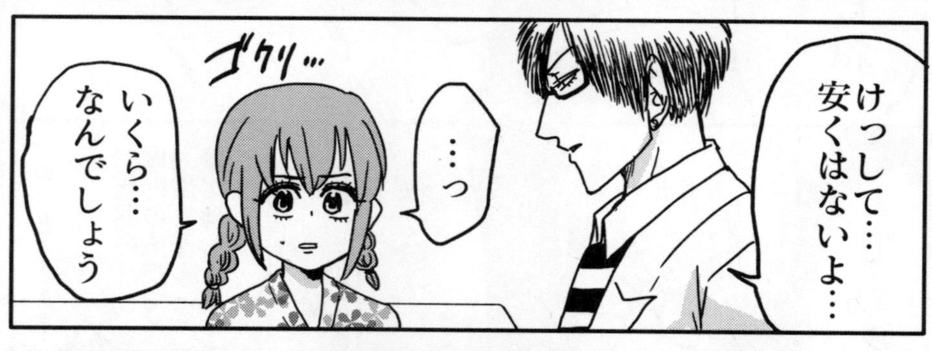
けっして…
安くはないよ…
ゴクリッ
…っ
いくら…
なんでしょう

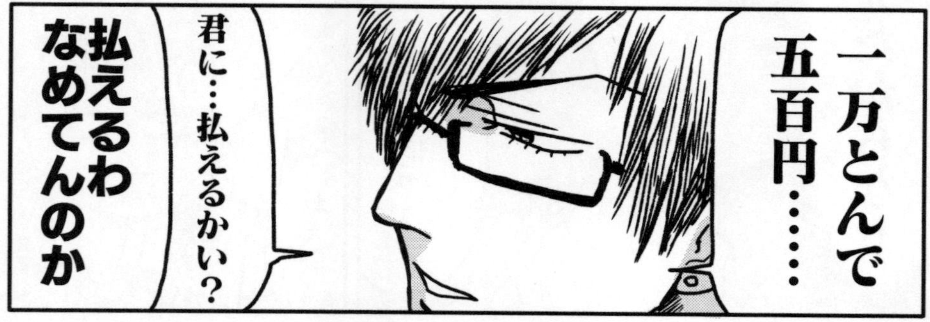
一万とんで
五百円……
君に…払えるかい？
払えるわ
なめてんのか

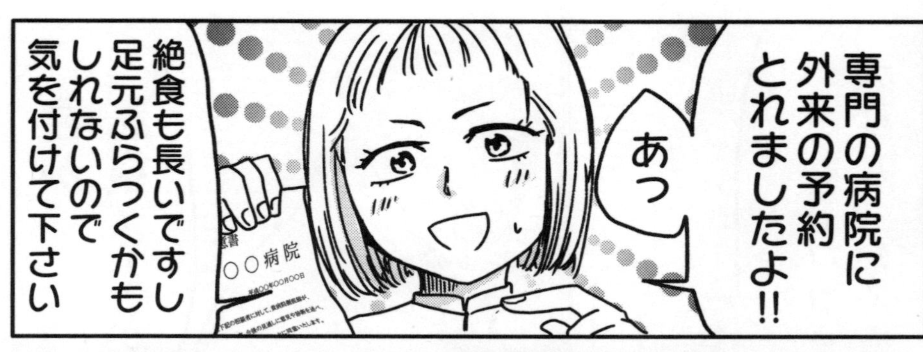
専門の病院に
外来の予約
とれましたよ!!
あっ
○○病院
絶食も長いですし
足元ふらつくかも
しれないので
気を付けて下さい

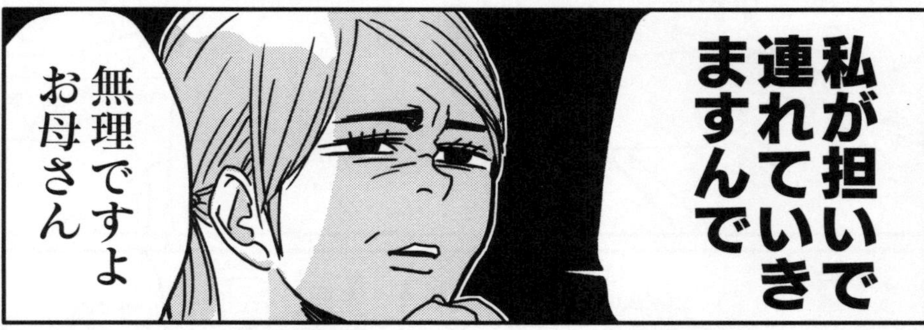
私が担いで
連れていき
ますんで
無理ですよ
お母さん

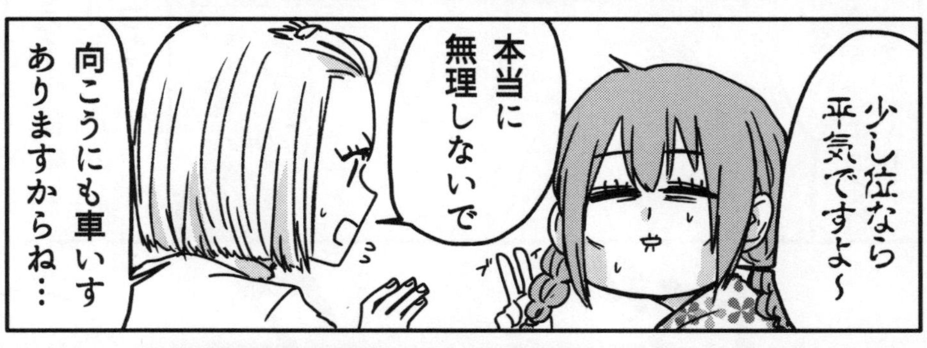
少し位なら
平気ですよ～
ブイ
本当に
無理しないで
向こうにも車いす
ありますからね…

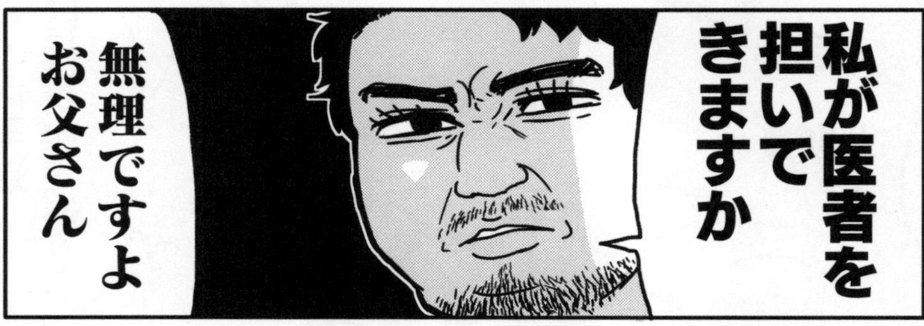
私が医者を
担いで
きますか
無理ですよ
お父さん

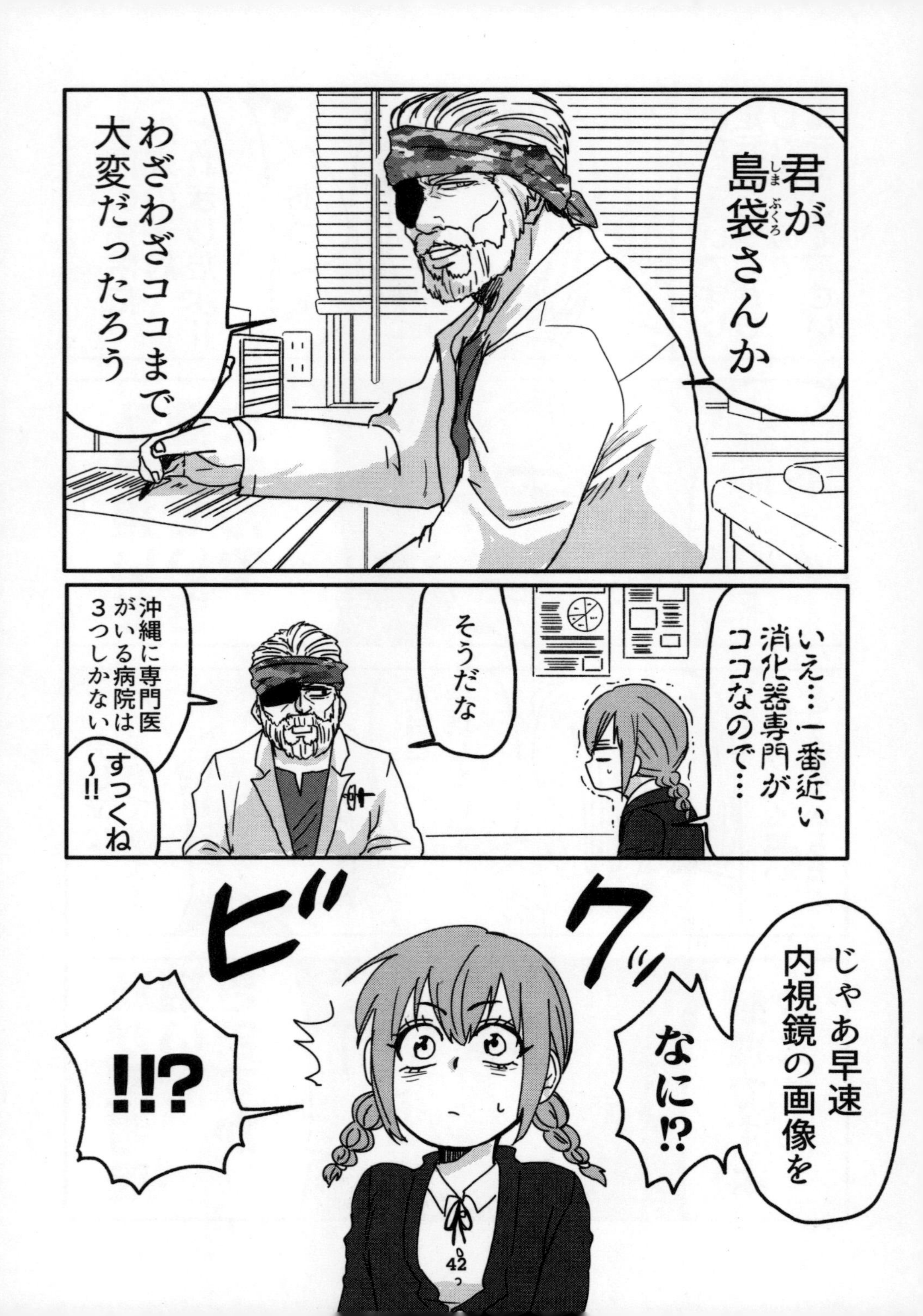
君が島袋さんか
わざわざココまで大変だったろう
いえ…一番近い消化器専門がココなので…
そうだな
沖縄に専門医がいる病院は3つしかない
すっくね～!!
ビクッ
じゃあ早速内視鏡の画像を
なに!?
!!?

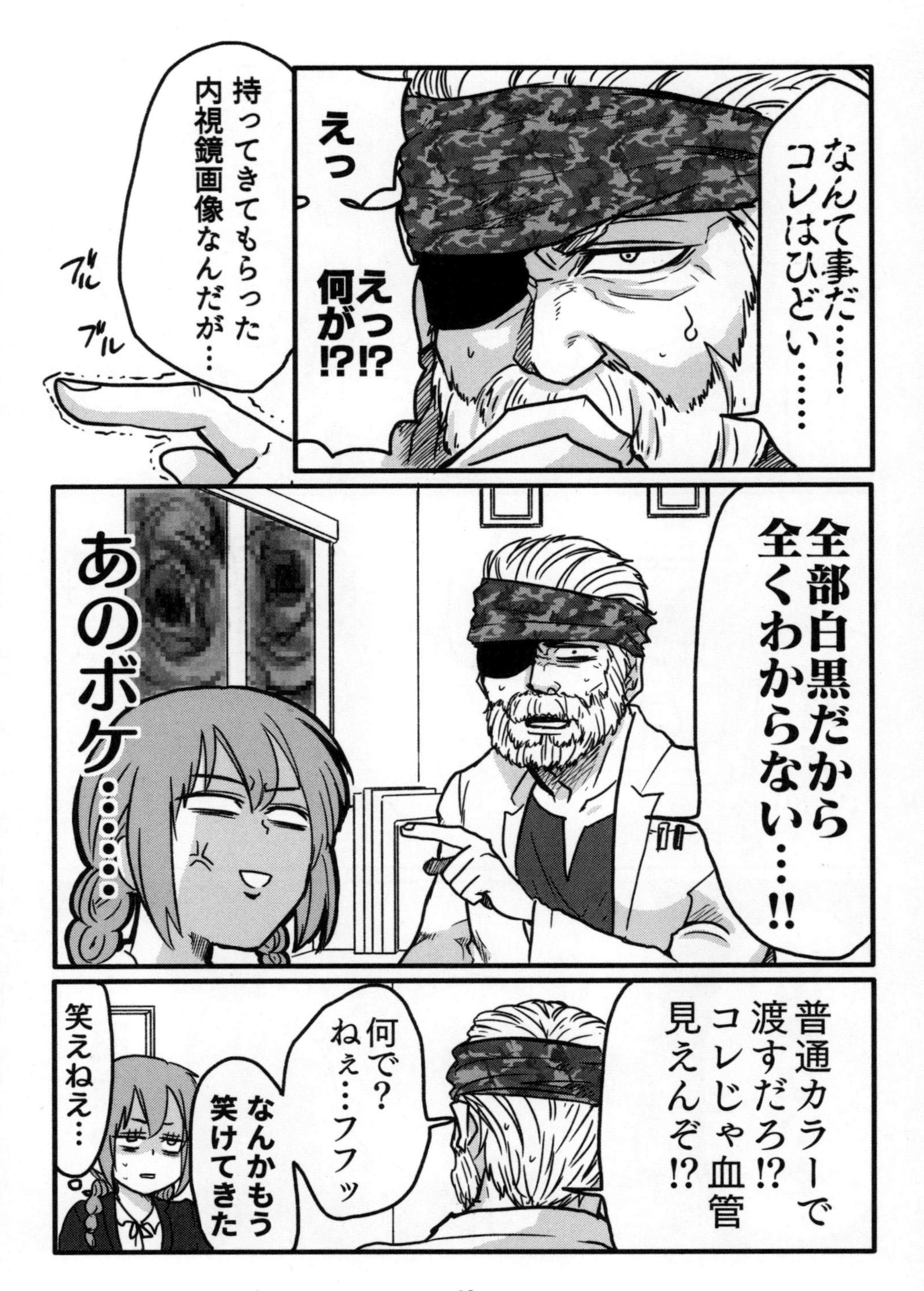

なんて事だ…！
コレはひどい……
えっ
えっ!?!?
何が!?
持ってきてもらった
内視鏡画像なんだが…
ブル
ブル
全部白黒だから
全くわからない…!!
あのボケ………
普通カラーで
渡すだろ!?
コレじゃ血管
見えんぞ!?
何で？
ねぇ…フフッ
なんかもう
笑けてきた
笑えねえ…。

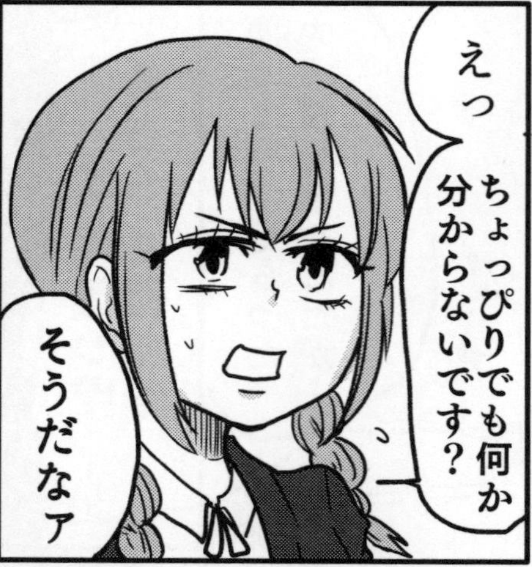
えっ
ちょっぴりでも何か分からないです？
そうだなァ

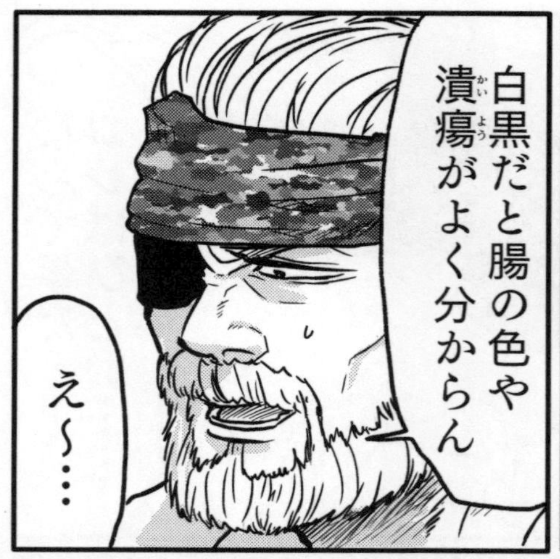
白黒だと腸の色や潰瘍がよく分からん
え〜…

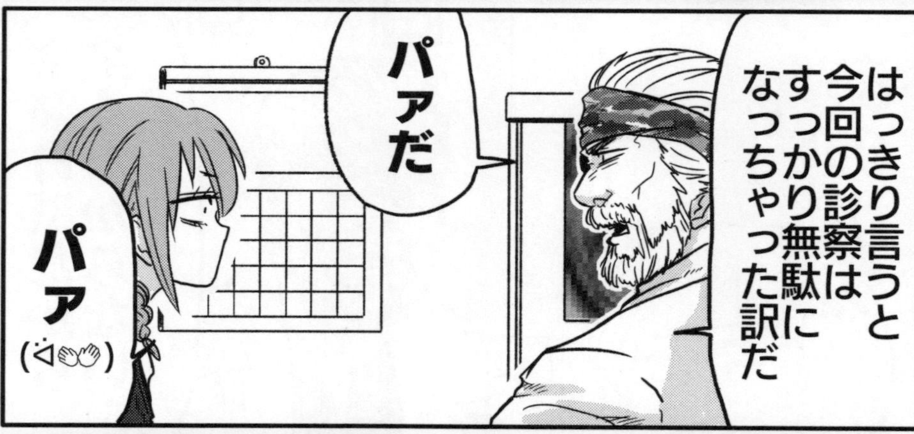
はっきり言うと今回の診察はすっかり無駄になっちゃった訳だ
パァだ
パァ

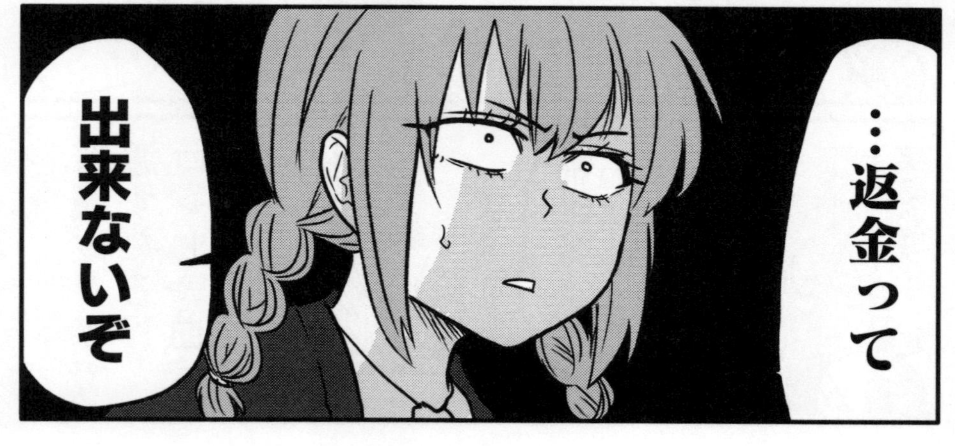
…返金って
出来ないぞ

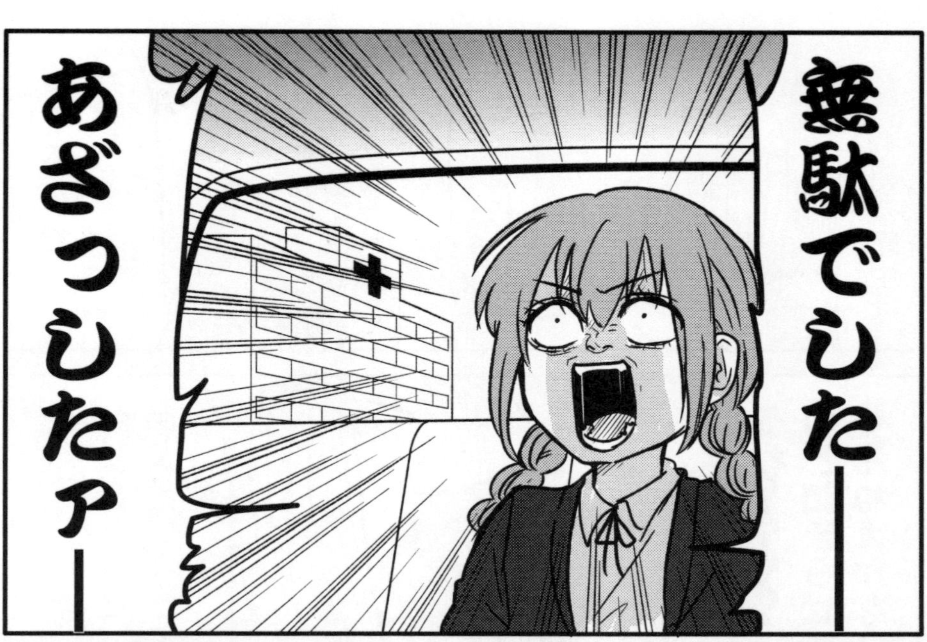
無駄でした——
あざっしたァ——

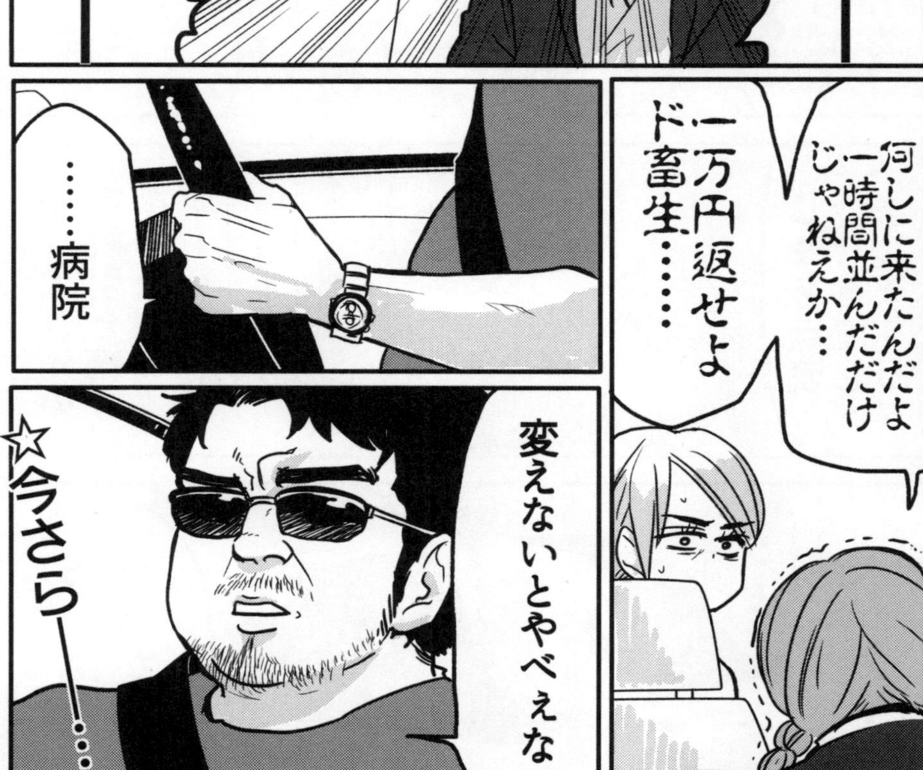
何しに来たんだよ
一時間並んだだけじゃねえか…
一万円返せよ
ド畜生……
……病院
変えないとやべえな
☆今さら——…

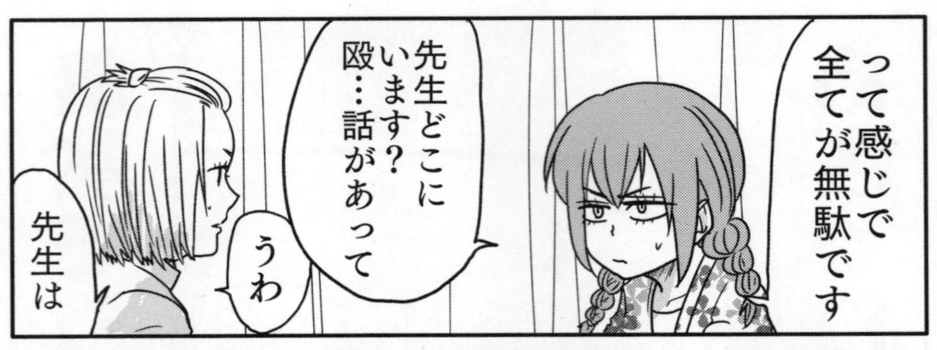
って感じで
全てが無駄です
先生どこに
います？
殴…話があって
うわ
先生は

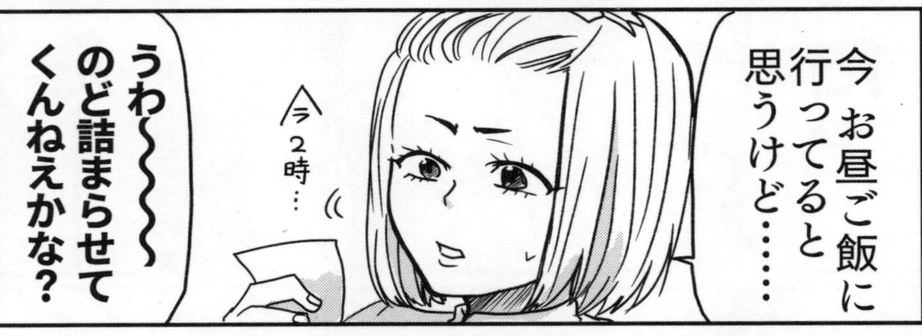
今
お昼ご飯に
行ってると
思うけど……
2時…
うわ〜〜〜
のど詰まらせて
くんねえかな？

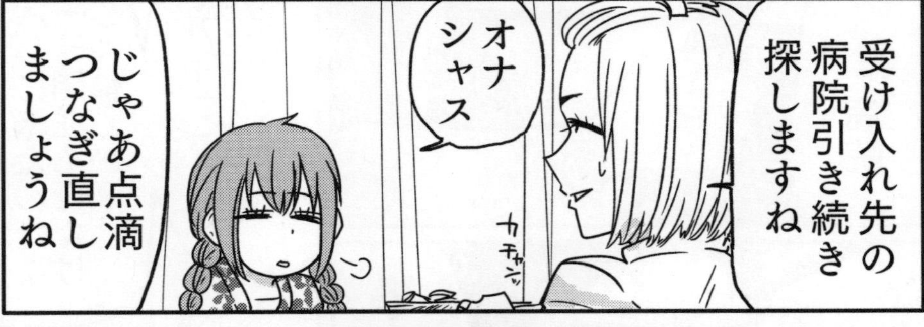
受け入れ先の
病院引き続き
探しますね
オナ
シャス
カチャン
じゃあ点滴
つなぎ直し
ましょうね

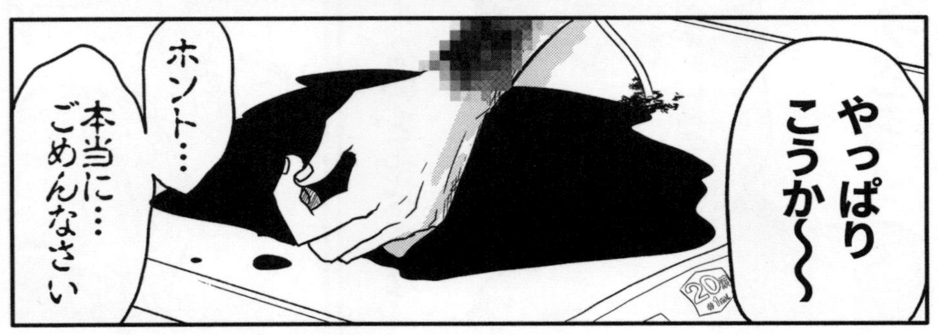
やっぱり
こうか〜
ホント…
本当に…
ごめんなさい

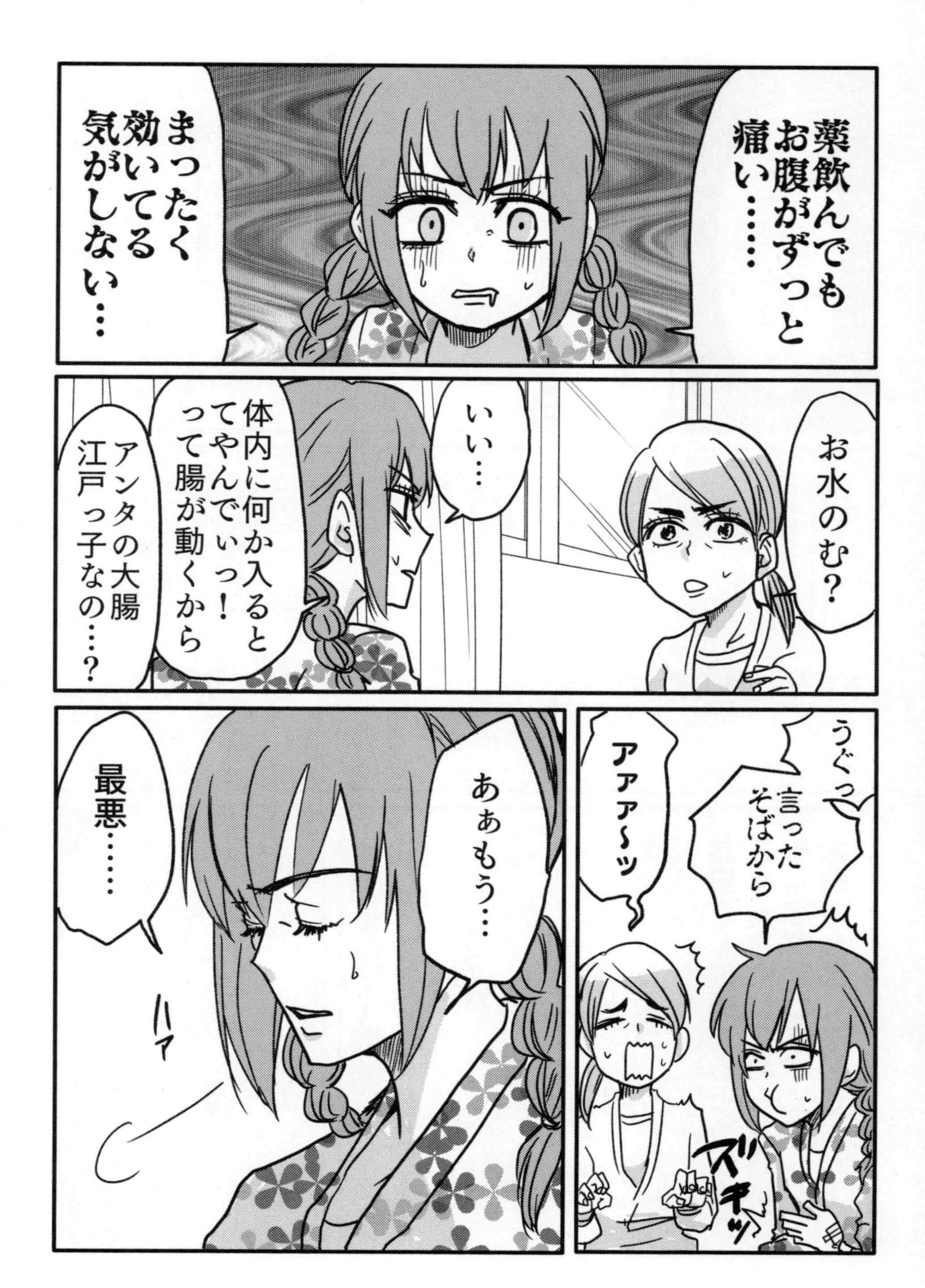
薬飲んでもお腹がずっと痛い……
まったく効いてる気がしない…
お水のむ？
いい…
体内に何か入るとてやんでぃっ！って腸が動くから
アンタの大腸江戸っ子なの…？
うぐっ
言ったそばから
アァァ〜ッ
ズギッ
あぁもう…
最悪……
ハァ

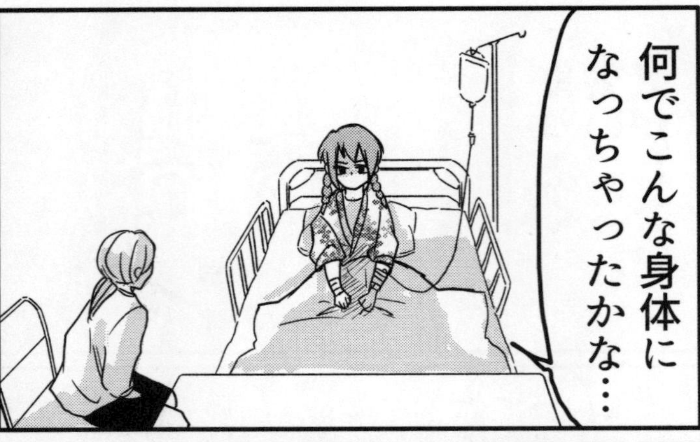
何でこんな身体に
なっちゃったかな…

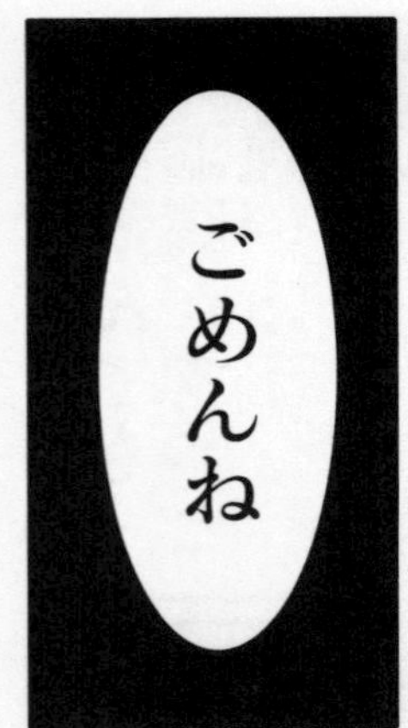
ごめんね

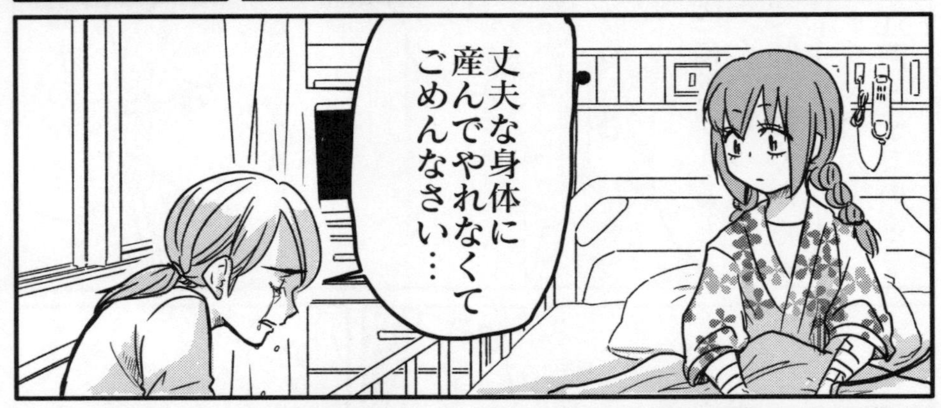
丈夫な身体に
産んでやれなくて
ごめんなさい…

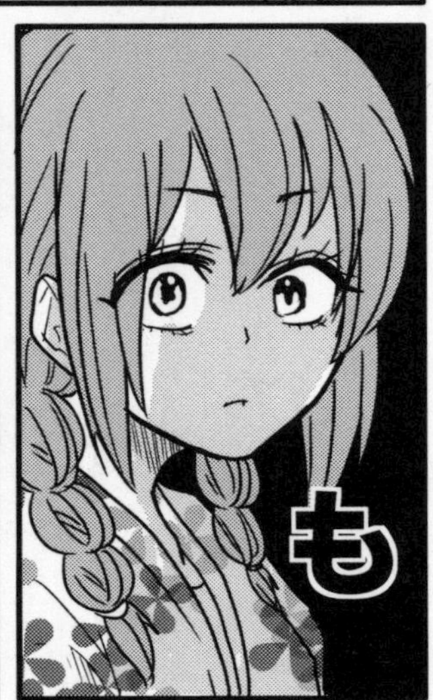
も

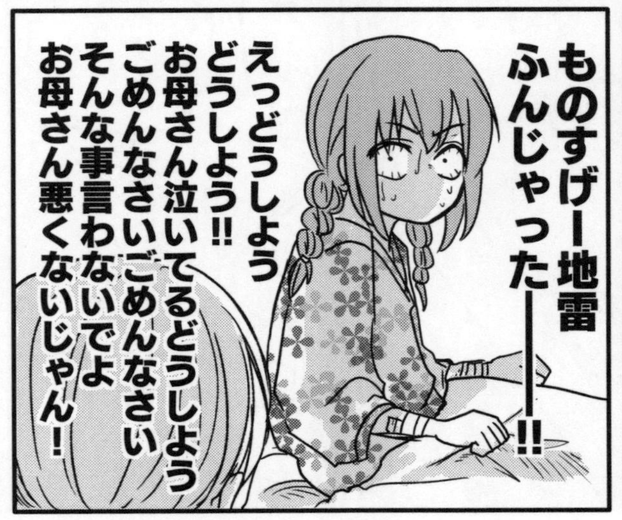
ものすげー地雷
ふんじゃった――!!
えっどうしよう
どうしよう!!
お母さん泣いてるどうしようどうしよう
ごめんなさいごめんなさいごめんなさい
そんな事言わないでよ
お母さん悪くないじゃん!

悪いのはー…
ごめんね…
お昼ご飯の後直帰したんだ…
触診…?あんまりやらないよ…ボク内科だし(?)
新薬が出たってネットで見たよ
とりあえず試すかい?取り寄せに二週間かかるけど
んー?
解決にはならないが痛み止め打つ?

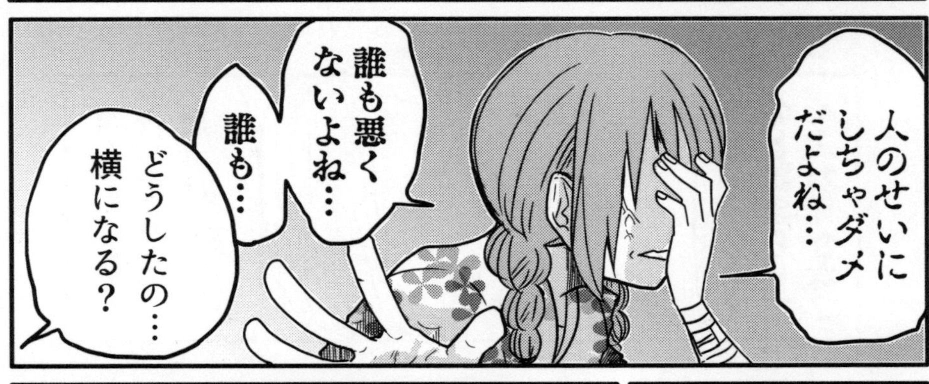
人のせいにしちゃダメだよね…
誰も悪くないよね…
誰も…
どうしたの…横になる?

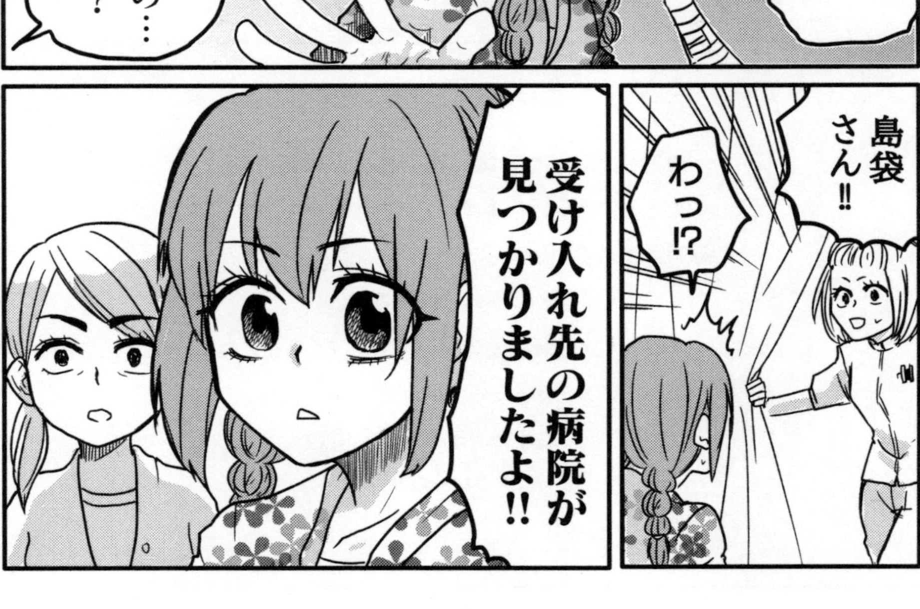
島袋さん!!
わっ!?
受け入れ先の病院が見つかりましたよ!!

03

点滴を刺すのが下手な看護師Kさん

今お昼ご飯に行ってると思うけど……
2時…
うわ〜〜〜のど詰まらせてくんねえかな？

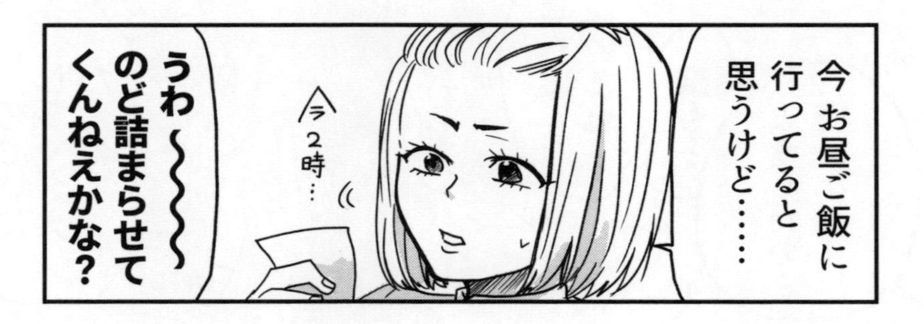

最初の病院にいた婦人科病棟の看護師さん。

優しく良い人であるが点滴のルートを刺すのが下手である。

悪い人ではないしわざとやっている訳でもないので

怒った事は一度もない。

セカンドオピニオンや転院先の病院を探してくれたのもこの人。

お子さんがいたので似顔絵を描いたら

お礼にお手紙と千円を渡してくれ、

転院した後はどうなったか分からない。

腸にやさしい食材紹介

医者いらずといわれる
果物、それがりんご。
腸の調子を整えてくれる
ので便秘や下痢の時に
整腸食材として
食べられてるよ！

胃腸が弱ってるなら
すりおろし！

りんごはペクチンが豊富
消化吸収を促進させ
水溶性食物繊維を
補いたい時に
食べようね！
入院中に露骨にデザート
として出されるよ！
露骨にだよ！

紹介人 ストレスで感情コントロールが出来ない
全優のお母さん(泣)
4指腸【眠れぬ夜は君のせい】

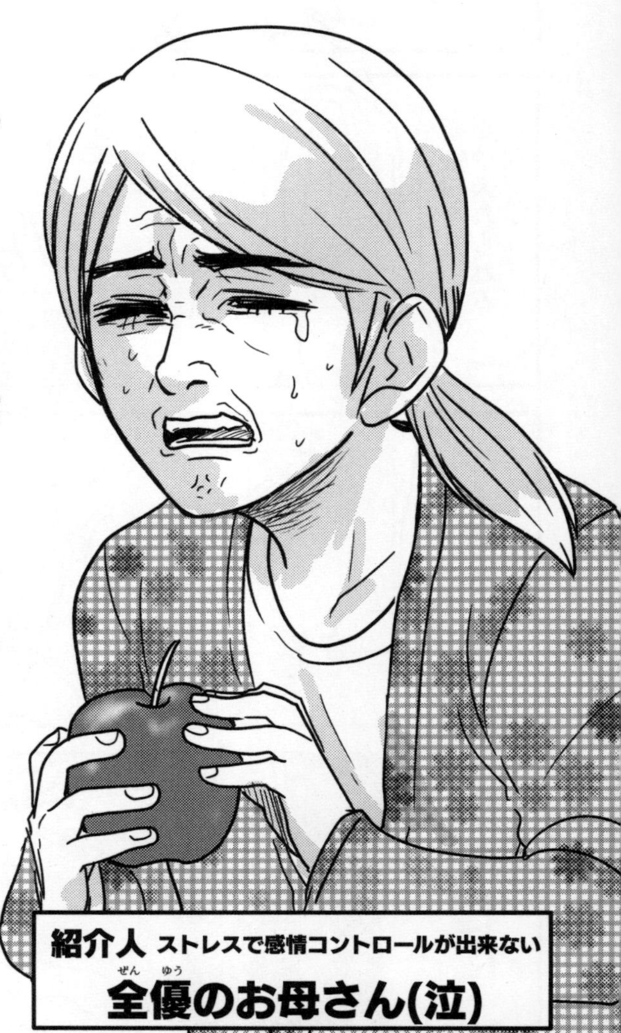

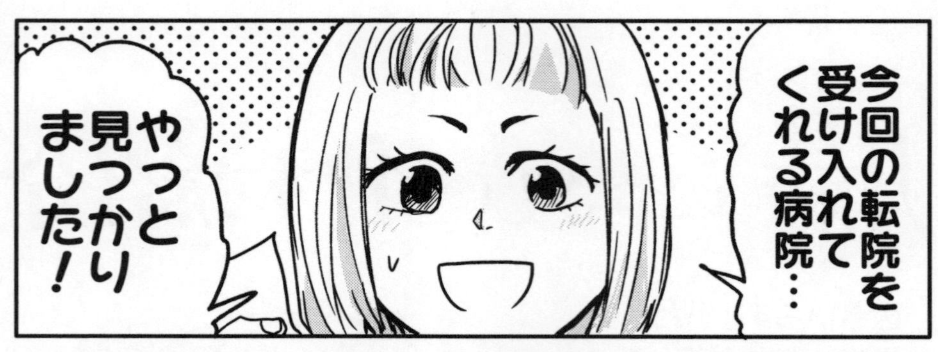
今回の転院を受け入れてくれる病院…
やっと見つかりました！

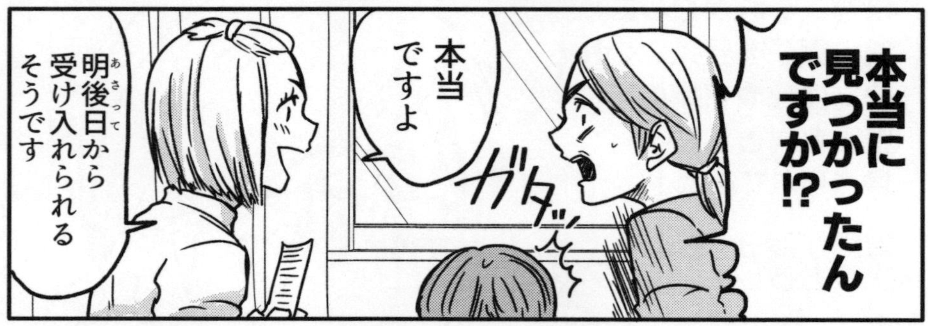
本当に見つかったんですか⁉
ガタ
本当ですよ
明後日から受け入れられるそうです

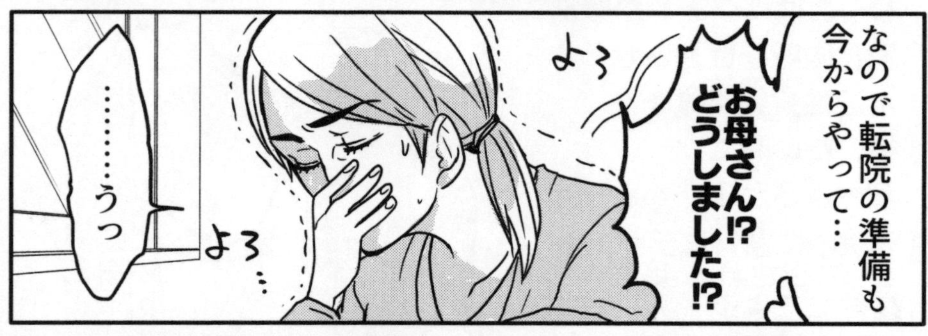
なので転院の準備も今からやって…
よろ
お母さん⁉どうしました⁉
……うっ
よろ…

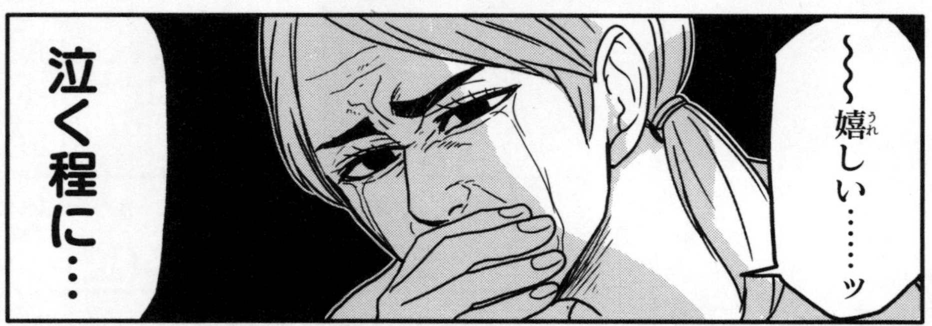
〜〜嬉しい……ッ
泣く程に…

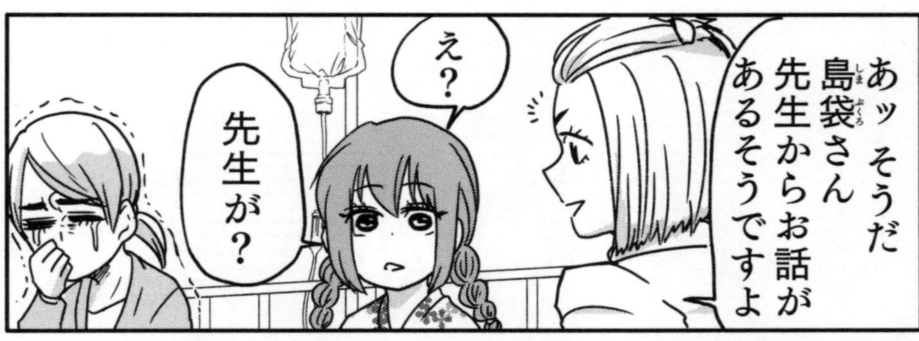
あッ そうだ
島袋さん
先生からお話が
あるそうですよ
え？
先生が？

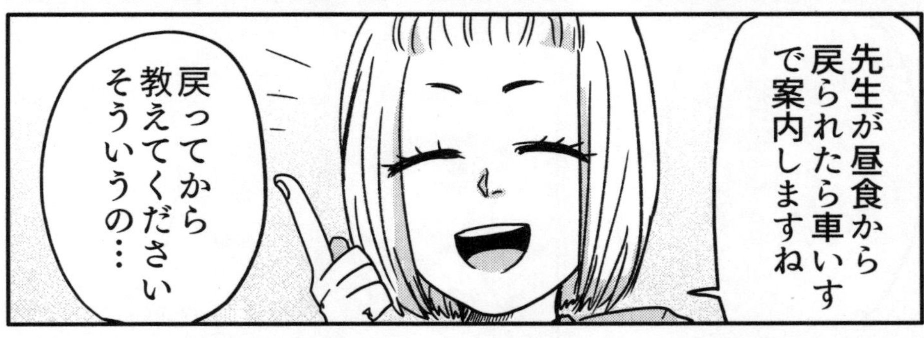
先生が昼食から
戻られたら車いす
で案内しますね
戻ってから
教えてください
そういうの…

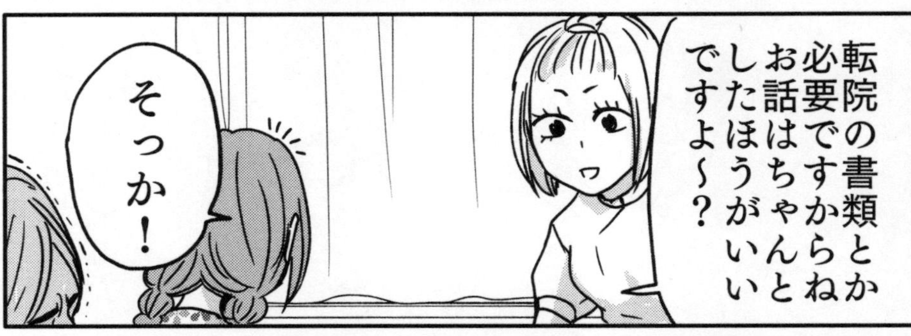
転院の書類とか
必要ですからね
お話はちゃんと
したほうがいい
ですよ～？
そっか！

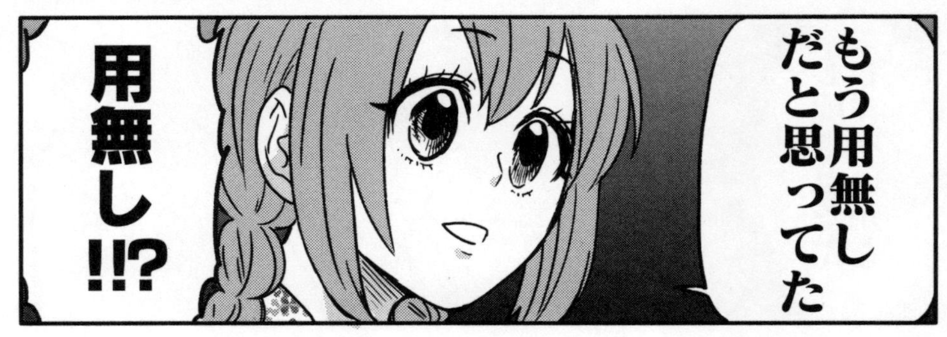
もう用無し
だと思ってた
用無し!!?

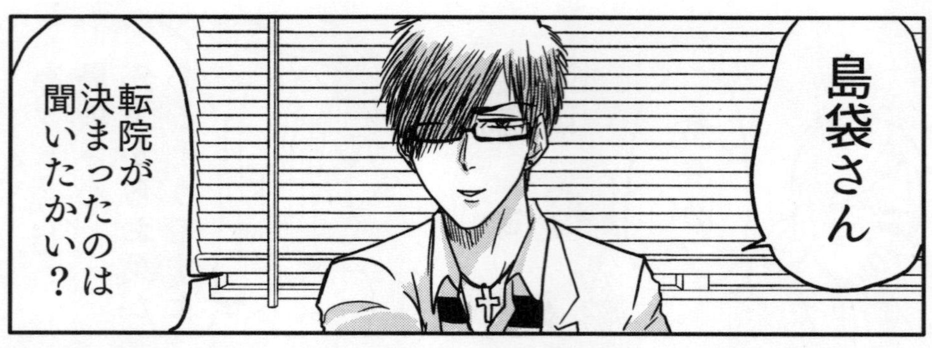
島袋さん
転院が決まったのは聞いたかい？

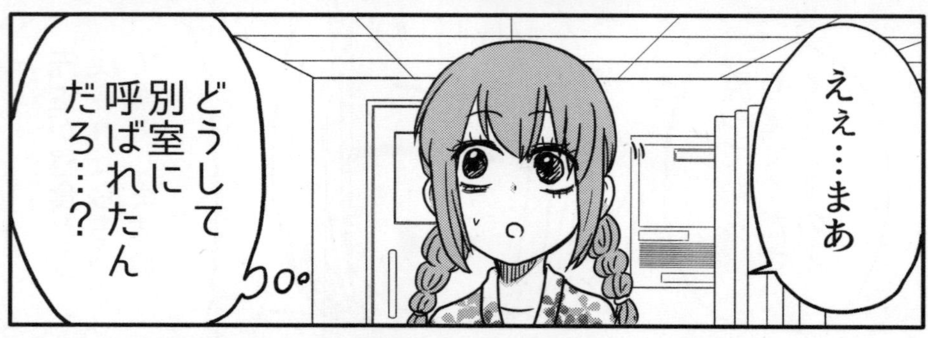
ええ…まあ
どうして別室に呼ばれたんだろ…？

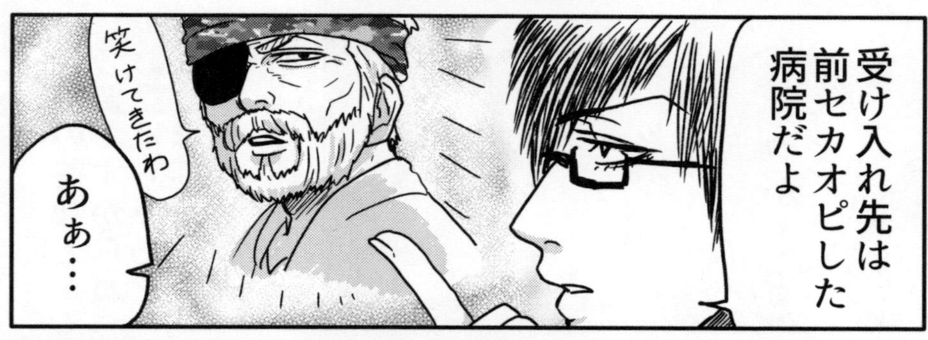
受け入れ先は前セカオピした病院だよ
笑けてきたわ
あぁ…

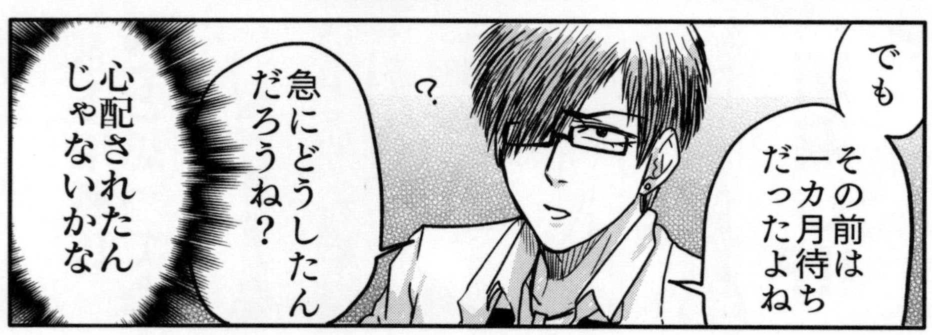
でも
その前は一カ月待ちだったよね
？
急にどうしたんだろうね？
心配されたんじゃないかな

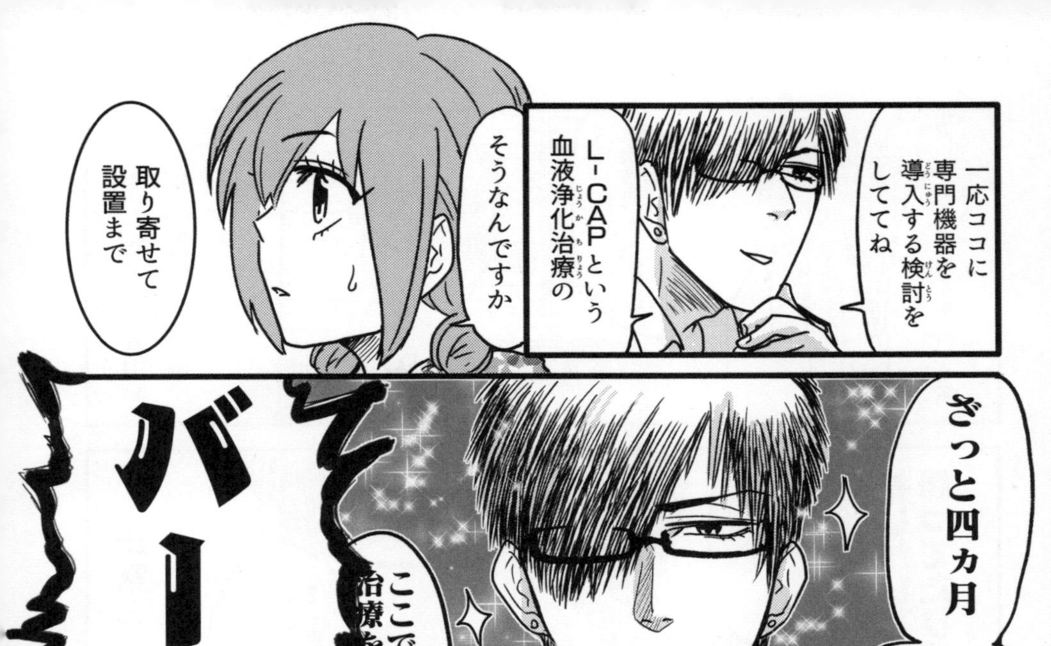
一応ココに専門機器を導入する検討をしててね
L-CAPという血液浄化治療の
そうなんですか
取り寄せて設置まで
ざっと四ヵ月
君さえ良ければどうだい
ここで引き続き治療をしないかい
バーカ!!!

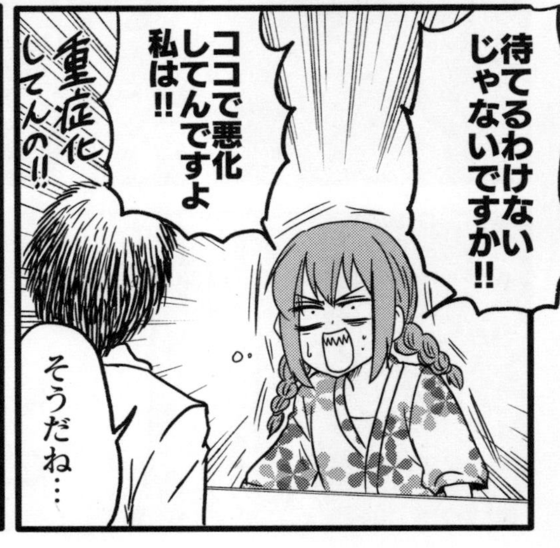
待てるわけないじゃないですか!!
ココで悪化してんですよ私は!!
重症化してんの!!
そうだね…

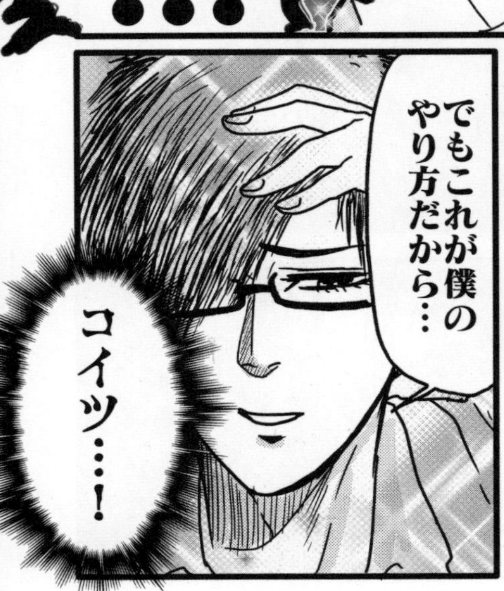
でもこれが僕のやり方だから…
コイツ…!

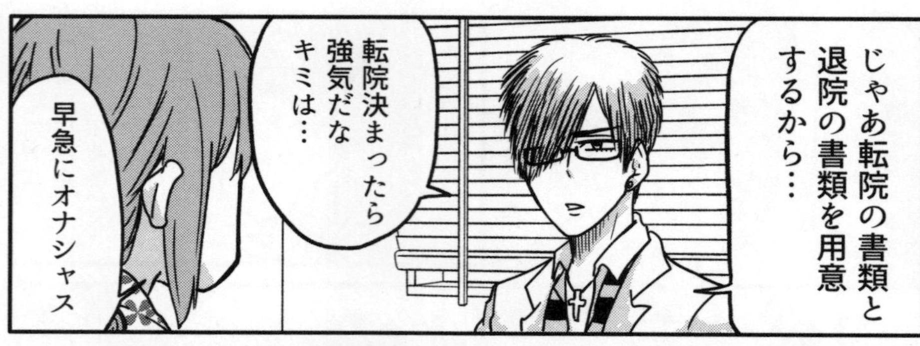
じゃあ転院の書類と
退院の書類を用意
するから…
転院決まったら
強気だな
キミは…
早急にオナシャス

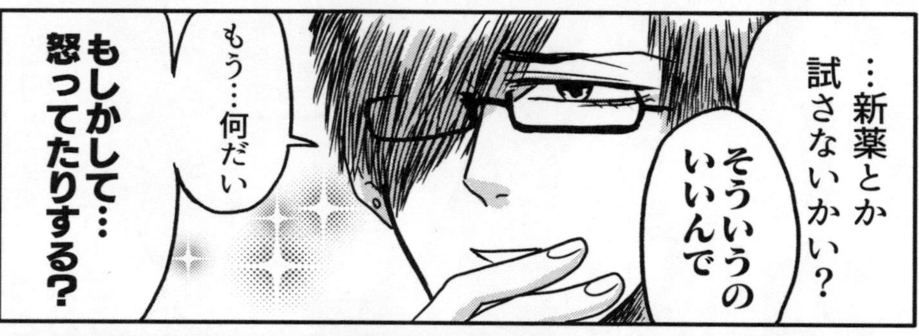
…新薬とか
試さないかい？
そういうの
いいんで
もう…何だい
もしかして…
怒ってたりする？

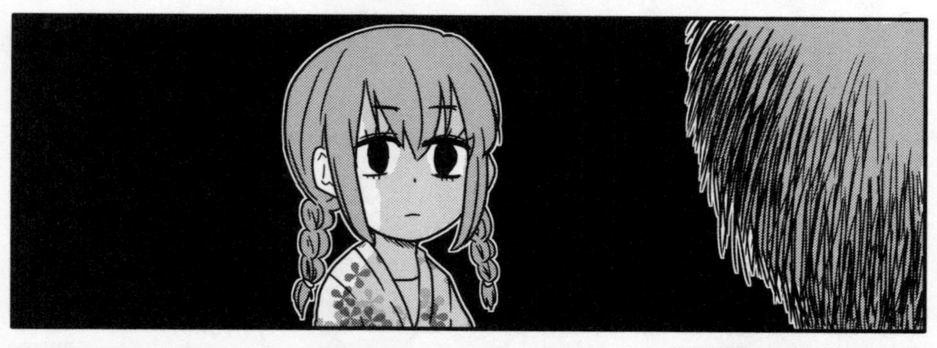

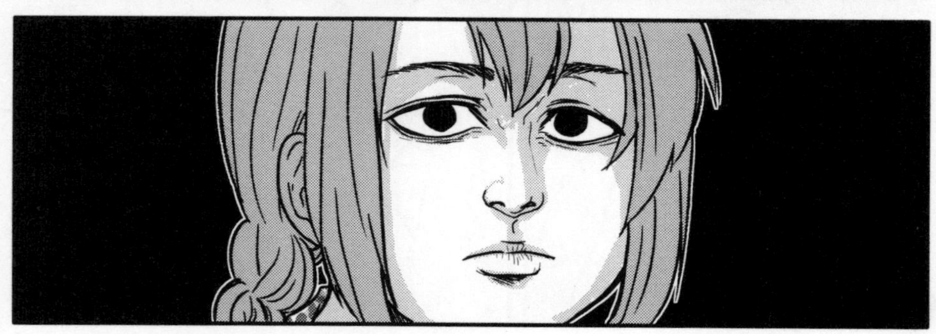

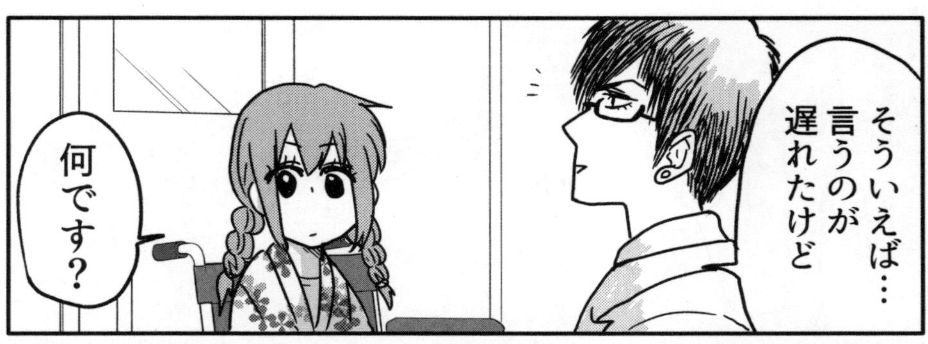
そういえば…言うのが遅れたけど
何です？

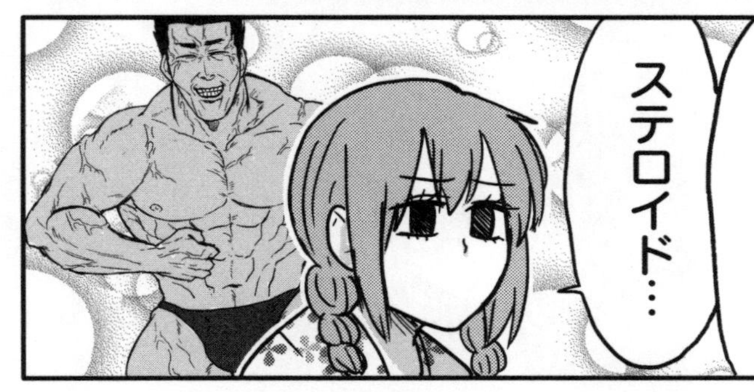
今夜からステロイドを点滴しようと思っててね…
ステロイド…

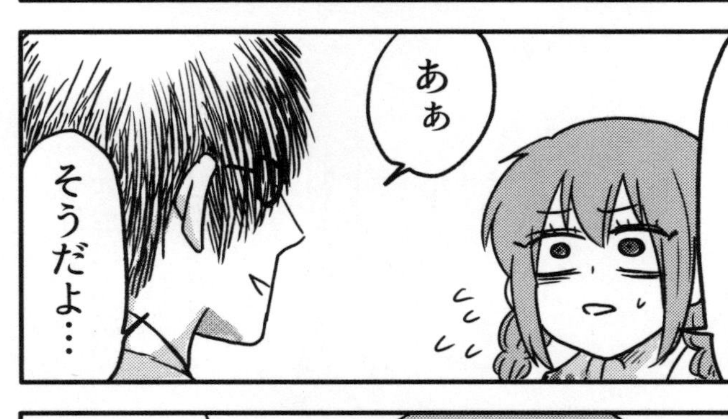
調べたから分かりますけどステロイドって強い薬ですよね副作用もあるし
あぁ
そうだよ…

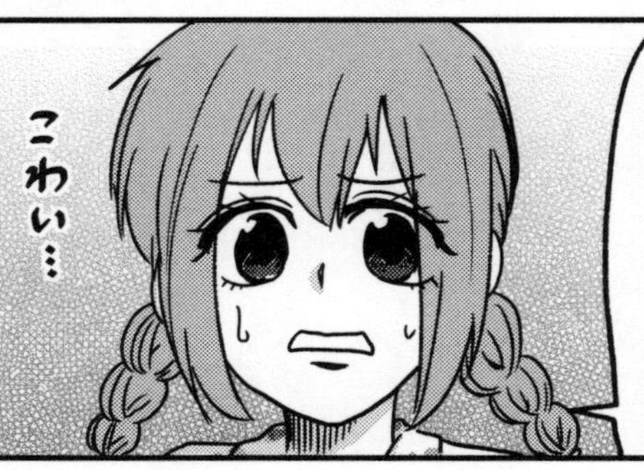
そういう薬はちゃんとした病院で使ってほしいんですけど…
こわい…

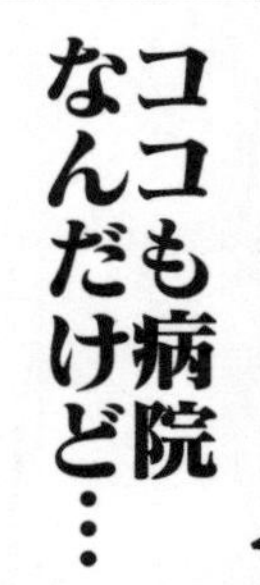
ココも病院なんだけど…

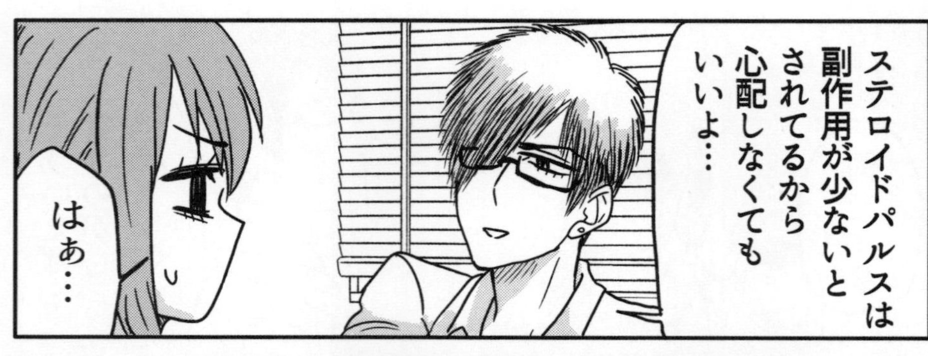
ステロイドパルスは副作用が少ないとされてるから心配しなくてもいいよ…
はぁ…

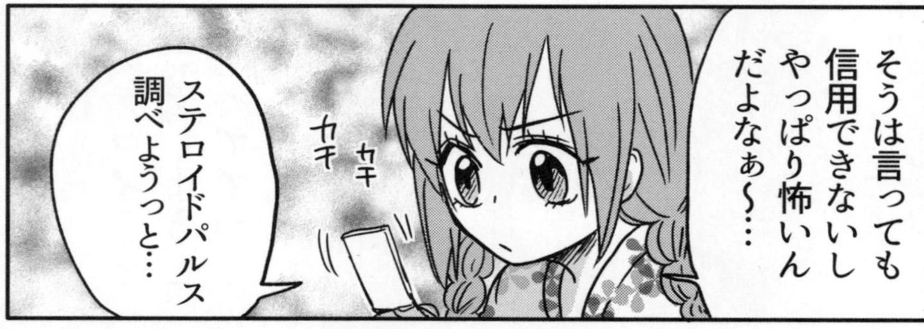
そうは言っても信用できないしやっぱり怖いんだよなぁ～…
カチ
カチ
ステロイドパルス調べようっと…

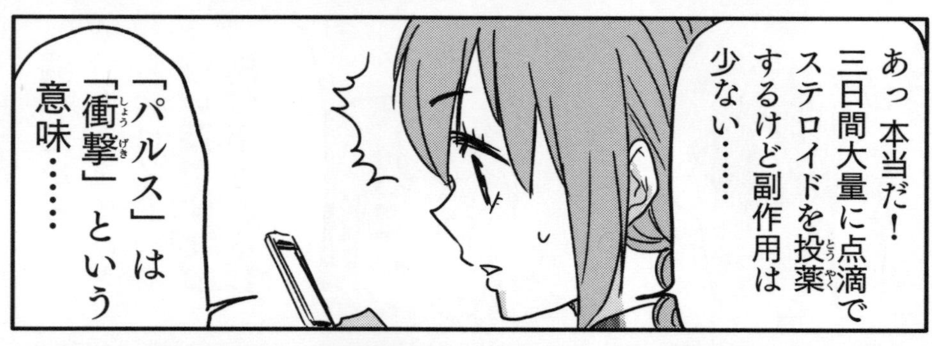
あっ 本当だ！三日間大量に点滴でステロイドを投薬するけど副作用は少ない……
「パルス」は「衝撃」という意味……

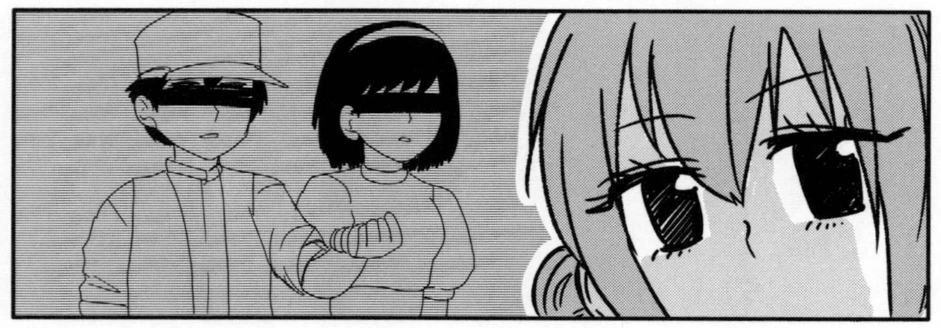

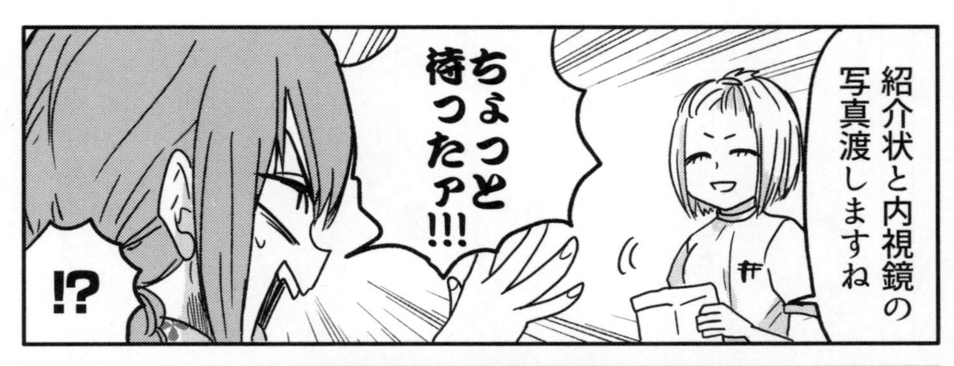
紹介状と内視鏡の写真渡しますね
ちょっと待ったァ!!!
!?

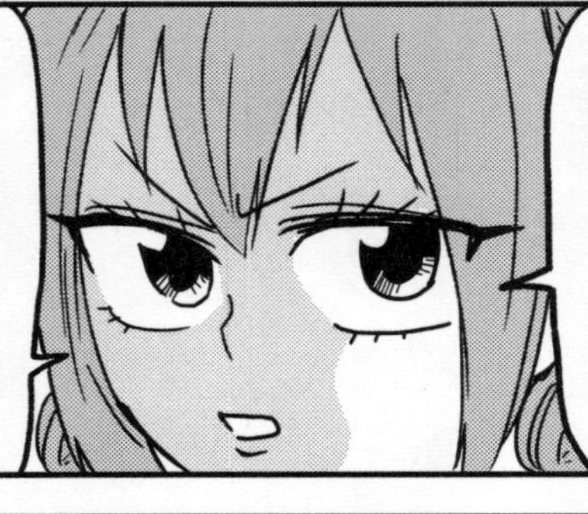
内視鏡の写真を確認してください 彼は内視鏡写真を白黒で提出した前例があります
その封筒の中の写真がカラーであった時だけ私に引き渡していただきたい
何…その喋り方

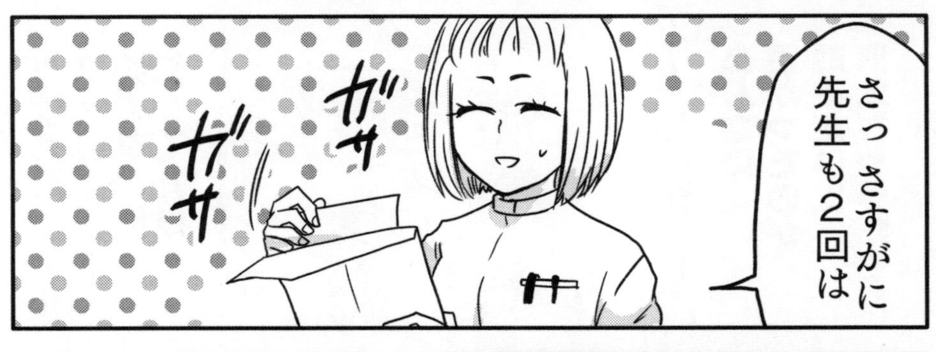
さっ さすがに先生も2回は
ガサ
ガサ

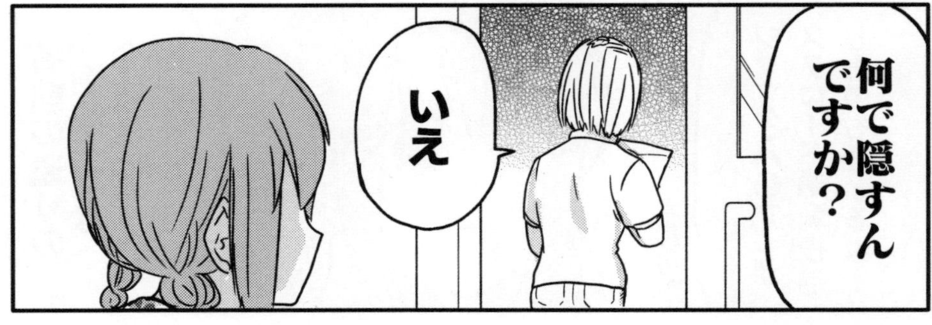
何で隠すんですか?
いえ

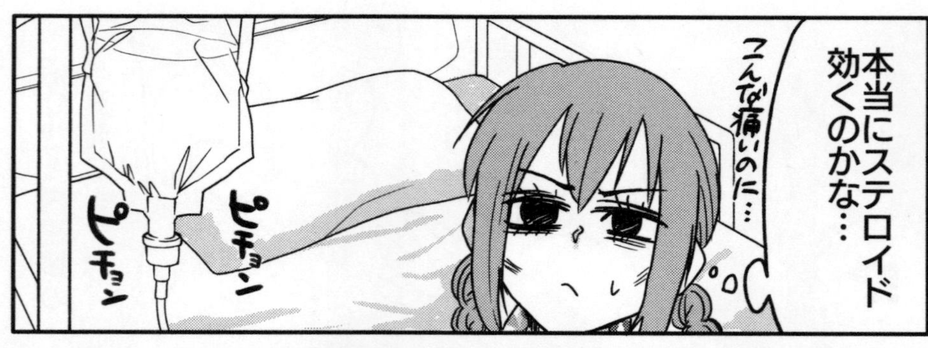
本当にステロイド
効くのかな…
こんな痛いのに…
ピチョン
ピチョン

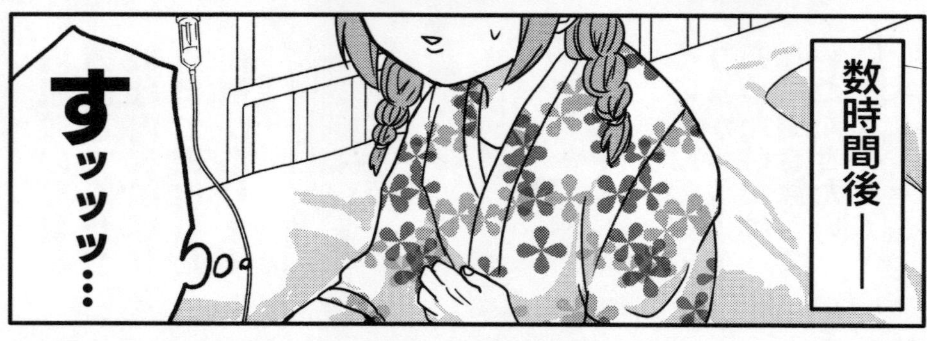
数時間後――
すッッッ…

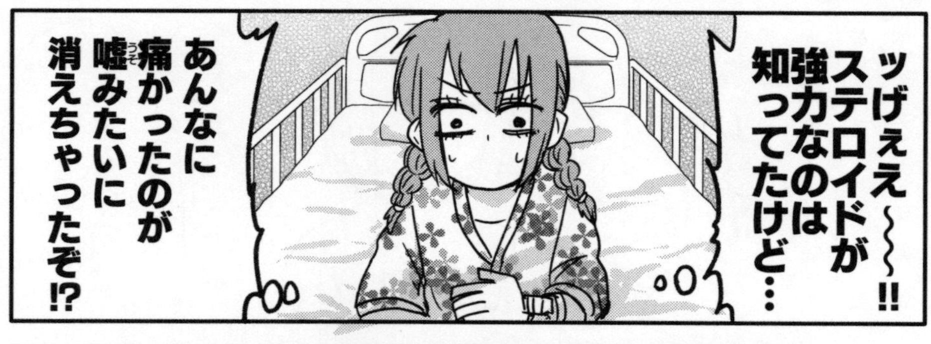
ッげぇえ～～～!!
ステロイドが
強力なのは
知ってたけど…
あんなに
痛かったのが
嘘みたいに
消えちゃったぞ!?

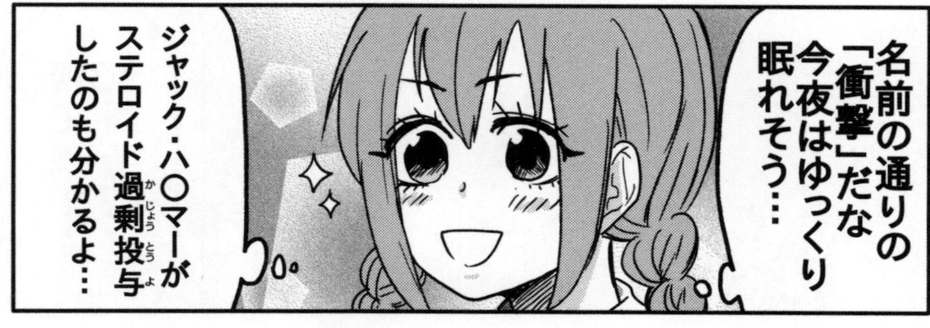
名前の通りの
「衝撃」だな
今夜はゆっくり
眠れそう…
ジャック・ハ○マーが
ステロイド過剰投与
したのも分かるよ…

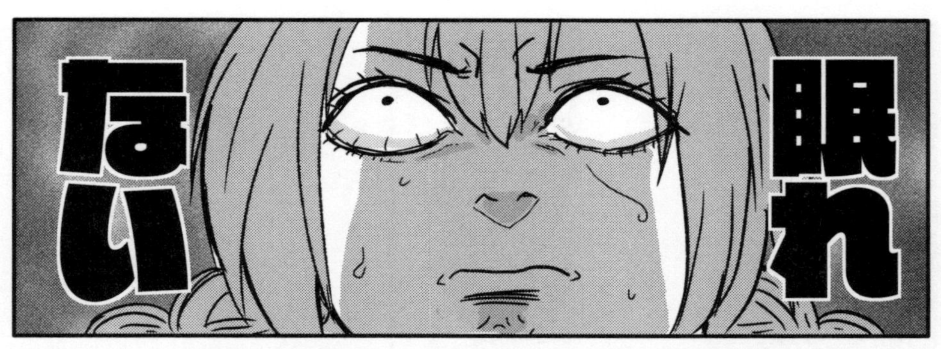
眠れ
ない

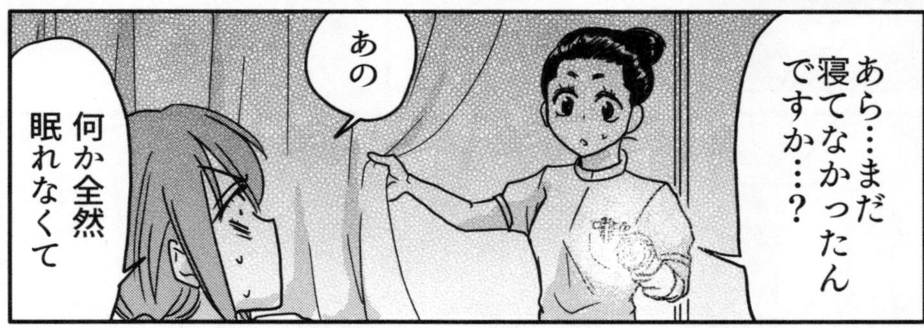
あら…まだ寝てなかったんですか…？
あの
何か全然眠れなくて

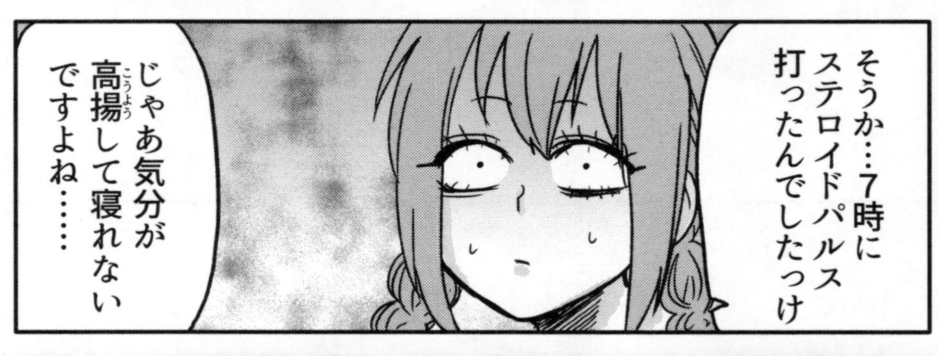
そうか…7時にステロイドパルス打ったんでしたっけ
じゃあ気分が高揚(こうよう)して寝れないですよね……

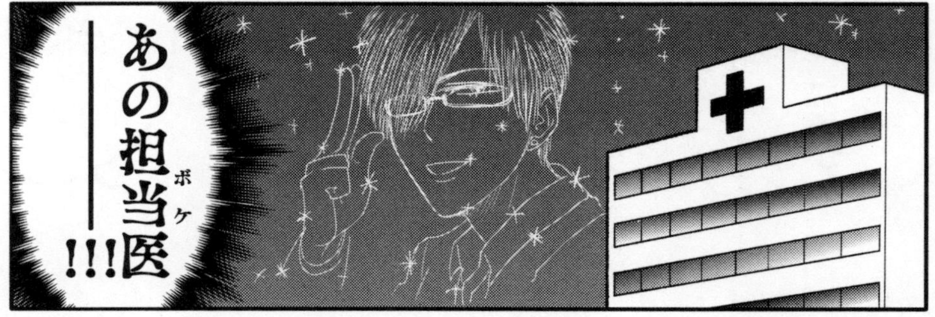
あの担当医(ボケ)――!!!

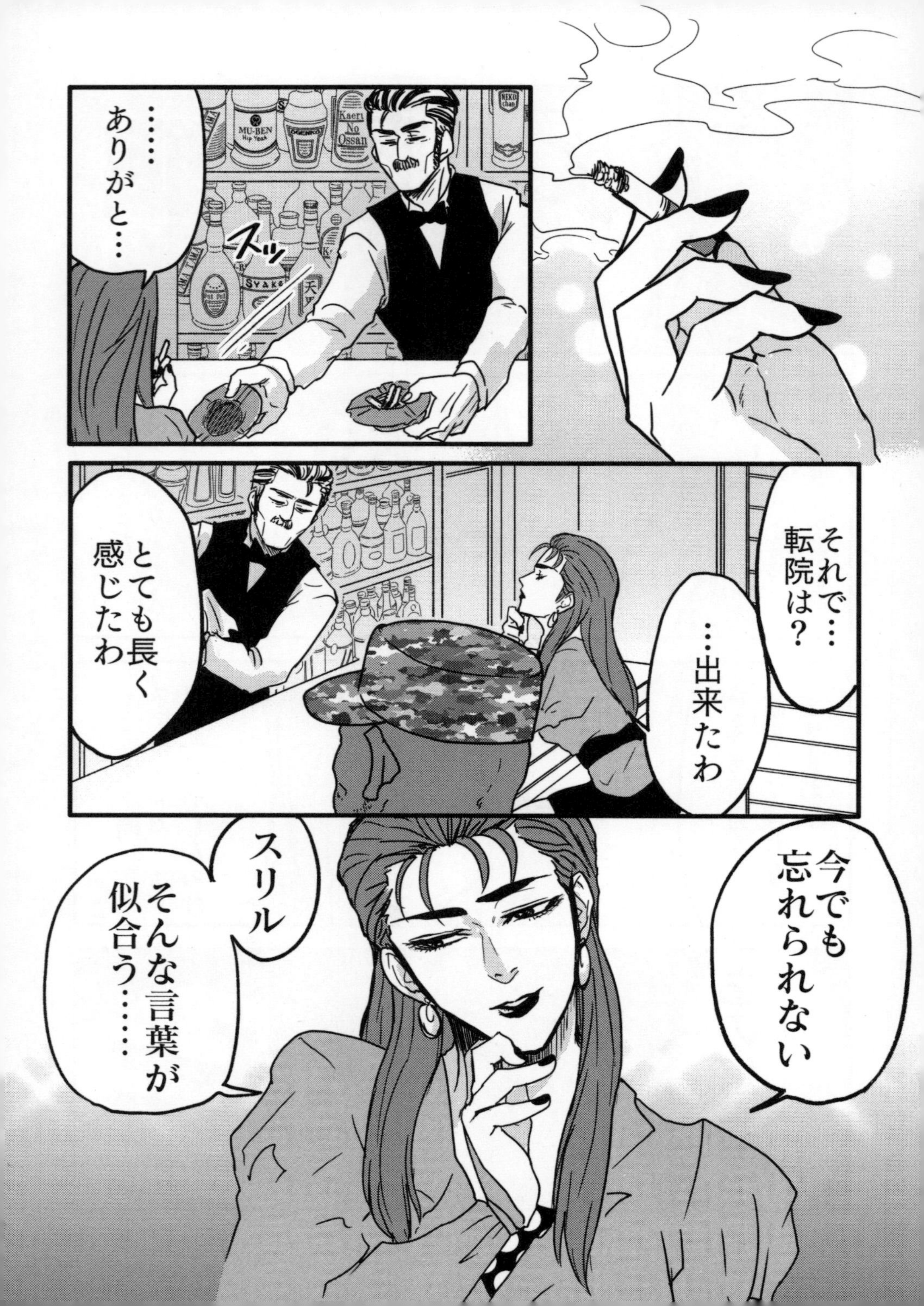
……ありがと…
スッ
それで…転院は？
…出来たわ
とても長く感じたわ
今でも忘れられない
スリル そんな言葉が似合う……

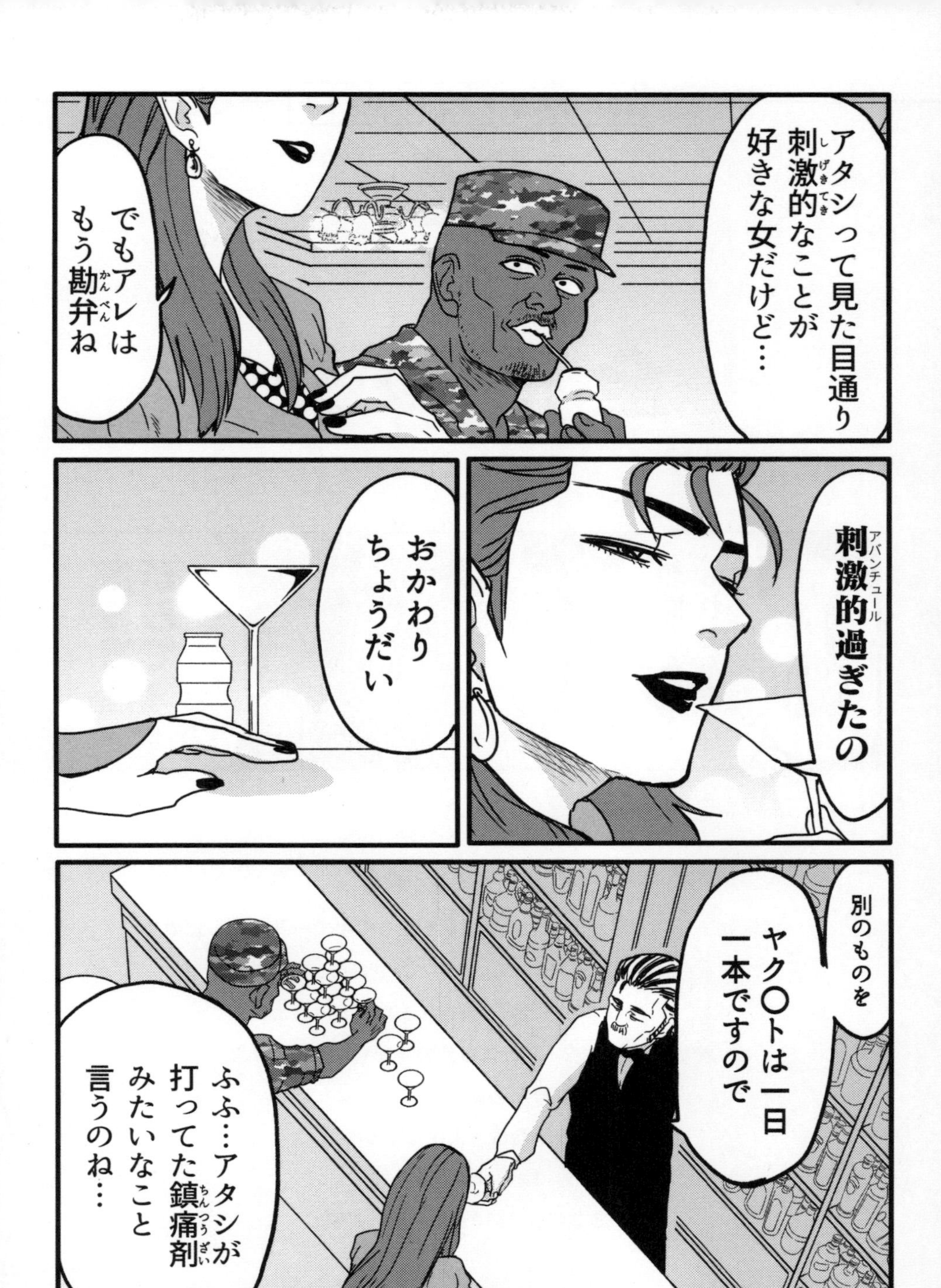
アタシって見た目通り
刺激的なことが
好きな女だけど…
でもアレは
もう勘弁ね
刺激的過ぎたの
おかわり
ちょうだい
別のものを
ヤク○トは一日
一本ですので
ふふ…アタシが
打ってた鎮痛剤
みたいなこと
言うのね…

腸よ鼻よキャラクターファイル

04

全優の父

医者と話がしてぇ…
顔面から怒りもれてんぞ
あと目が綺麗だな

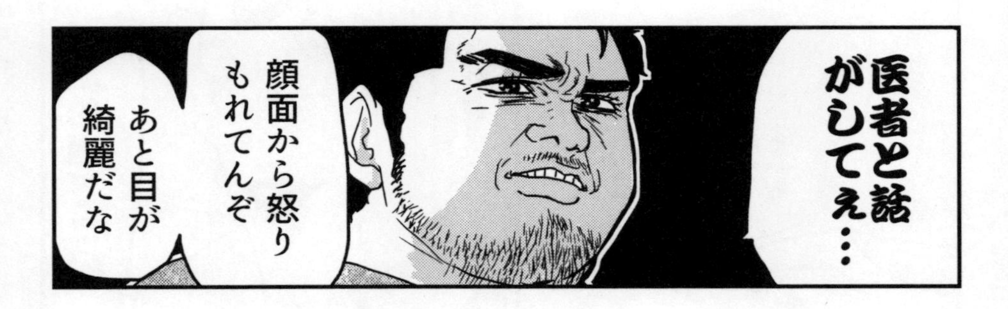

パッチリ二重で目が綺麗。

今はヘビー級な体形をしているが煙草をやめた事で一気に太ったので

若いころは痩せていたしハンサムだった。

今はよくゴリラだと称されることが多い。

全優が病気になったのは自分の不幸体質のせいだと

思っている節があるがそんなことはない。

夫婦の記念日は大事にするほう。

職業は料理人。

好きなものは釣りと食べ飲み放題。

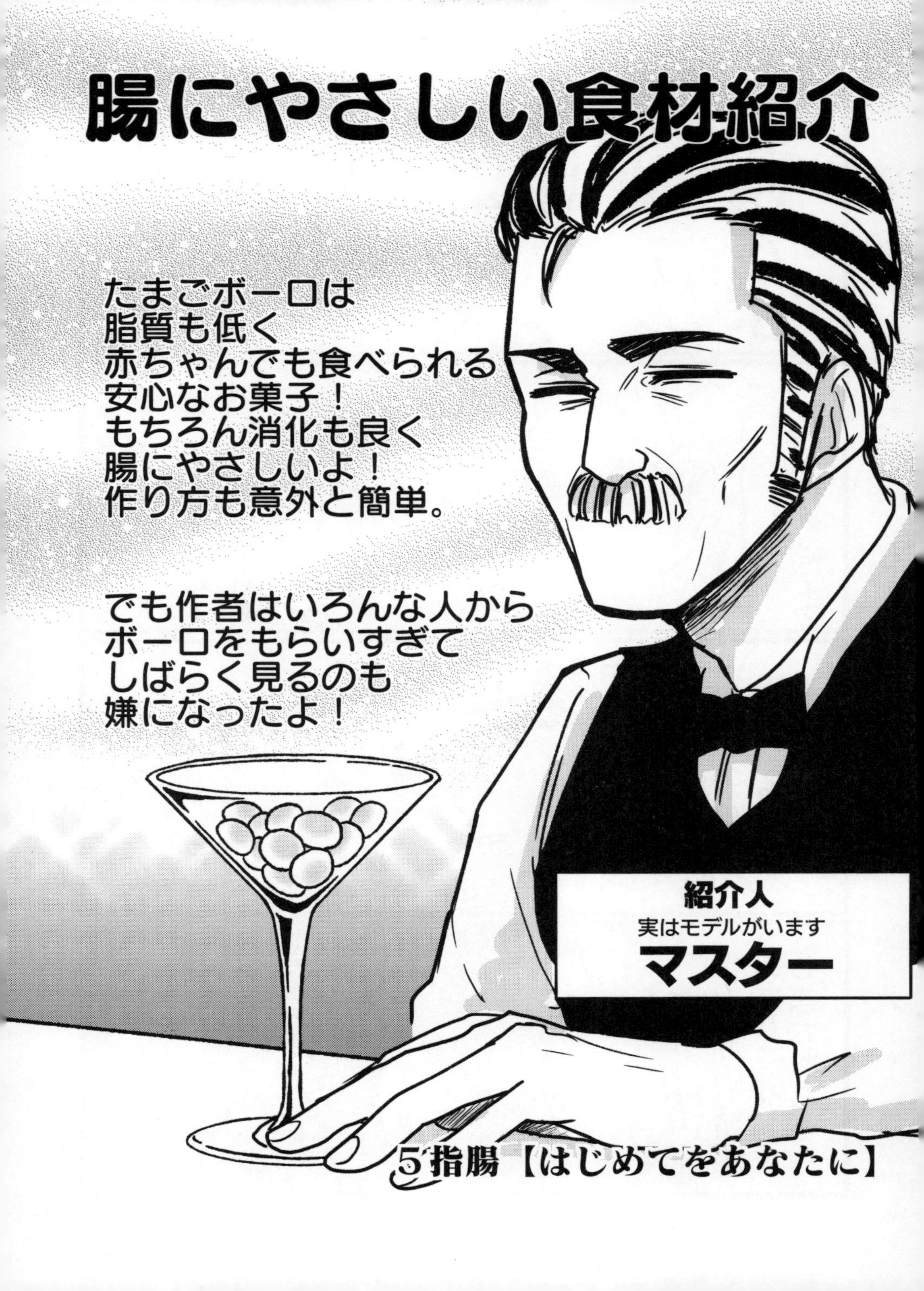
腸にやさしい食材紹介
たまごボーロは
脂質も低く
赤ちゃんでも食べられる
安心なお菓子！
もちろん消化も良く
腸にやさしいよ！
作り方も意外と簡単。
でも作者はいろんな人から
ボーロをもらいすぎて
しばらく見るのも
嫌になったよ！
紹介人
実はモデルがいます
マスター
5指腸【はじめてをあなたに】

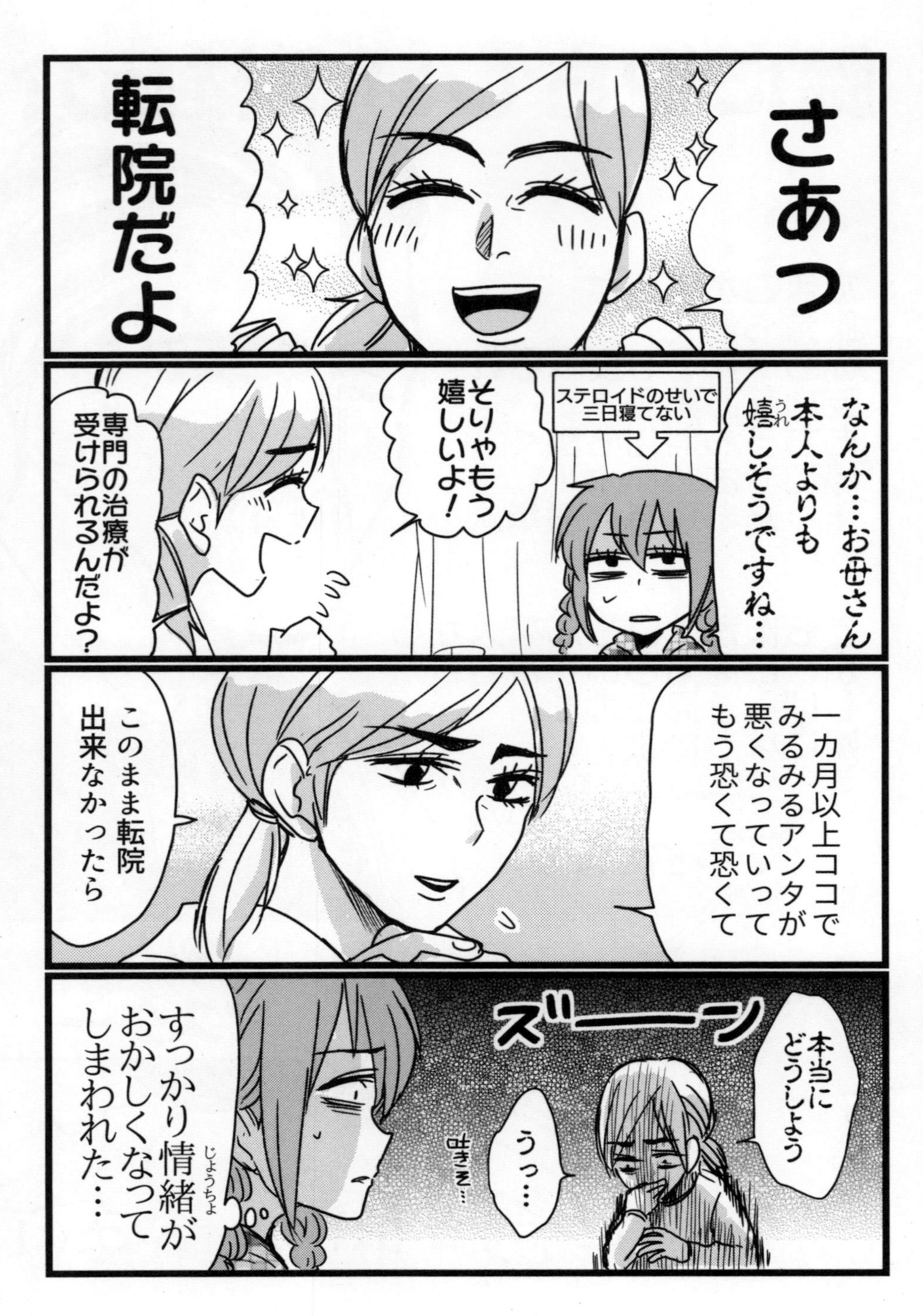
さあっ
転院だよ
なんか…お母さん本人よりも嬉しそうですね…
ステロイドのせいで三日寝てない
そりゃもう嬉しいよ！
専門の治療が受けられるんだよ？
一カ月以上ココでみるみるアンタが悪くなっていってもう恐くて恐くて
このまま転院出来なかったら
ズーーーン
本当にどうしよう
うっ…
呟き…
すっかり情緒がおかしくなってしまわれた…

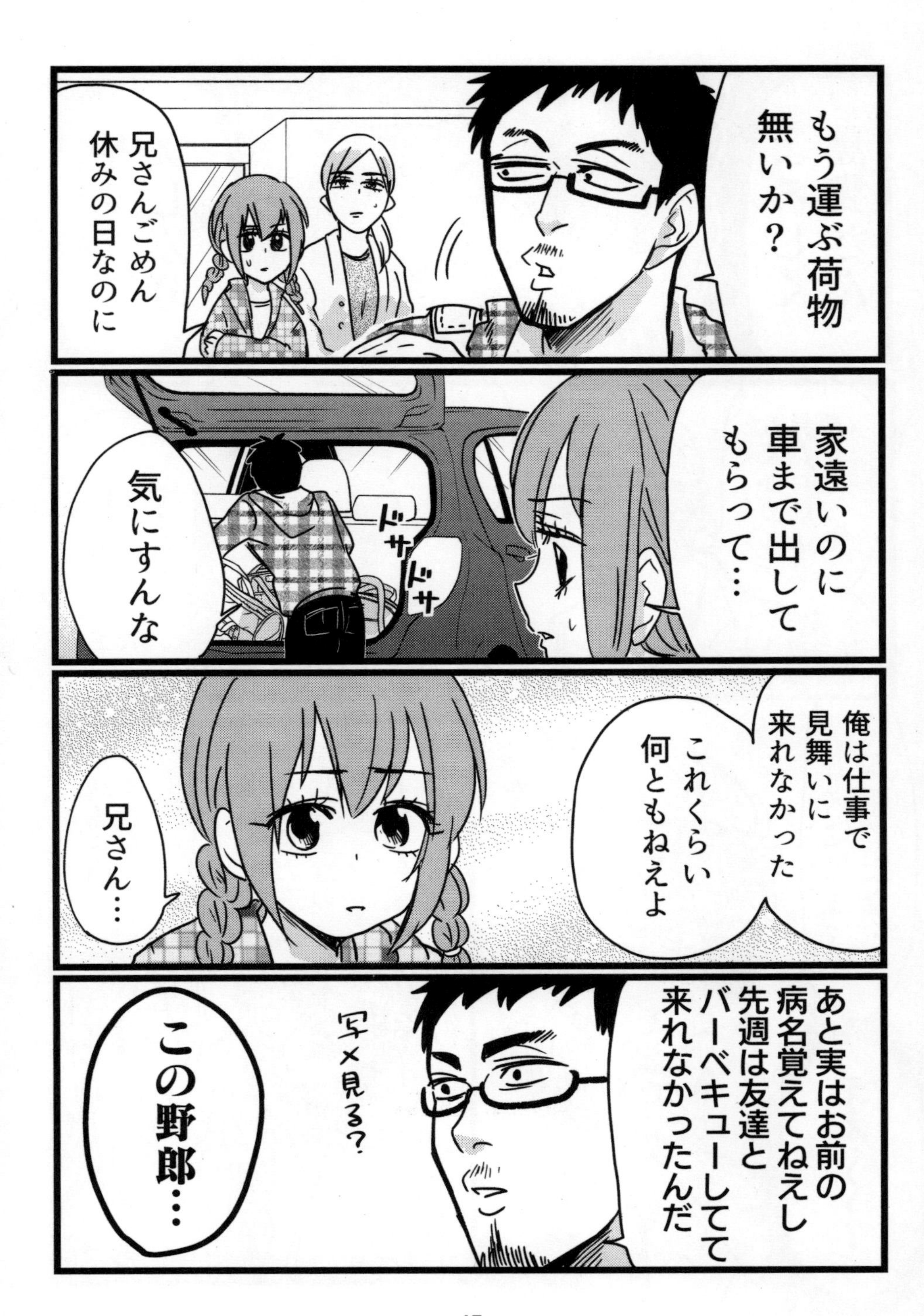
もう運ぶ荷物
無いか？
兄さんごめん
休みの日なのに
家遠いのに
車まで出して
もらって…
ドサ
ドサ
気にすんな
俺は仕事で
見舞いに
来れなかった
これくらい
何ともねえよ
兄さん…
あと実はお前の
病名覚えてねえし
先週は友達と
バーベキューしてて
来れなかったんだ
写メ見る？
この野郎…

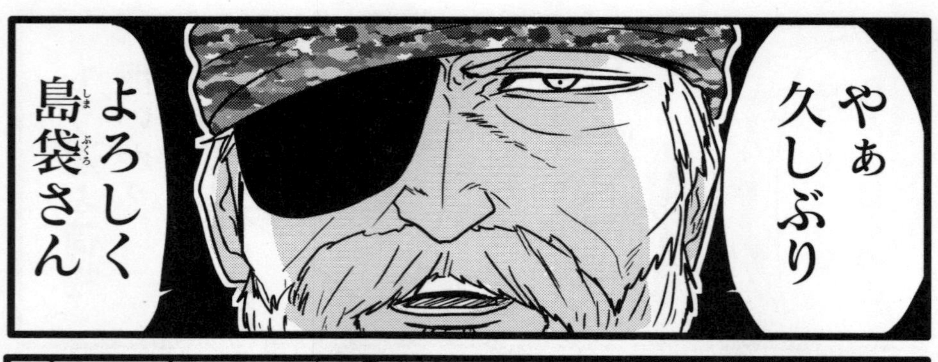
やぁ
久しぶり
よろしく
島袋さん

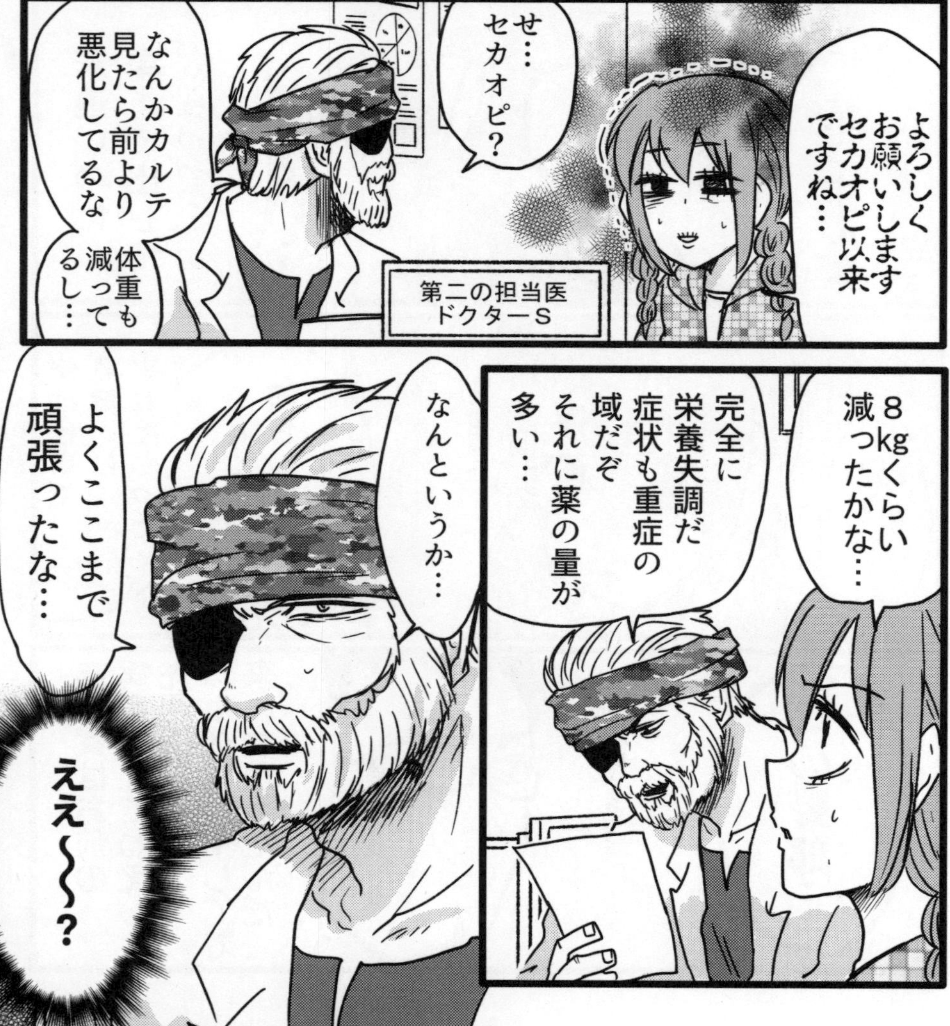
よろしくお願いしますセカオピ以来ですね…
せ…セカオピ?
なんかカルテ見たら前より悪化してるな
体重も減ってるし…
第二の担当医
ドクターS
8kgくらい減ったかな…
完全に栄養失調だ
症状も重症の域だぞ
それに薬の量が多い…
なんというか…
よくここまで頑張ったな…
ええ〜〜?

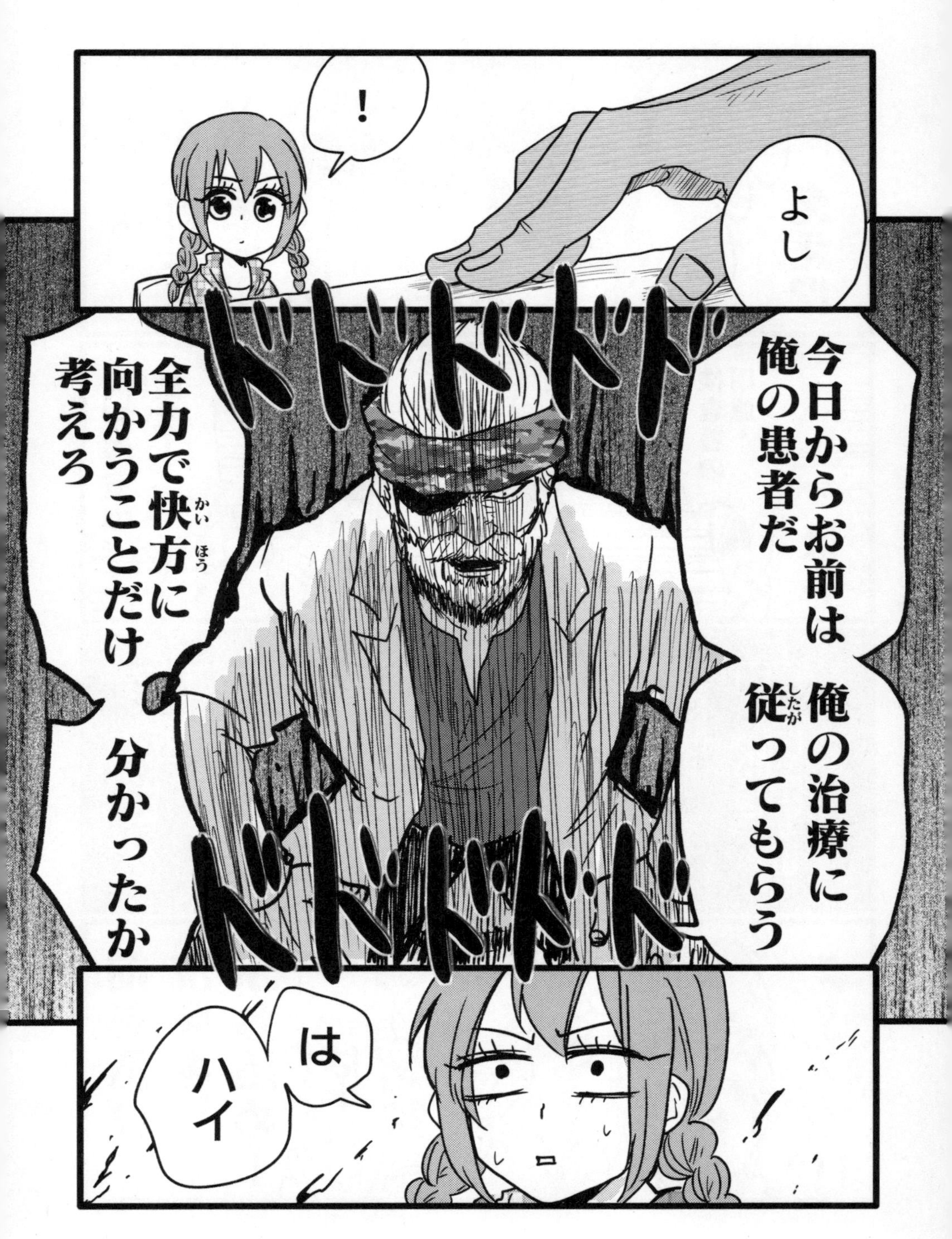
よし
！
ドドドドドド
今日からお前は俺の患者だ
俺の治療に従ってもらう
全力で快方に向かうことだけ考えろ
分かったか
ドドドドドド
は
ハイ

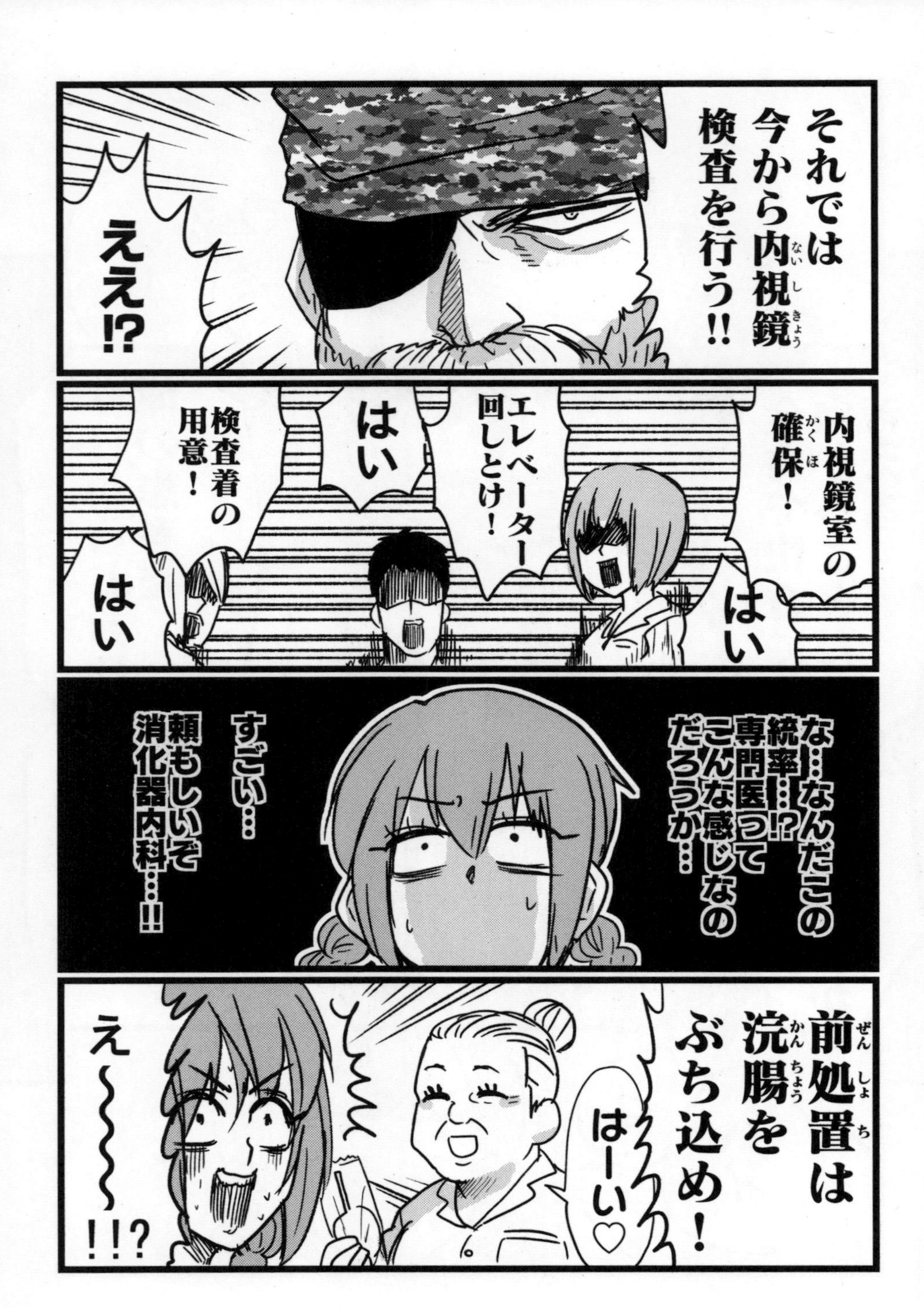
それでは今から内視鏡検査を行う!!
ええ!?
内視鏡室の確保!
はい
エレベーター回しとけ!
はい
検査着の用意!
はい
な…なんだこの統率…!? 専門医ってこんな感じなのだろうか…
すごい…頼もしいぞ消化器内科…!!
前処置は浣腸をぶち込め!
はーい♡
え〜〜〜!!?

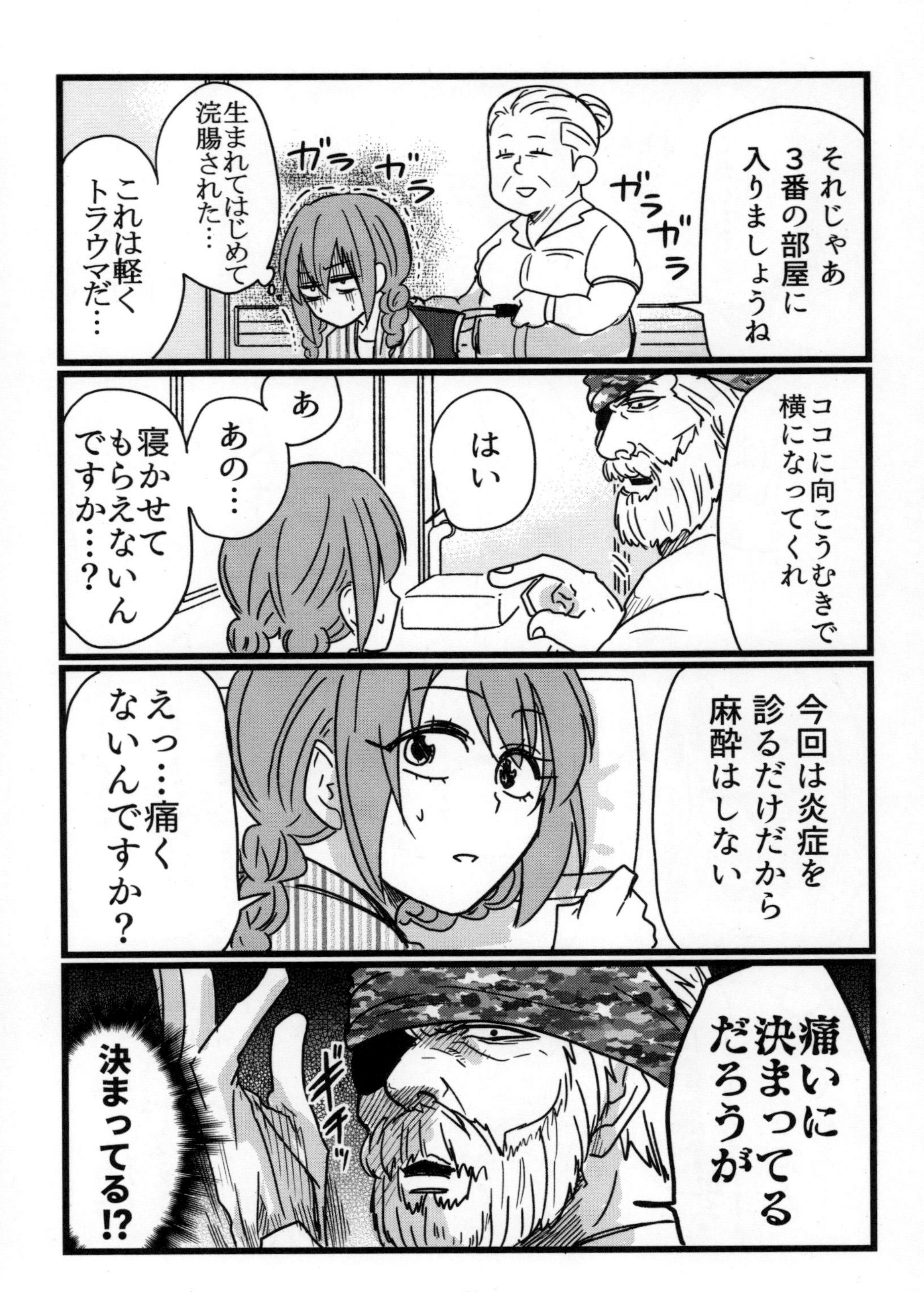
それじゃあ3番の部屋に入りましょうね
ガラガラ
ガラガラ
生まれてはじめて浣腸された…
これは軽くトラウマだ…
ココに向こうむきで横になってくれ
はい
あ
あの…寝かせてもらえないんですか…？
今回は炎症を診るだけだから麻酔はしない
えっ…痛くないんですか？
痛いに決まってるだろうが
ギギッ
決まってる!?

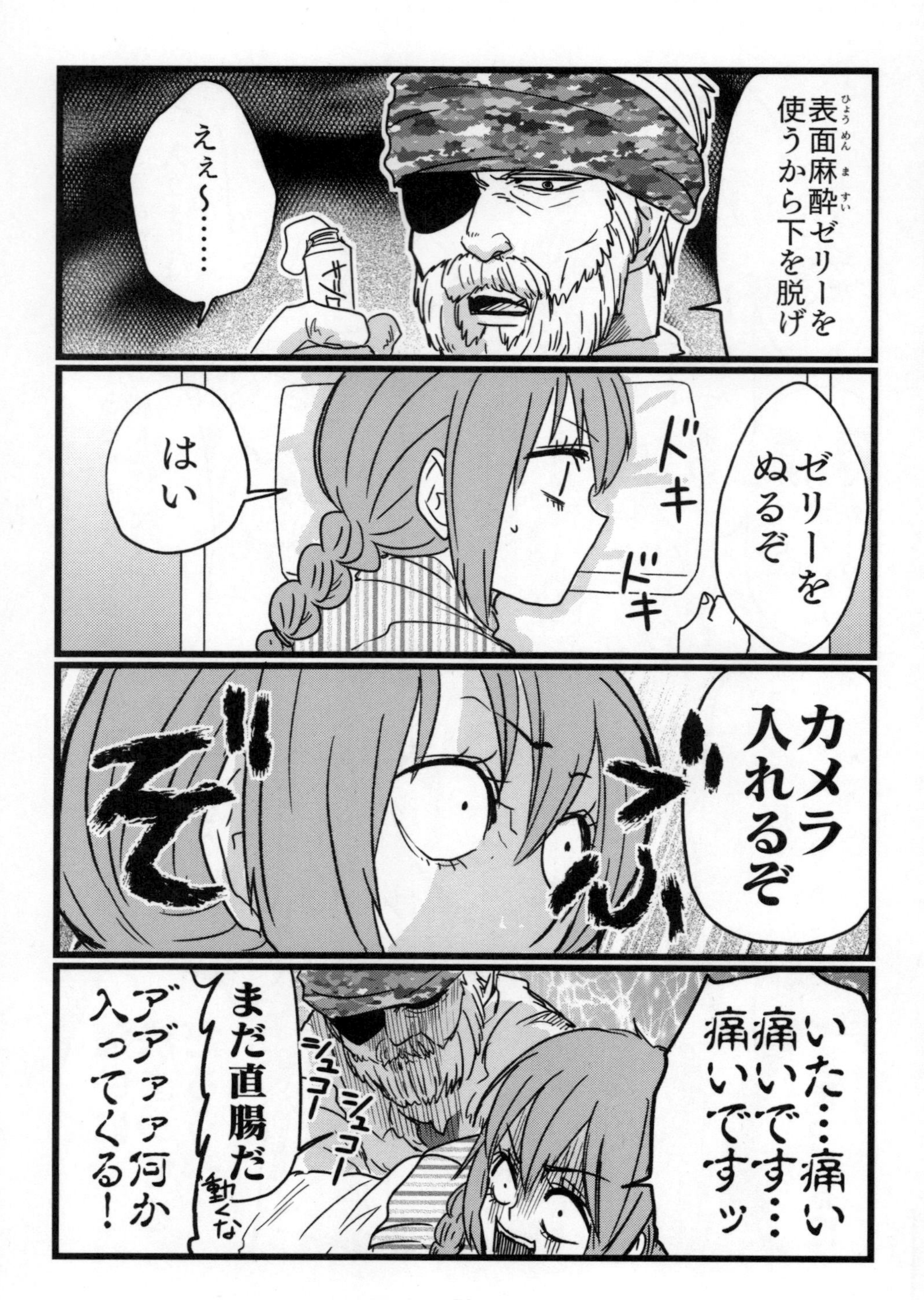

表面麻酔ゼリーを使うから下を脱げ
ええ〜……
ゼリーをぬるぞ
ドキ
ドキ
はい
カメラ入れるぞ
ぞっ
いた…痛い痛いです…痛いですッ
シュコー
シュコー
まだ直腸だ
動くな
アアァァ何か入ってくる！

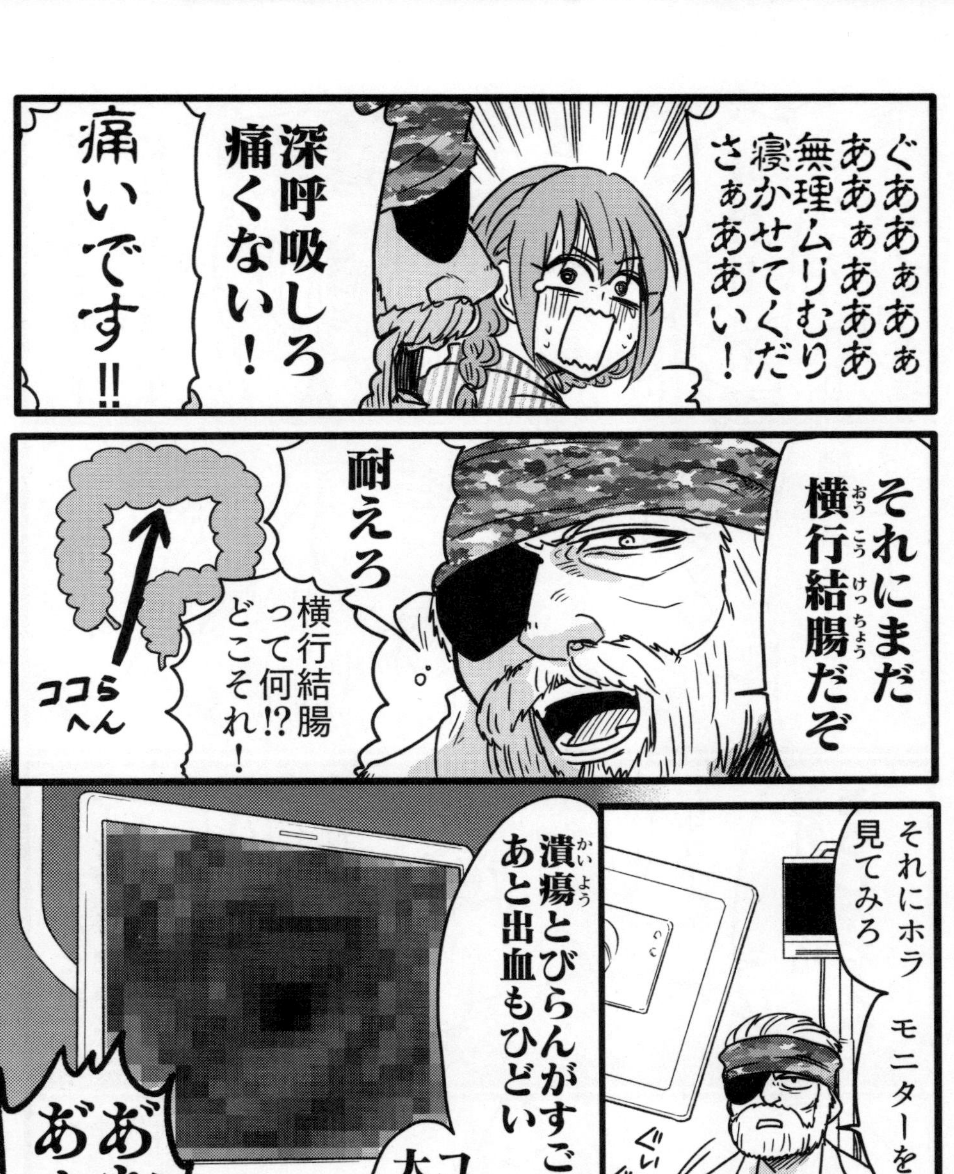
ぐあああぁぁぁ
あぁぁあぁあああ
無理ムリむり
寝かせてくだ
さぁあああい！
深呼吸しろ
痛くない！
痛いです!!
それにまだ
横行結腸だぞ
耐えろ
横行結腸
って何!?
どこそれ！
ココらへん

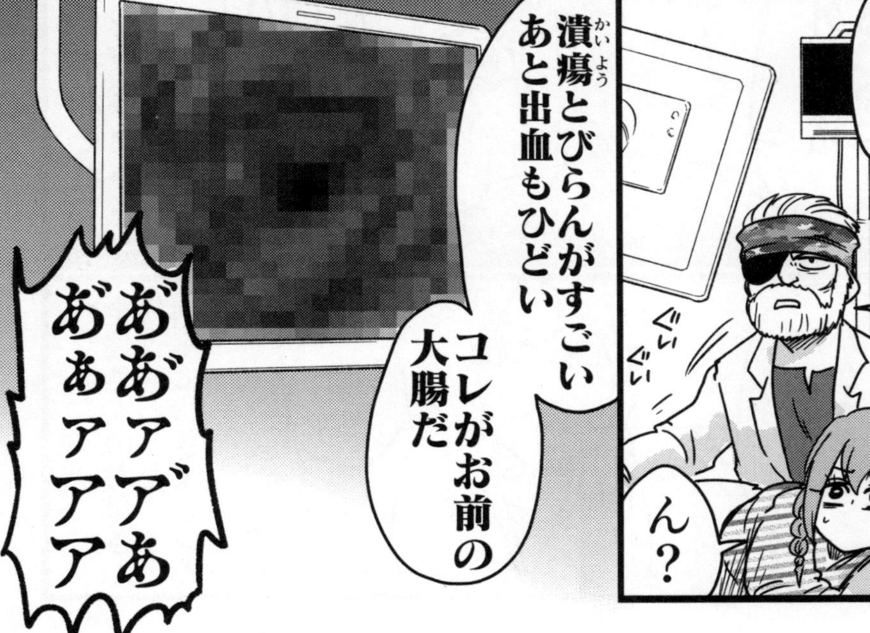
それにホラ
モニターを
見てみろ
ぐい
ぐい
ん？
潰瘍とびらんがすごい
あと出血もひどい
コレがお前の
大腸だ
おぉおアアアあ
あぁアアアア

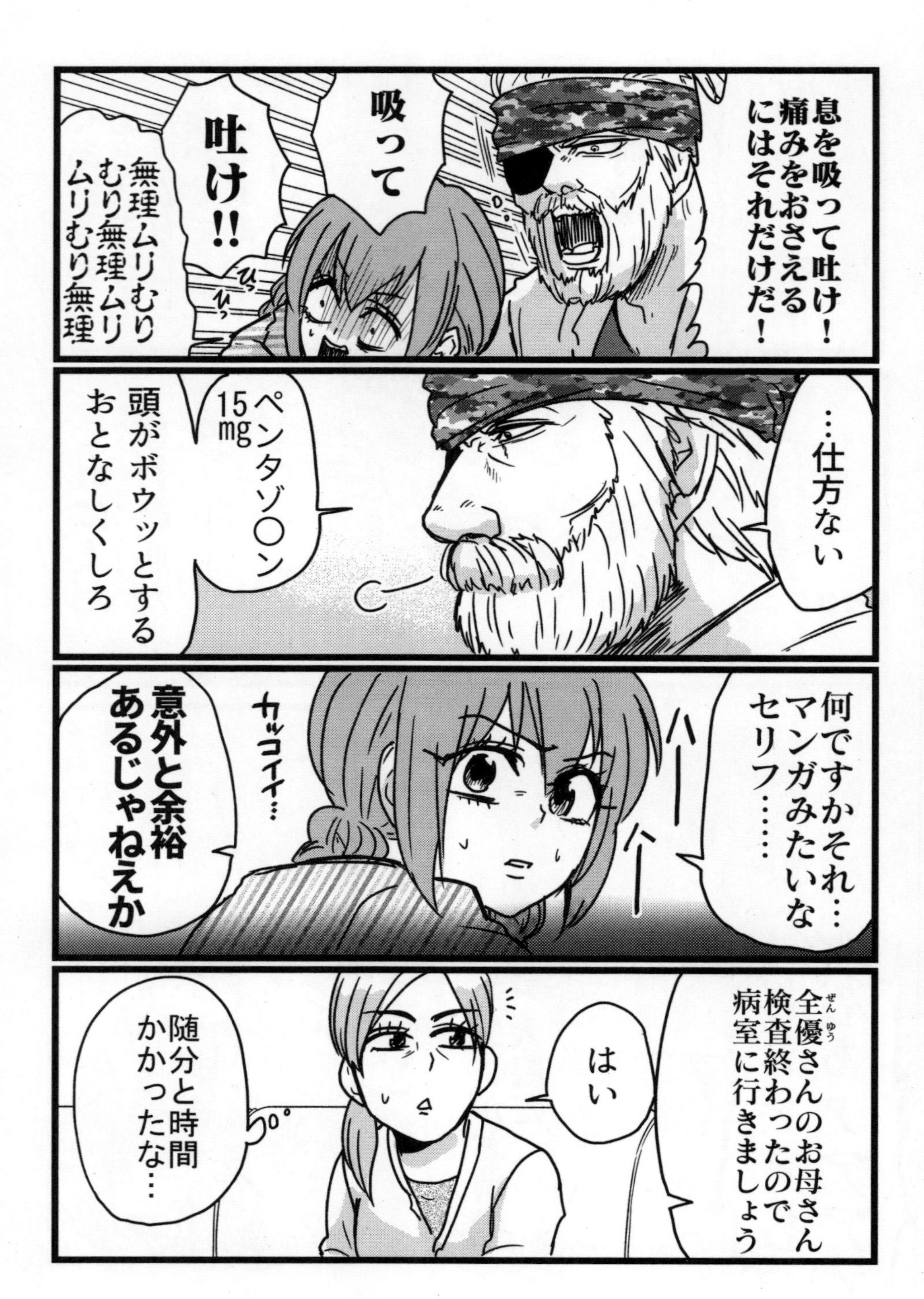
息を吸って吐け！痛みをおさえるにはそれだけだ！
吸って
吐け!!
無理ムリむりむり無理ムリむりムリむり無理
…仕方ない
ペンタゾ○ン15mg 頭がボウッとするおとなしくしろ
何ですかそれ…マンガみたいなセリフ……
カッコイイ…
意外と余裕あるじゃねえか
全優さんのお母さん検査終わったので病室に行きましょう
はい
随分と時間かかったな…

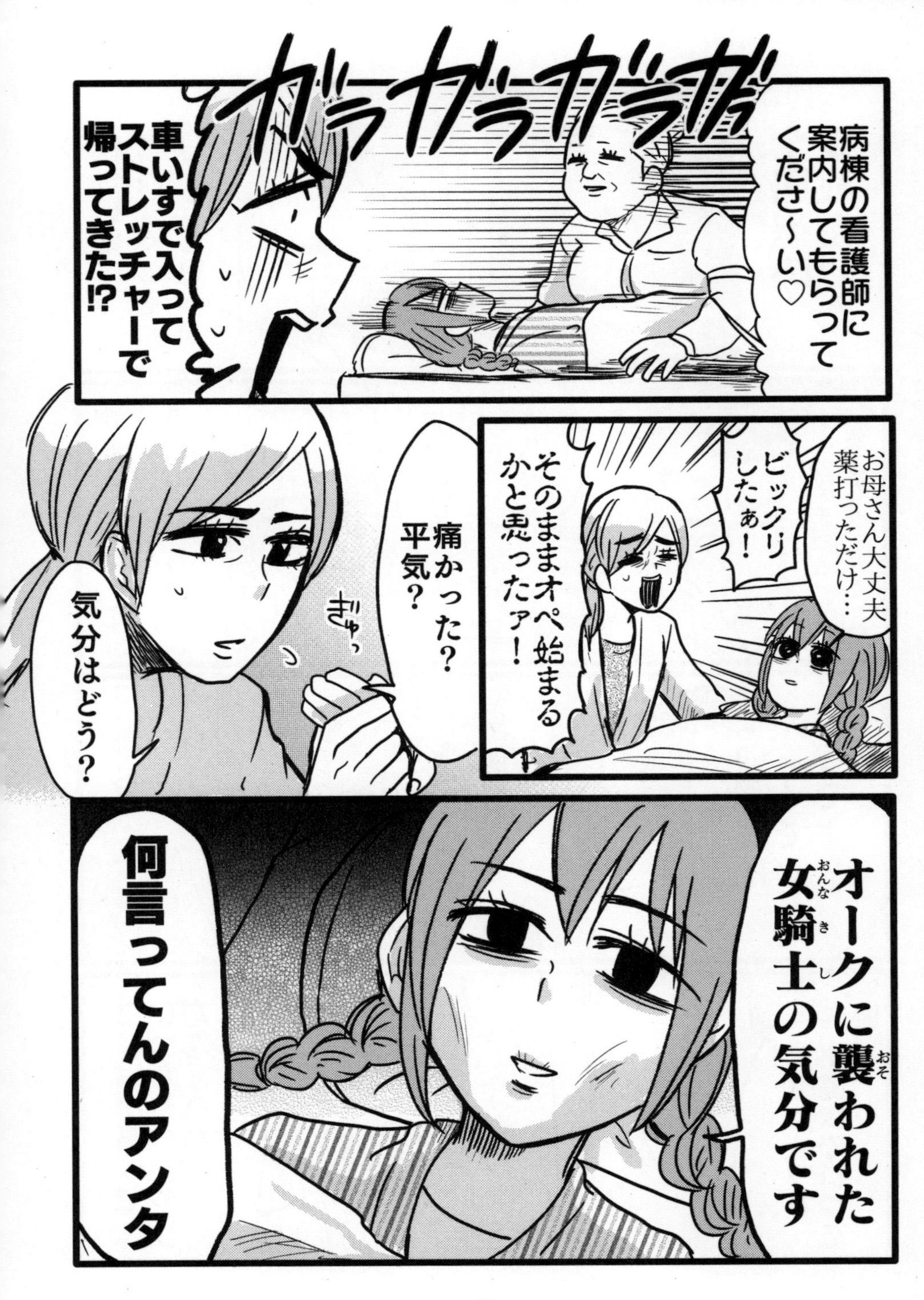
ガラガラガラガラ
病棟の看護師に案内してもらってくださ〜い♡
車いすで入ってストレッチャーで帰ってきた!?
お母さん大丈夫 薬打っただけ…
ビックリしたぁ！
そのままオペ始まるかと思ったァ！
痛かった？平気？
ぎゅっ
気分はどう？
オークに襲われた女騎士の気分です
何言ってんのアンタ

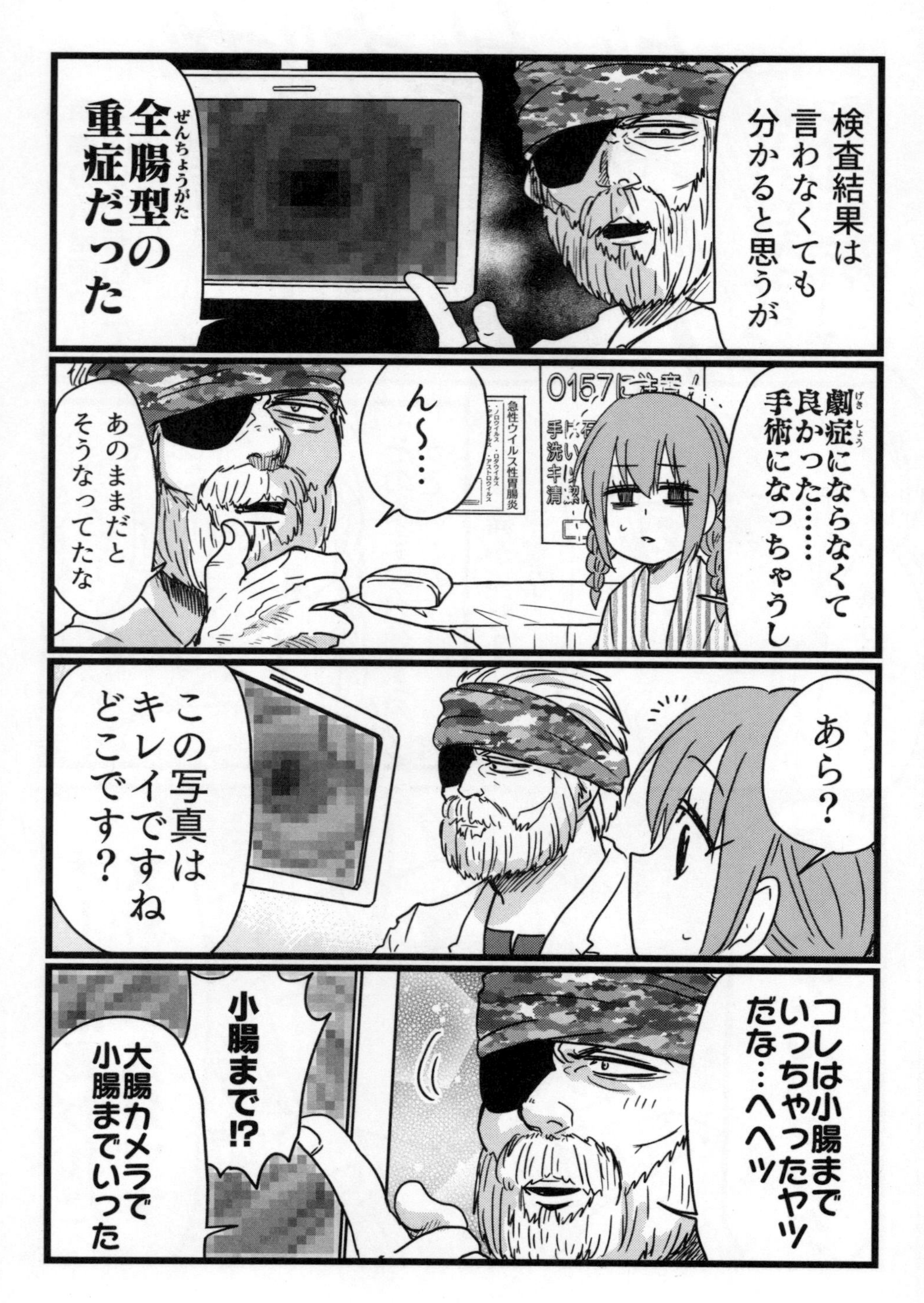

検査結果は言わなくても分かると思うが
全腸型の重症だった
劇症にならなくて良かった……手術になっちゃうし
ん〜…
あのままだとそうなってたな
急性ウイルス性胃腸炎
あら？
この写真はキレイですねどこです？
コレは小腸までいっちゃったヤツだな…ヘヘッ
小腸まで!?
大腸カメラで小腸までいった

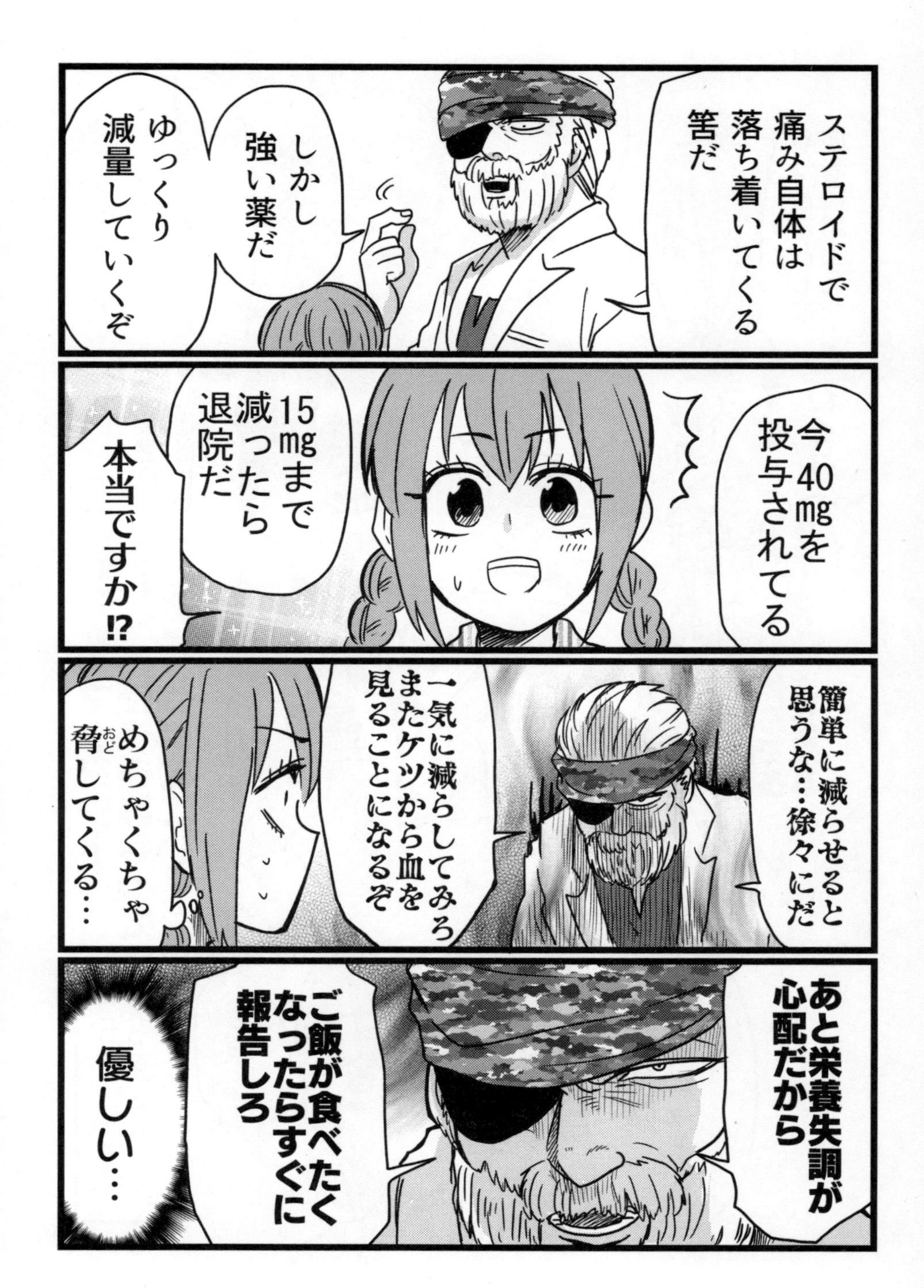
ステロイドで
痛み自体は
落ち着いてくる
筈だ
しかし
強い薬だ
ゆっくり
減量していくぞ
今40mgを
投与されてる
15mgまで
減ったら
退院だ
本当ですか⁉
簡単に減らせると
思うな…徐々にだ
一気に減らしてみろ
またケツから血を
見ることになるぞ
めちゃくちゃ
脅してくる…
あと栄養失調が
心配だから
ご飯が食べたく
なったらすぐに
報告しろ
優しい…

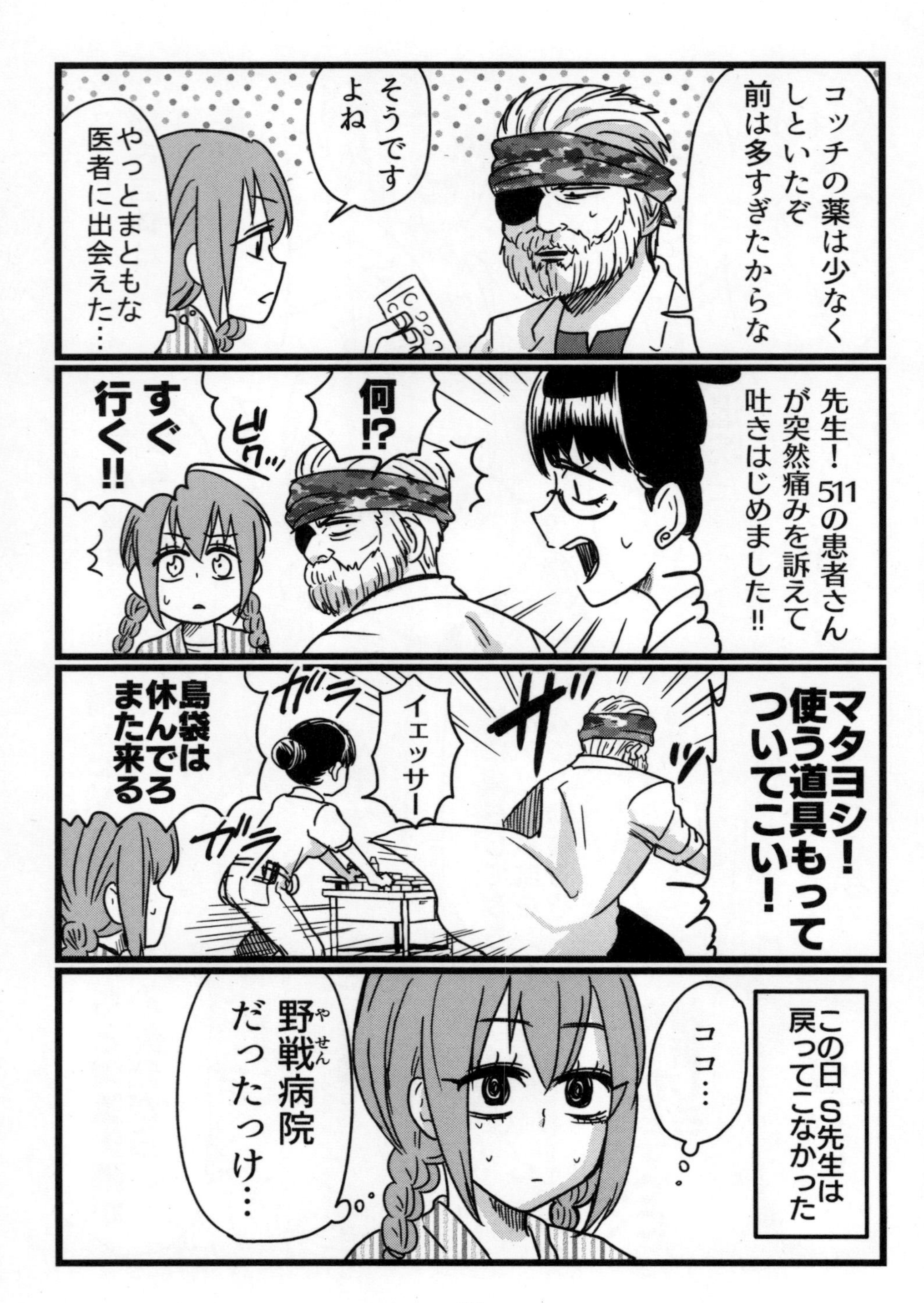
コッチの薬は少なくしといたぞ前は多すぎたからな
そうですよね
やっとまともな医者に出会えた…
先生！511の患者さんが突然痛みを訴えて吐きはじめました‼
何⁉
ビクッ
すぐ行く‼
マタヨシ！使う道具もってついてこい！
ザッ
イエッサー
ガラ
ガラ
島袋は休んでろまた来る
この日S先生は戻ってこなかった
ココ…
野戦病院だったっけ…

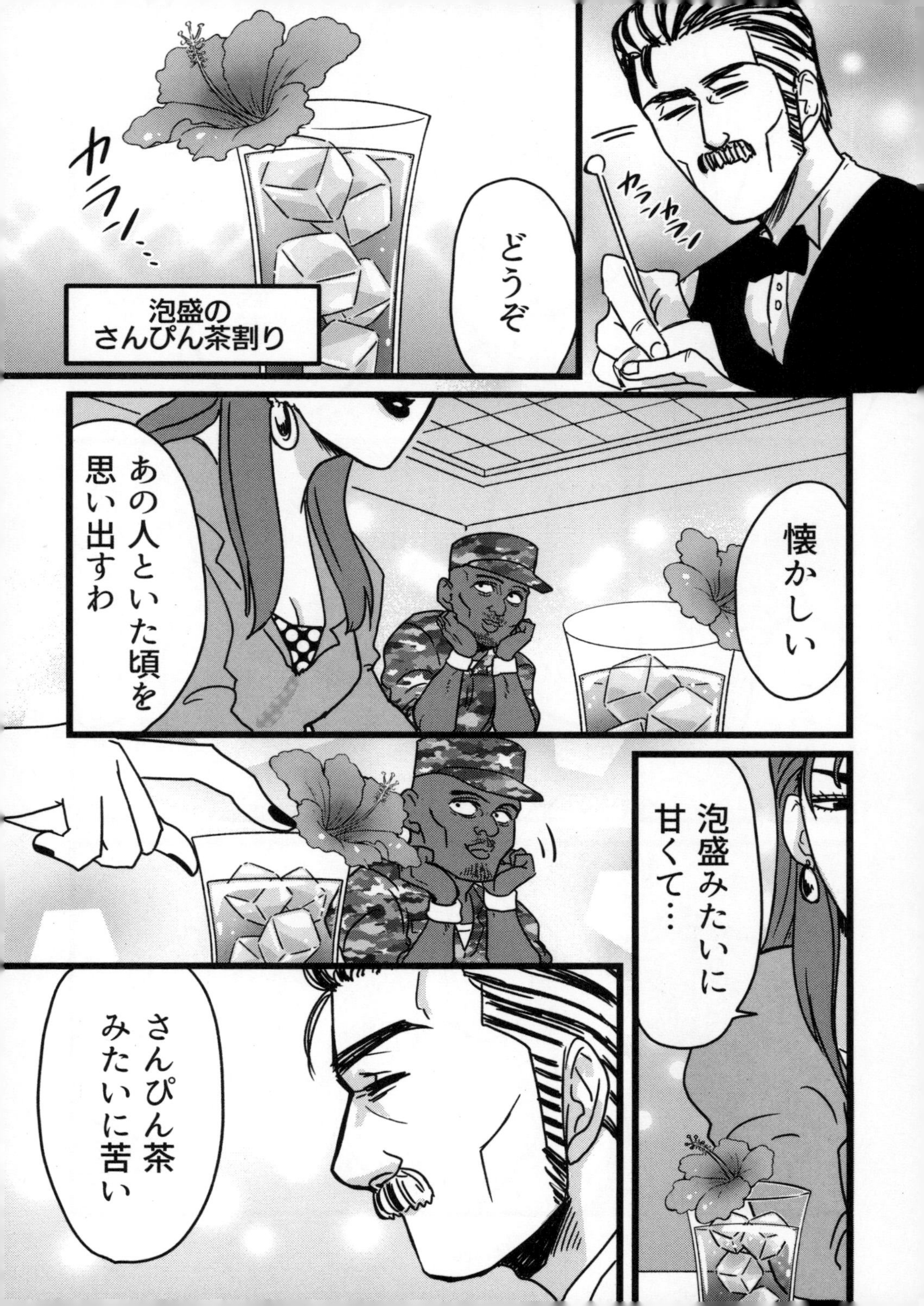
カラ…
カラン カラン
どうぞ
泡盛の
さんぴん茶割り
懐かしい
あの人といた頃を
思い出すわ
泡盛みたいに
甘くて…
さんぴん茶
みたいに苦い

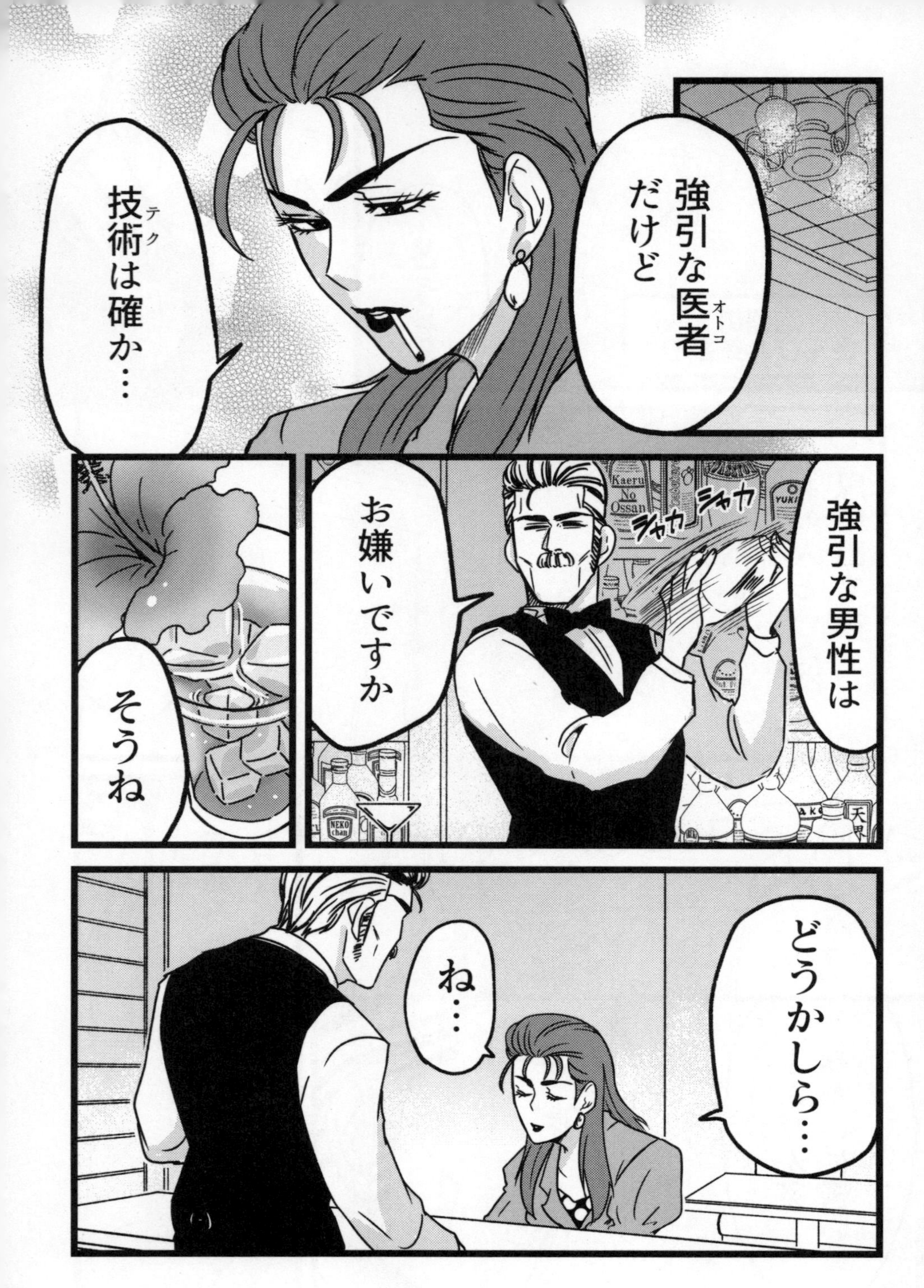
強引な医者(オトコ)だけど
技術(テク)は確か…
強引な男性は
シャカ
シャカ
Kaeru No Ossan
お嫌いですか
NEKO chan
そうね
どうかしら…
ね…

腸にやさしい食材紹介

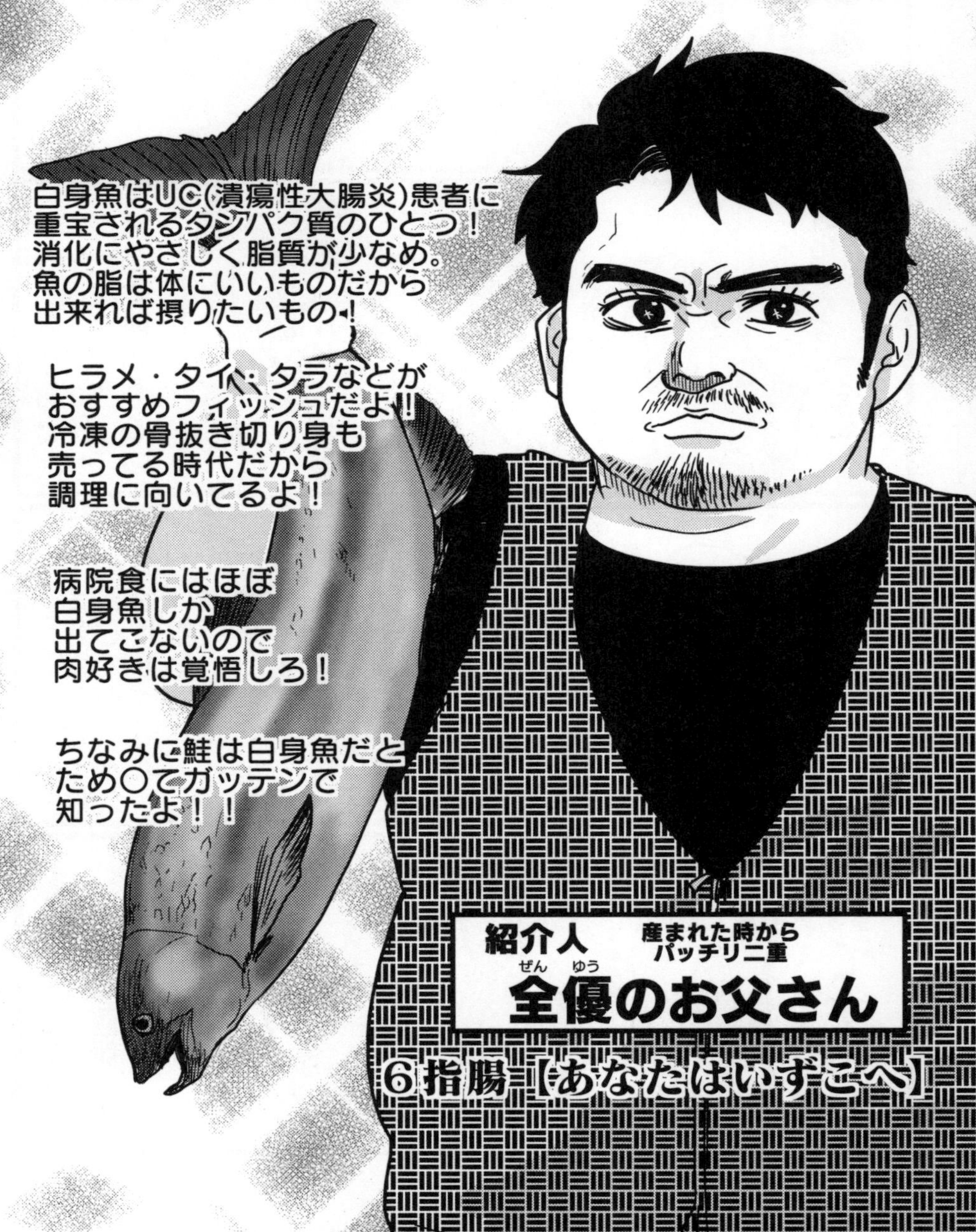

白身魚はUC(潰瘍性大腸炎)患者に
重宝されるタンパク質のひとつ！
消化にやさしく脂質が少なめ。
魚の脂は体にいいものだから
出来れば摂りたいもの！
ヒラメ・タイ・タラなどが
おすすめフィッシュだよ！
冷凍の骨抜き切り身も
売ってる時代だから
調理に向いてるよ！
病院食にはほぼ
白身魚しか
出てこないので
肉好きは覚悟しろ！
ちなみに鮭は白身魚だと
ため○てガッテンで
知ったよ！！
紹介人
産まれた時から
パッチリ二重
全優(ぜんゆう)のお父さん
6指腸【あなたはいずこへ】

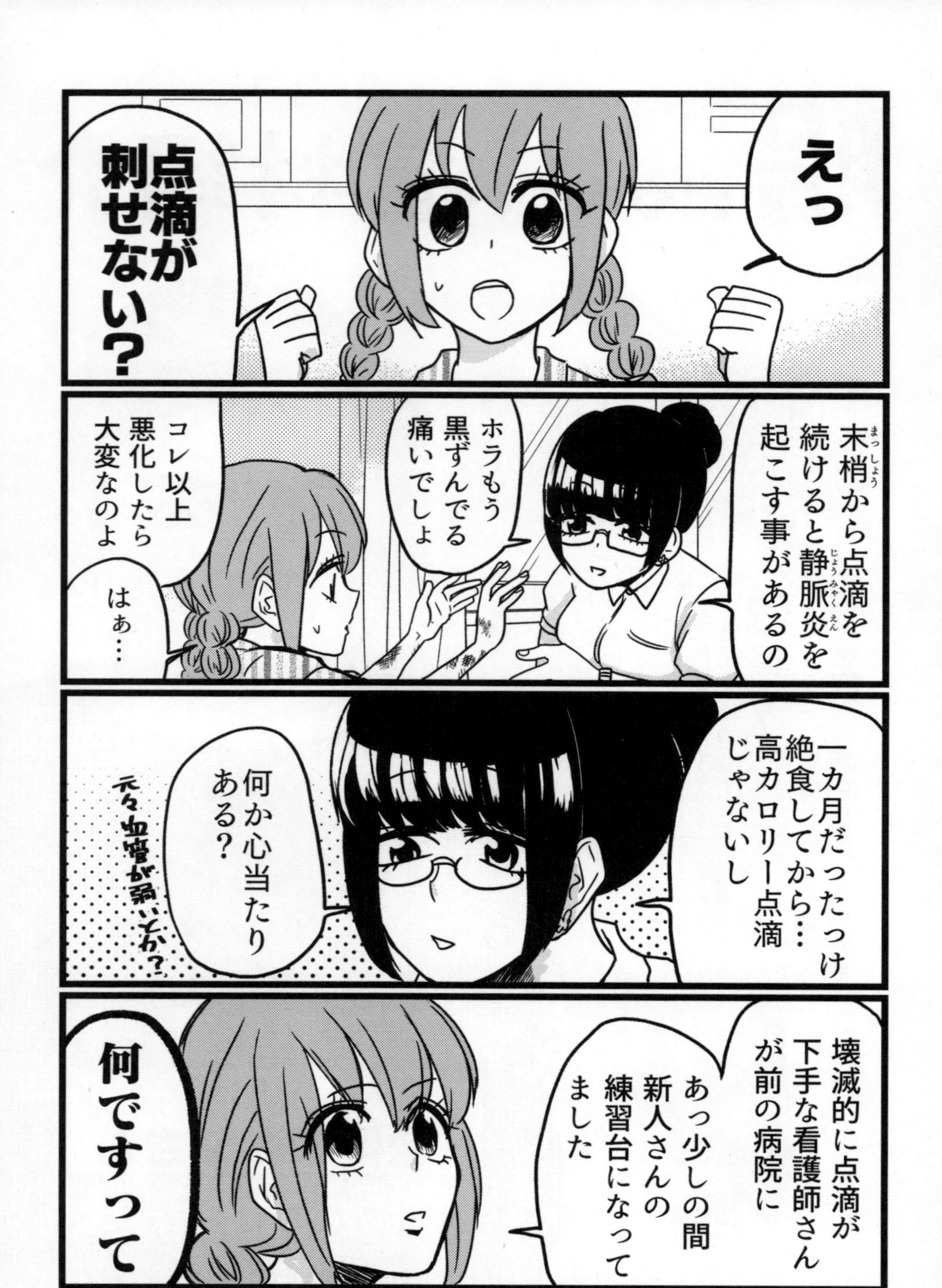
えっ
点滴が刺せない？
末梢から点滴を続けると静脈炎を起こす事があるの
ホラもう黒ずんでる痛いでしょ
コレ以上悪化したら大変なのよ
はぁ…
一カ月だったたっけ絶食してから…高カロリー点滴じゃないし
何か心当たりある？
元々血管が弱いとか？
壊滅的に点滴が下手な看護師さんが前の病院に
あっ少しの間新人さんの練習台になってました
何ですって

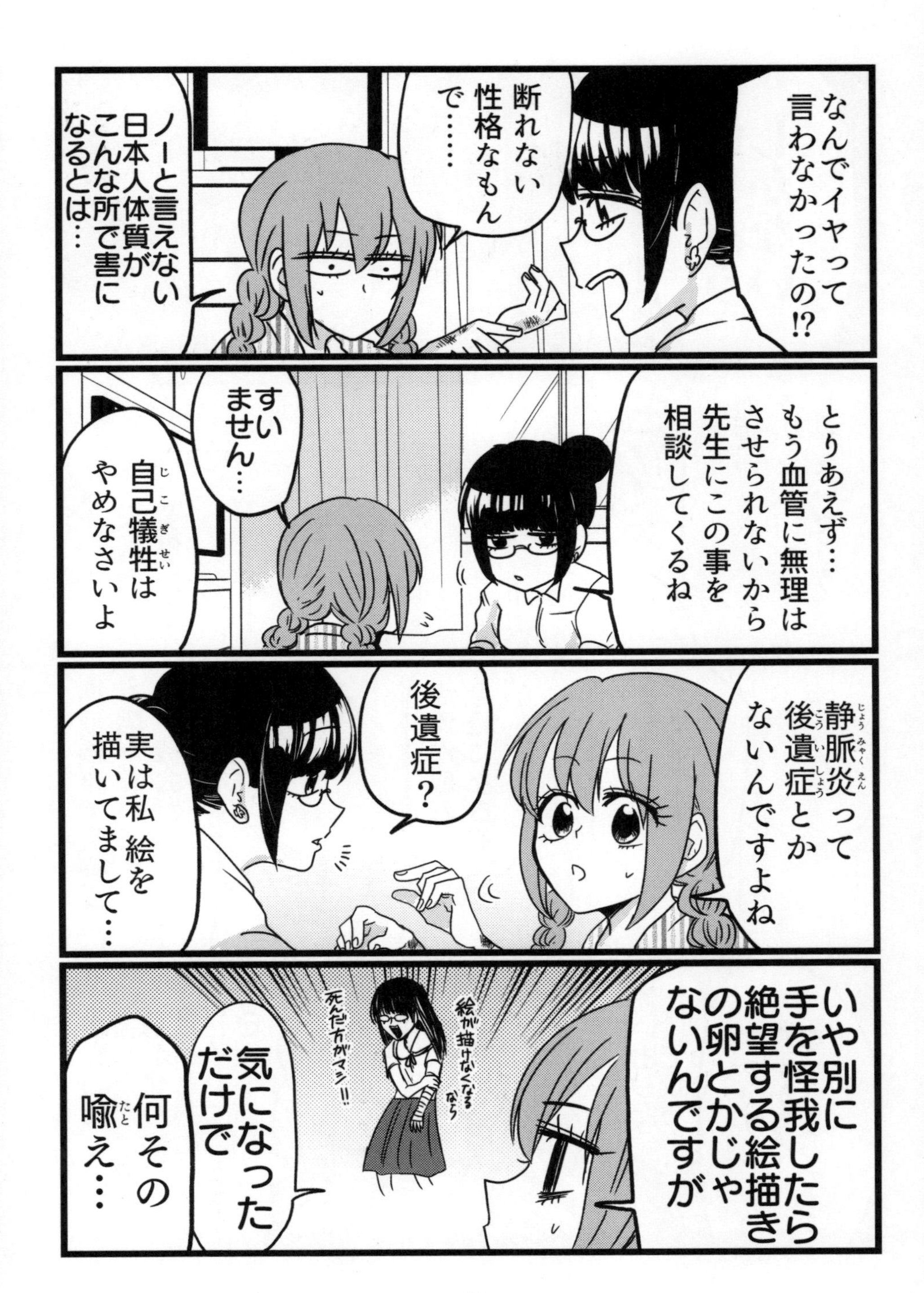
なんでイヤって言わなかったの!?
断れない性格なもんで……
ノーと言えない日本人体質がこんな所で害になるとは…
とりあえず…もう血管に無理はさせられないから先生にこの事を相談してくるね
すいません…
自己犠牲はやめなさいよ
静脈炎って後遺症とかないんですよね
後遺症?
実は私 絵を描いてましまして…
いや別に手を怪我したら絶望する絵描きの卵とかじゃないんですが
絵が描けなくなるなら
死んだ方がマシ!!
気になっただけで
何その喩え…

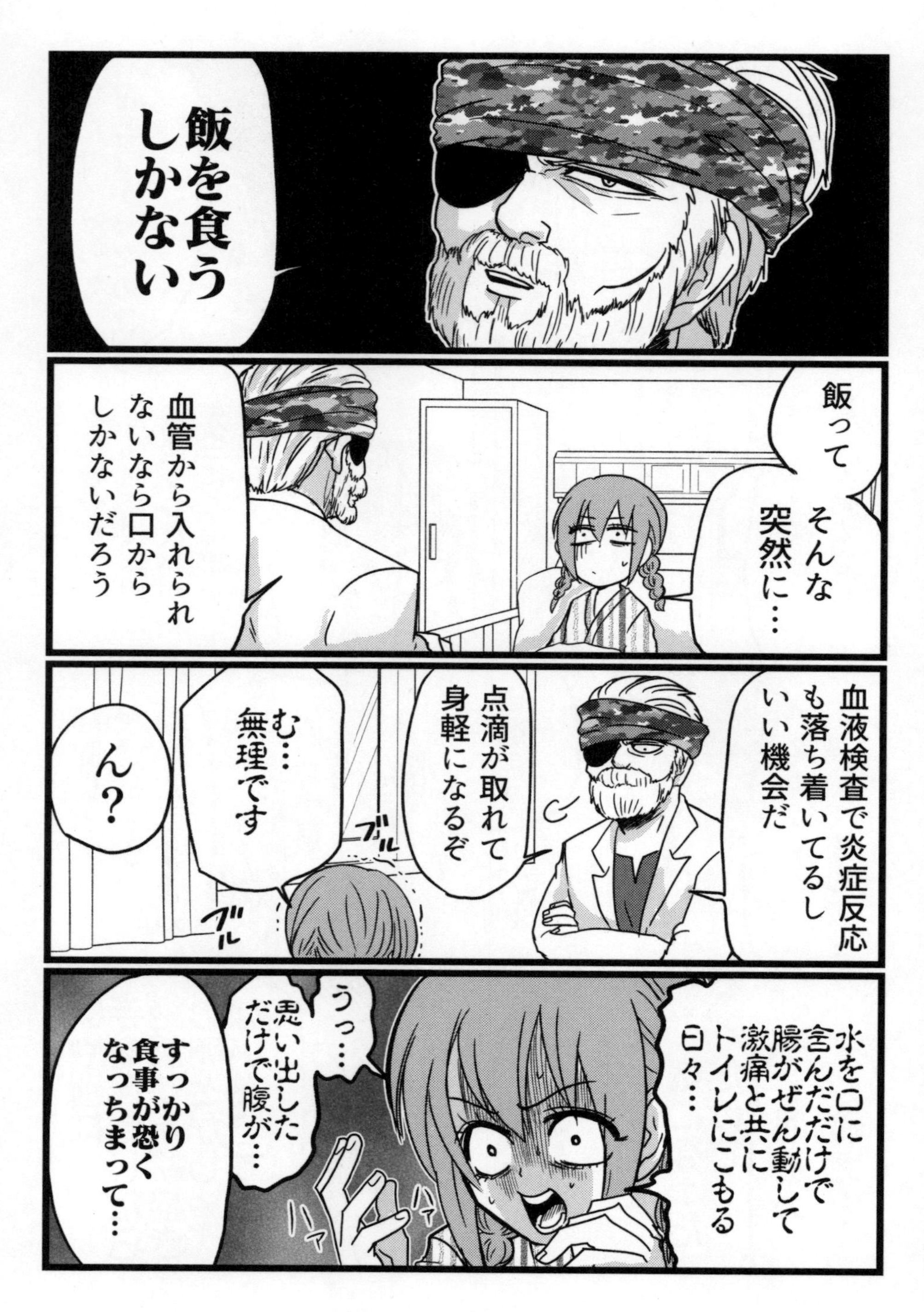
飯を食うしかない
飯って
そんな突然に…
血管から入れられないなら口からしかないだろう
血液検査で炎症反応も落ち着いてるしいい機会だ
点滴が取れて身軽になるぞ
む…無理です
ブル
ブル
ん？
水を口に含んだだけで腸がぜん動して激痛と共にトイレにこもる日々…
うっ…
思い出しただけで腹が…
すっかり食事が恐くなっちまって…
ハァ
ハァ

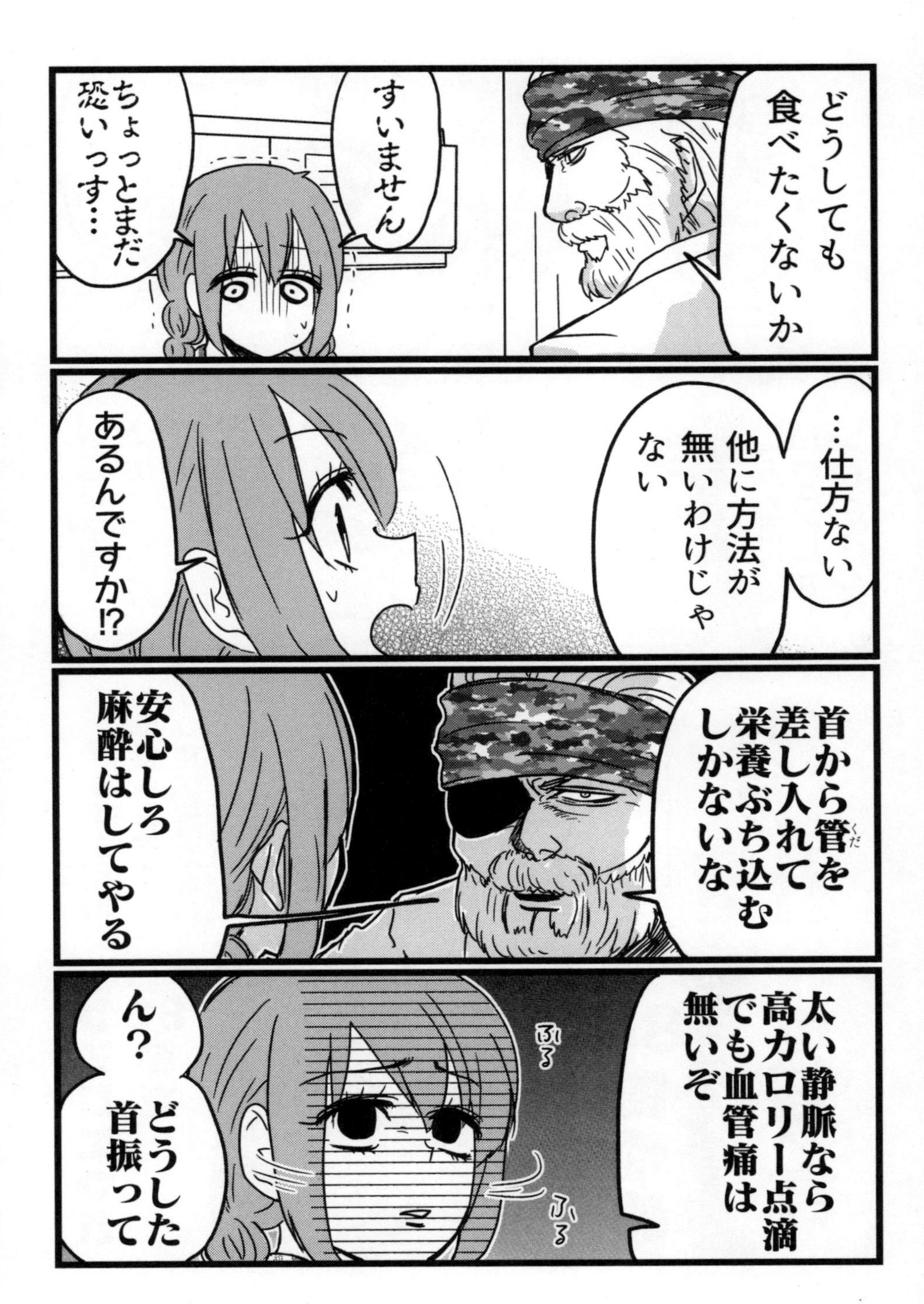
どうしても食べたくないか
すいません
ちょっとまだ恐いっす…
…仕方ない
他に方法が無いわけじゃない
あるんですか!?
首から管を差し入れて栄養ぶち込むしかないな
安心しろ麻酔はしてやる
太い静脈なら高カロリー点滴でも血管痛は無いぞ
ふる
ふる
ん？
どうした首振って

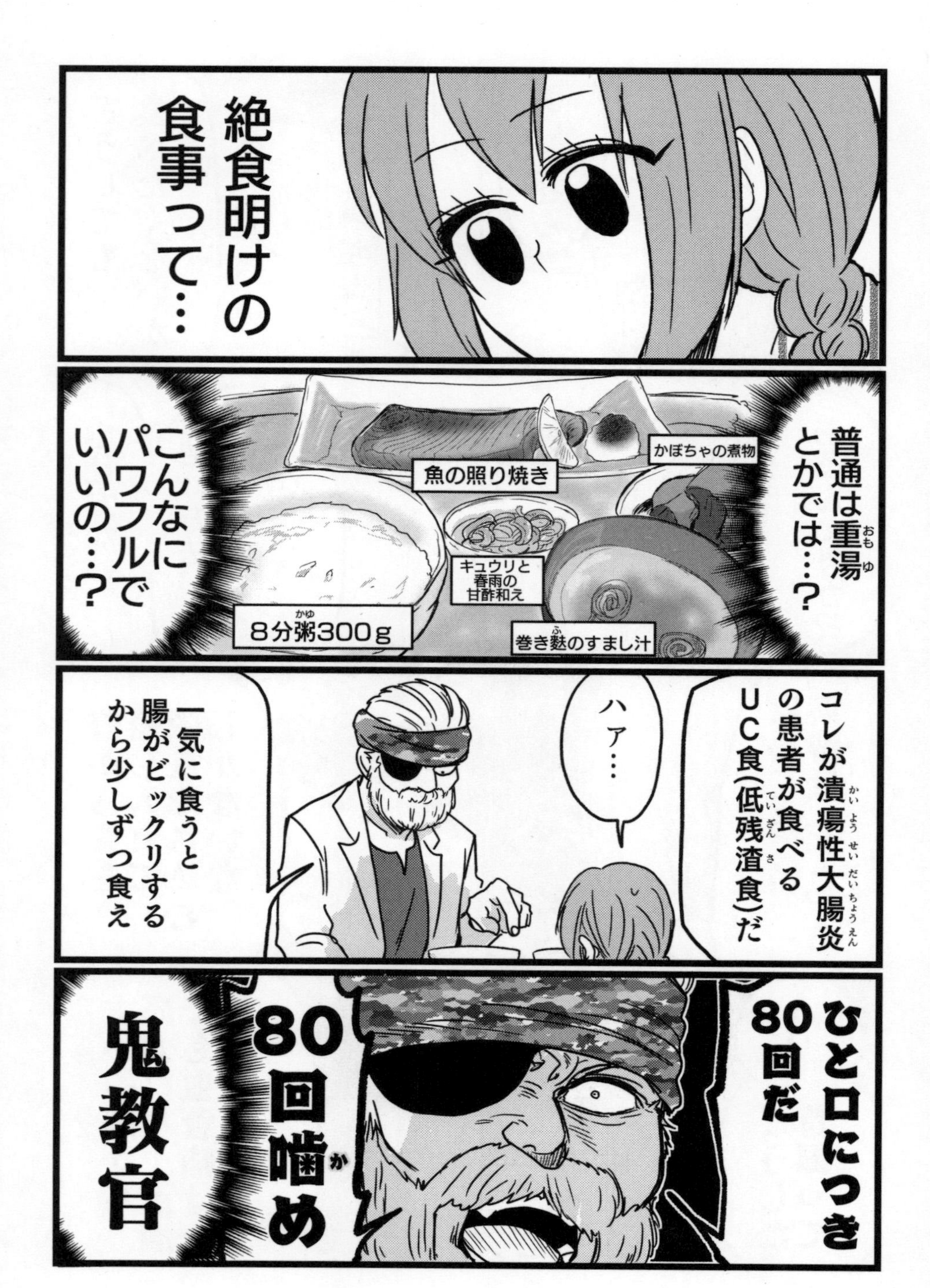
絶食明けの食事って…
普通とかでは重湯…？
こんなにパワフルでいいの…？
かぼちゃの煮物
魚の照り焼き
キュウリと春雨の甘酢和え
8分粥300g
巻き麩のすまし汁
コレが潰瘍性大腸炎の患者が食べるUC食(低残渣食)だ
ハア…
一気に食うと腸がビックリするから少しずつ食え
ひと口につき80回だ
80回噛め
鬼教官

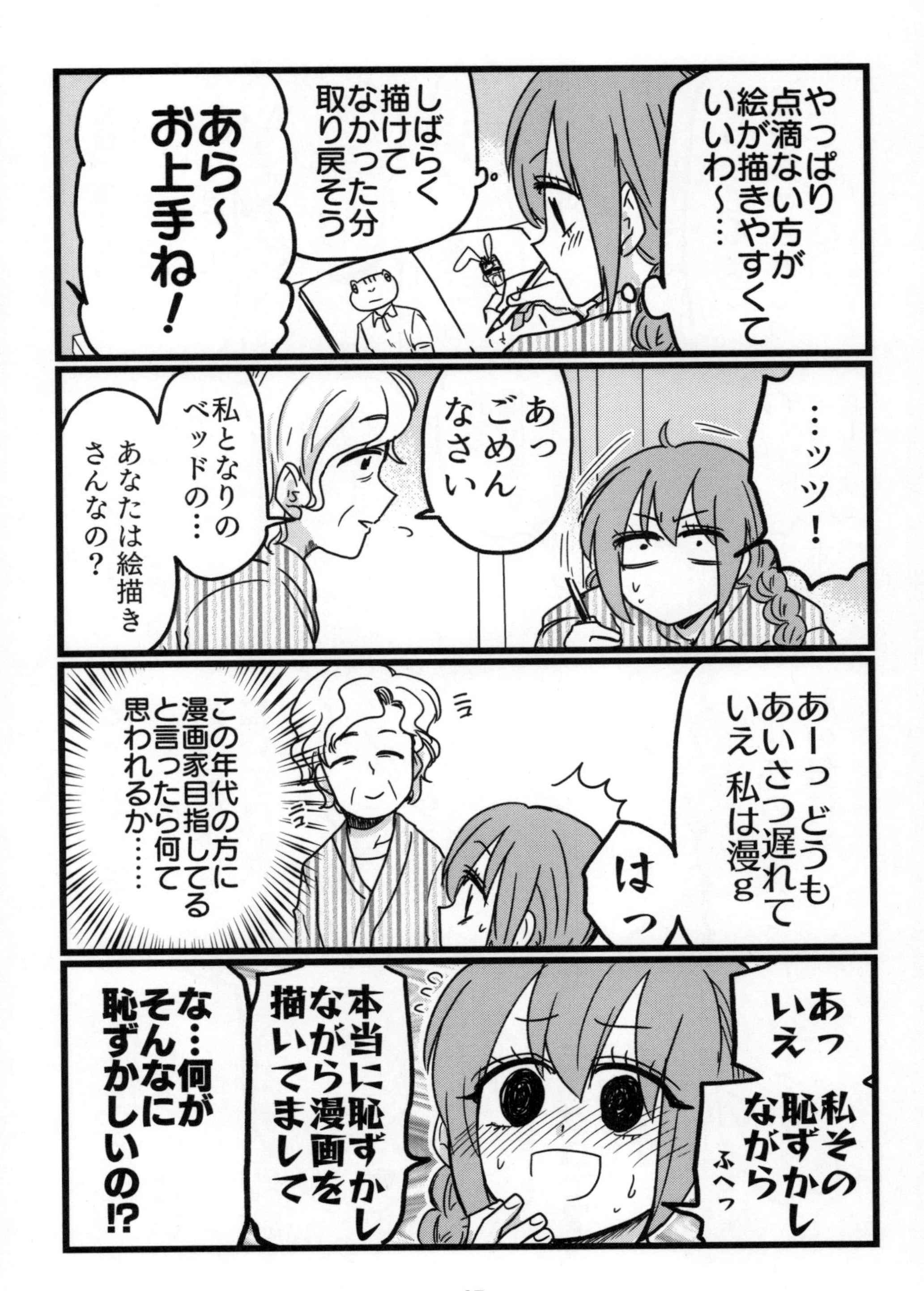
やっぱり点滴ない方が絵が描きやすくていいわ〜…
しばらく描けてなかった分取り戻そう
あら〜お上手ね！
…ッツ！
あっごめんなさい
私となりのベッドの…
あなたは絵描きさんなの？
あーっどうもあいさつ遅れていえ私は漫g
はっ
この年代の方に漫画家目指してると言ったら何て思われるか……
あっいえ
私その恥ずかしながら
ふへっ
本当に恥ずかしながら漫画を描いてましして
な…何がそんなに恥ずかしいの⁉

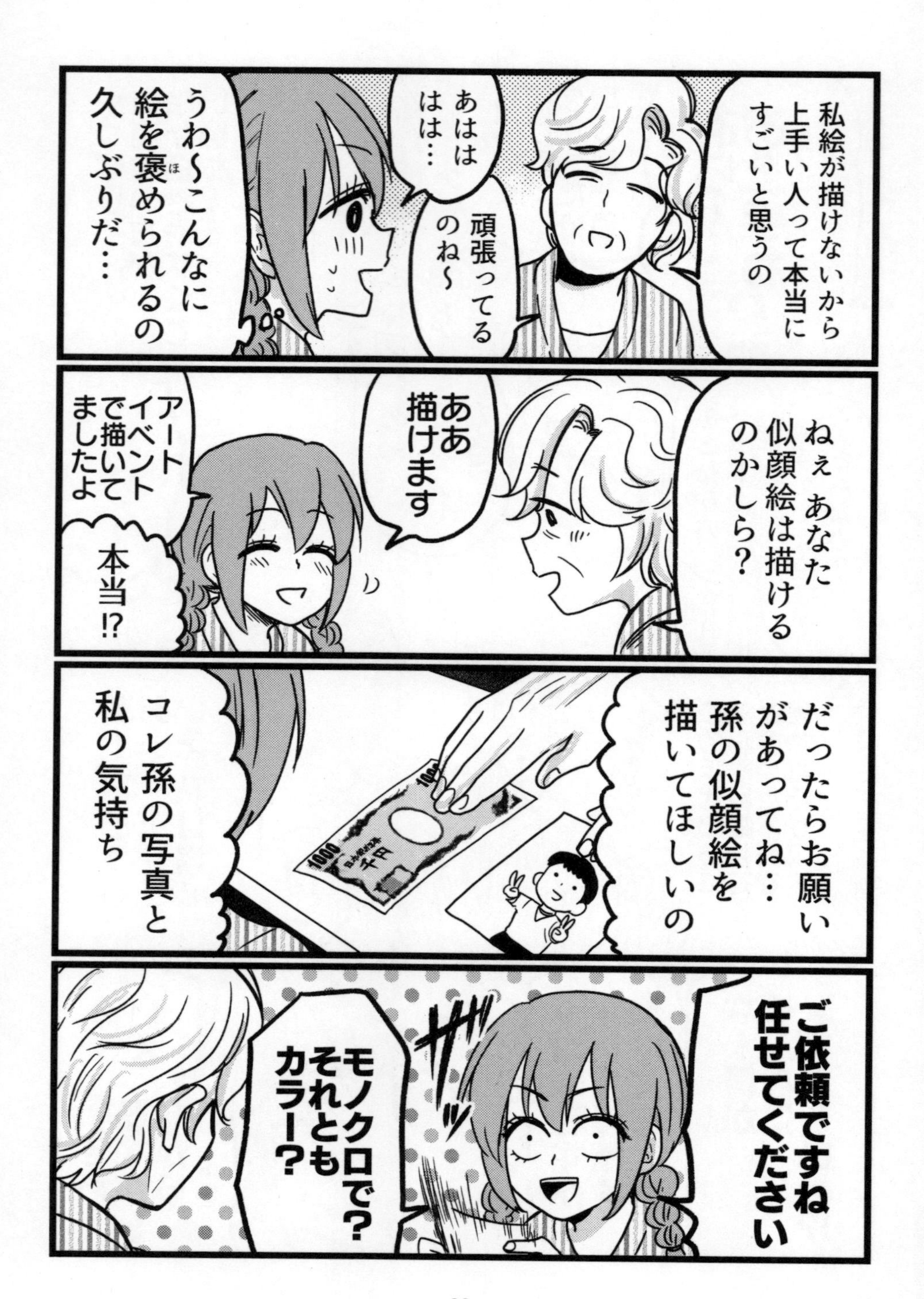
私絵が描けないから上手い人って本当にすごいと思うの
頑張ってるのね～
あははは…
うわ～こんなに絵を褒(ほ)められるの久しぶりだ…
ねぇ あなた似顔絵は描けるのかしら？
ああ描けます
アートイベントで描いてましたよ
本当⁉
だったらお願いがあってね…孫の似顔絵を描いてほしいの
コレ孫の写真と私の気持ち
ご依頼ですね任せてください
ザザッ
モノクロで？それともカラー？

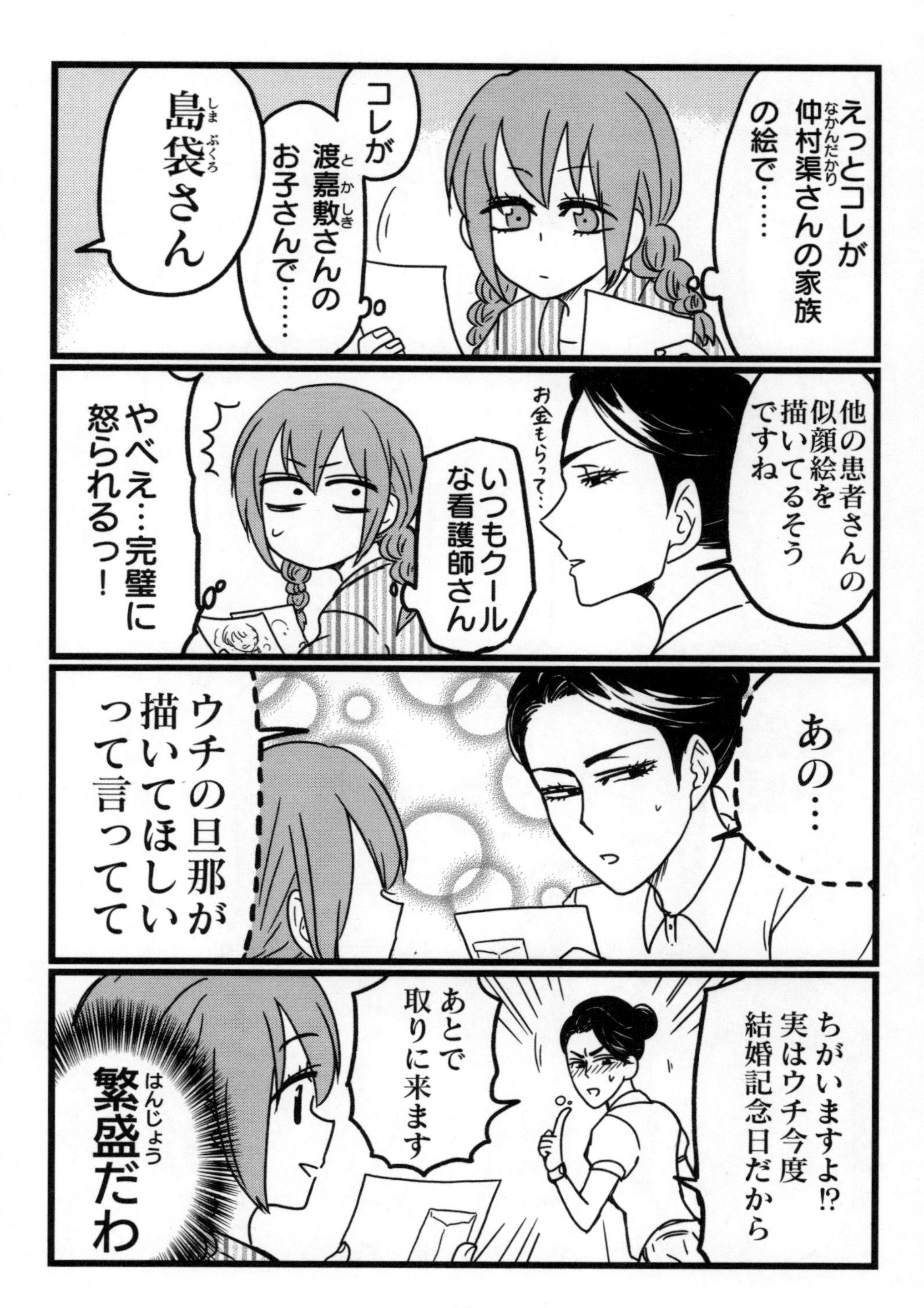
えっとコレが
仲村渠さんの家族
の絵で……
コレが
渡嘉敷さんの
お子さんで……
島袋さん
他の患者さんの
似顔絵を
描いてるそう
ですね
お金もらって…
いつもクール
な看護師さん
やべぇ…完璧に
怒られるっ！
あの…
ウチの旦那が
描いてほしい
って言ってて
ちがいますよ⁉
実はウチ今度
結婚記念日だから
あとで
取りに来ます
繁盛だわ

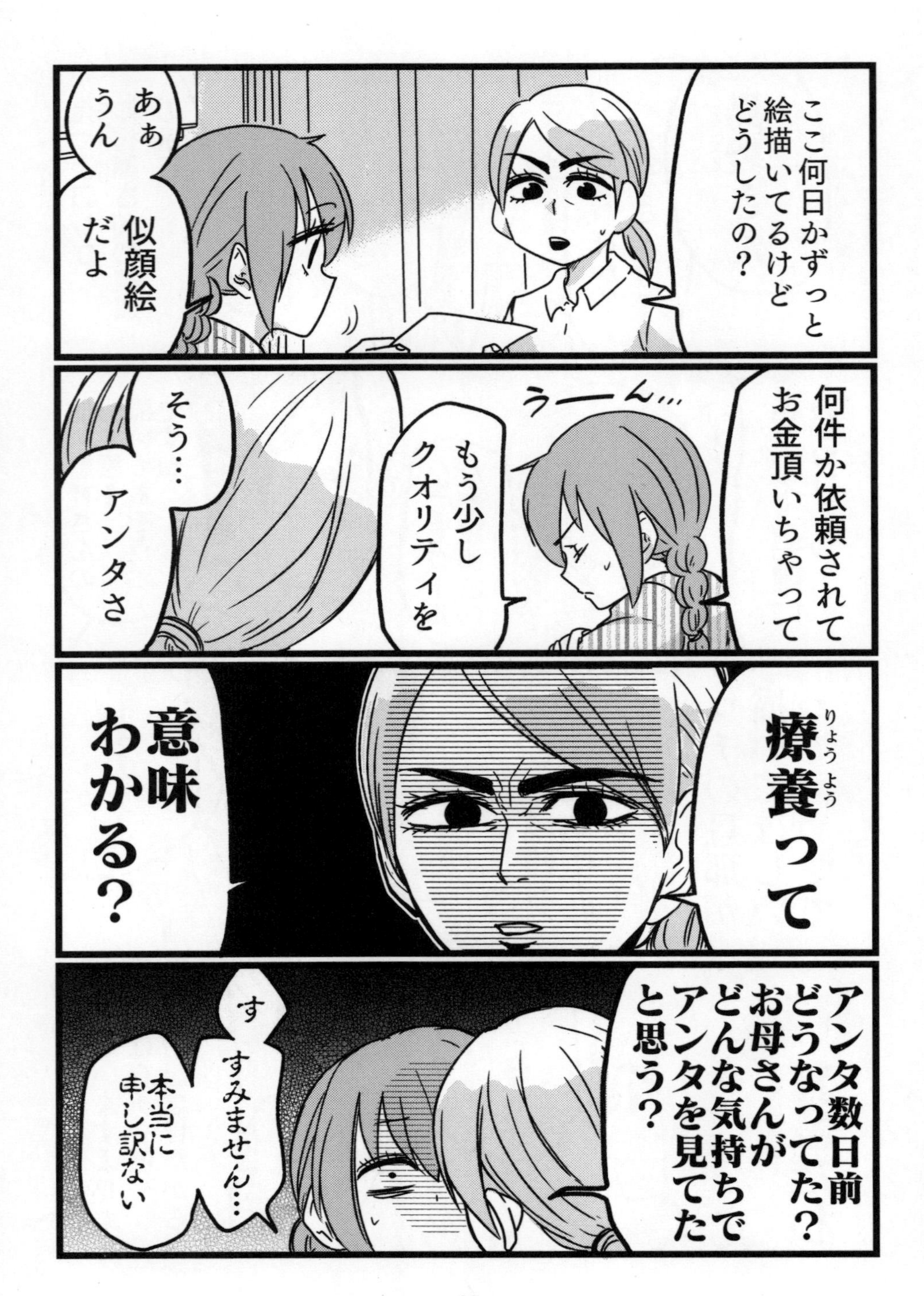
ここ何日かずっと絵描いてるけどどうしたの？
あぁうん
似顔絵だよ
何件か依頼されてお金頂いちゃってて
うーーん…
もう少しクオリティを
そう…
アンタさ
療養（りょうよう）って
意味わかる？
アンタ数日前どうなってた？お母さんがどんな気持ちでアンタを見てたと思う？
す
すみません…
本当に申し訳ない

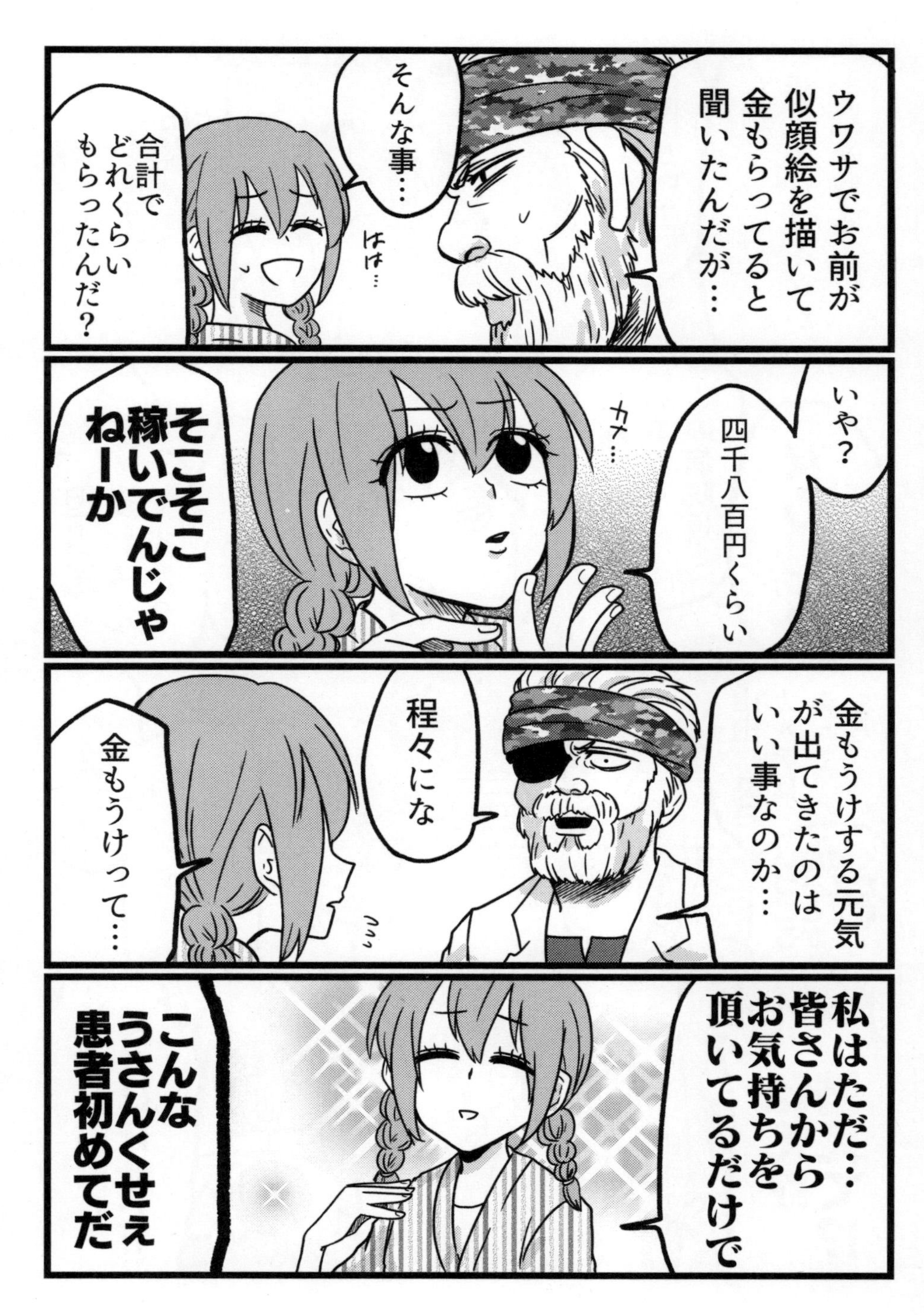
ウワサでお前が似顔絵を描いて金もらってると聞いたんだが…
そんな事…
はは…
合計でどれくらいもらったんだ?
いや?
四千八百円くらい
カナ…
そこそこ稼いでんじゃねーか
金もうけする元気が出てきたのはいい事なのか…
程々にな
金もうけって…
私はただ…皆さんからお気持ちを頂いてるだけで
こんなうさんくせぇ患者初めてだ

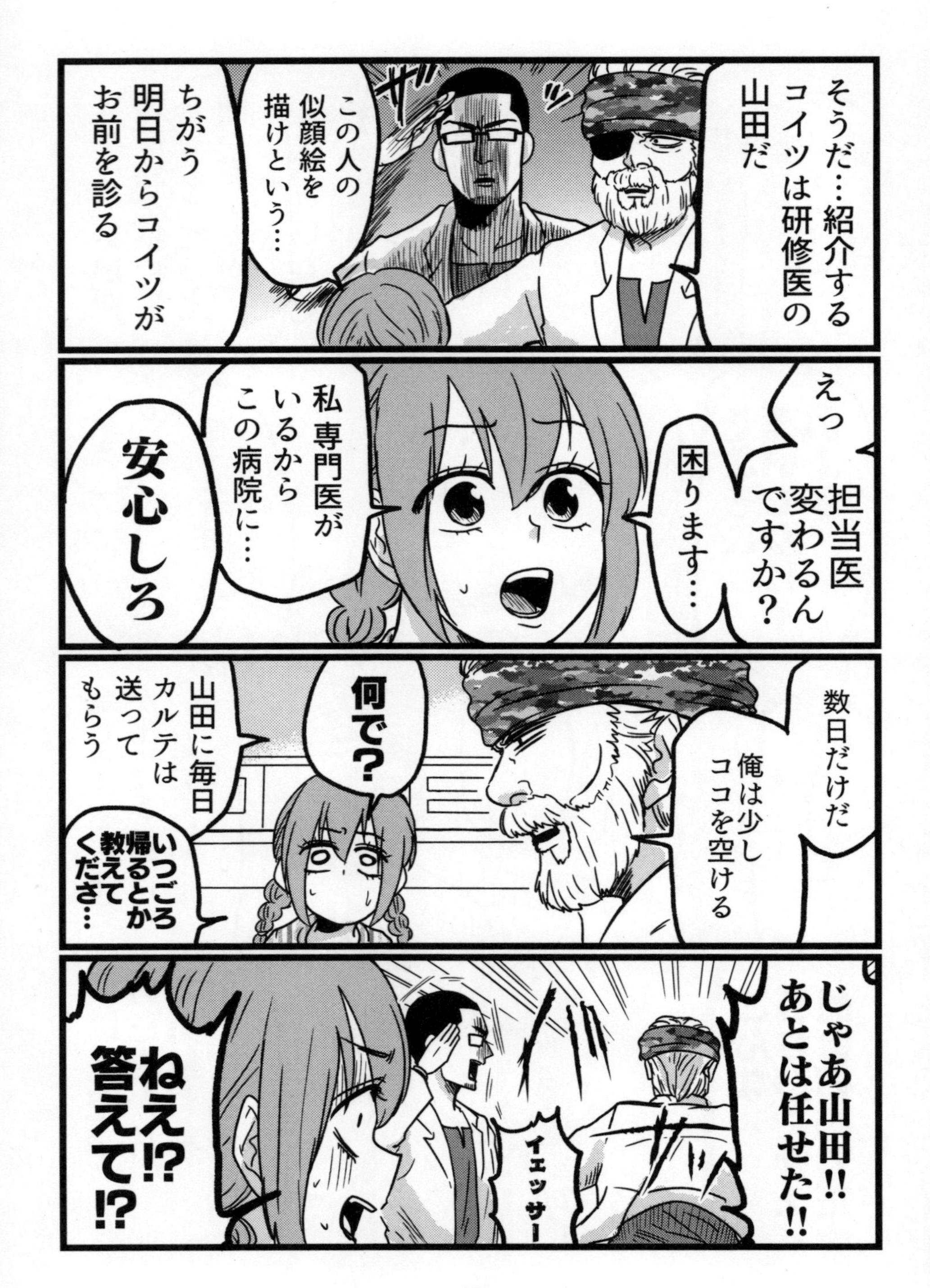
そうだ…紹介するコイツは研修医の山田だ
この人の似顔絵を描けという…
ちがう明日からコイツがお前を診る
えっ担当医変わるんですか？
困ります…
私専門医がいるからこの病院に…
安心しろ
数日だけだ俺は少しココを空ける
何で？
山田に毎日カルテは送ってもらう
いつごろ帰るとか教えてくださ…
じゃあ山田!!あとは任せた!!
イエッサー
ねえ!?答えて!?

腸よ鼻よキャラクターファイル

05

全優の母

専門医がいる病院
2つ共満床だから
一カ月待ちだそうで
うぎゃああ
あああああ
あああああ

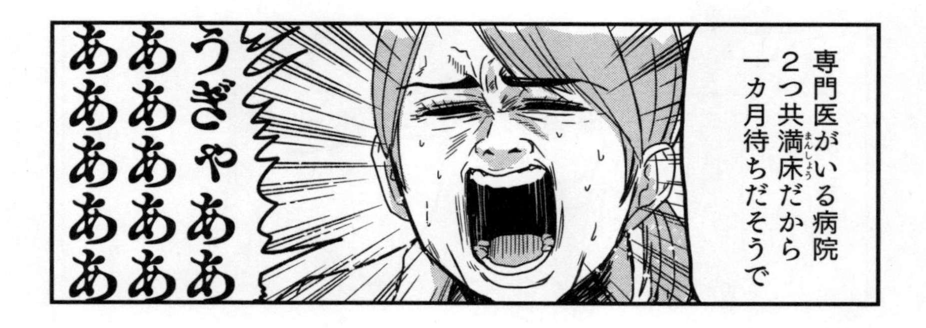

我が子が何よりも大事な心配性な母親。

全優が難病になった時は一瞬悪い夢を見ているのかと思ったと話していた。

家族で一番全優に寄り添って闘病に付き合ってくれている。

よく全優が特定疾患受給者証更新の時期に入院しているので、

委任状を片手に役場と保健所を行ったり来たりすることになっていた。

全優の父も45歳過ぎてからよく病気をするようになったので、

心配する対象が増えてしまったようだ。

好きなものは油淋鶏と草野マサ〇ネ。

夫婦の記念日は忘れるほう。

06

全優の兄

もう運ぶ荷物
無いか？
兄さんごめん
休みの日なのに

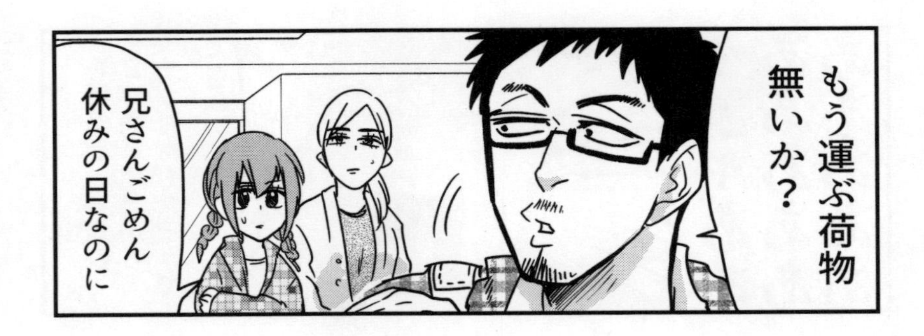

作中で一番似ている作画の兄。

当時唯一家を出て一人暮らしをしていた兄弟。

全優とは4歳違い。

お気楽な性格をしているが一応妹想いである。

独身だった時は全優とよく遊びに行っていた。

今は結婚して幸せそうなので特に心配はない。

全優が入院している土日にお見舞いに来て3～4時間談笑して帰る事が多い。

好きなものはカツ丼と酒。

今は嫁と子供。

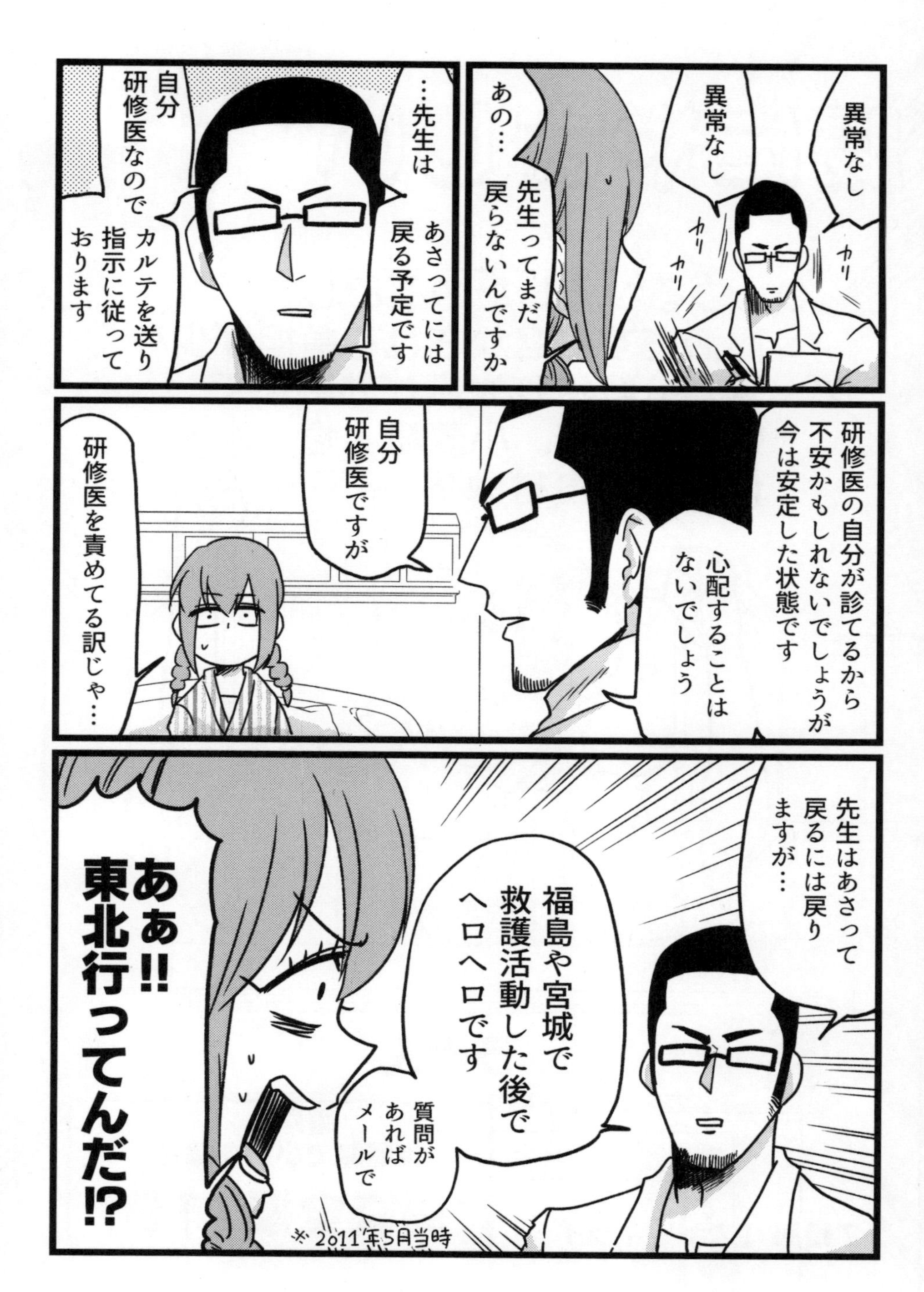

異常なし
異常なし
カリ
カリ
カリ
あの…
先生ってまだ戻らないんですか
…先生は
あさってには戻る予定です
自分研修医なので
カルテを送り指示に従っております
研修医の自分が診てるから不安かもしれないでしょうが今は安定した状態です
心配することはないでしょう
自分研修医ですが
研修医を責めてる訳じゃ…
先生はあさって戻るには戻りますが…
福島や宮城で救護活動した後でヘロヘロです
質問があればメールで
あぁ!! 東北行ってんだ!?
※2011年5月当時

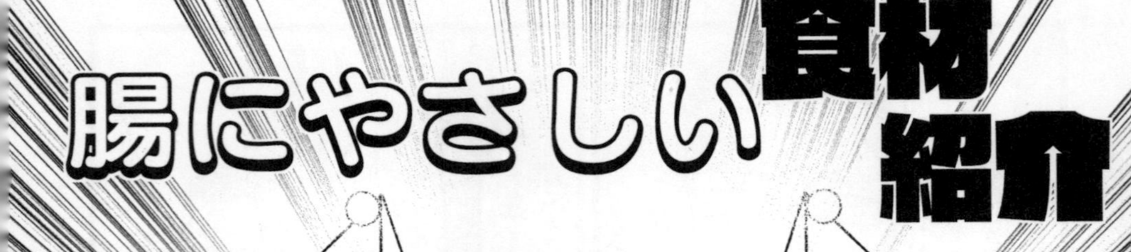

Q．つるつるしたのどごしで
胃液ですぐ溶かされて負担が少なく
腸で分解され栄養が効率よく
吸収できて、小麦粉・塩・水で
作られた食材は？

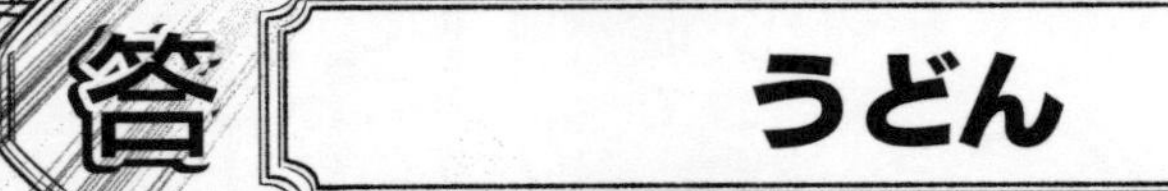

紹介人
似顔絵で小銭を稼ぐ
島袋全優（しまぶくろぜんゆう）(19)

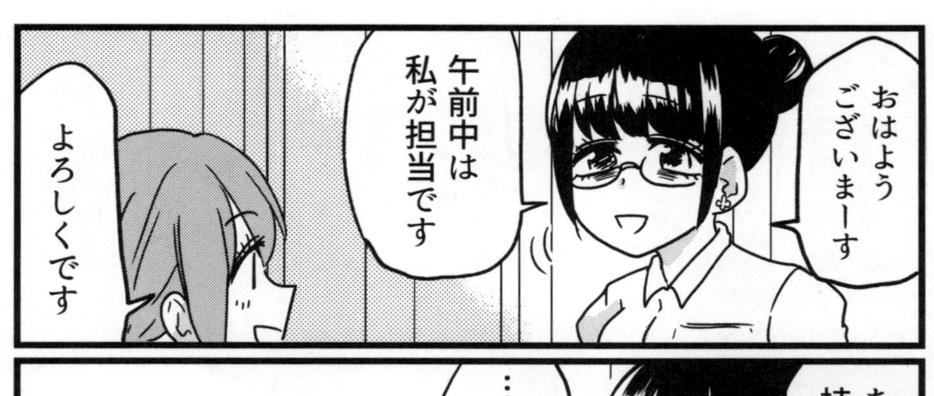
おはよう
ございまーす
午前中は
私が担当です
よろしくです

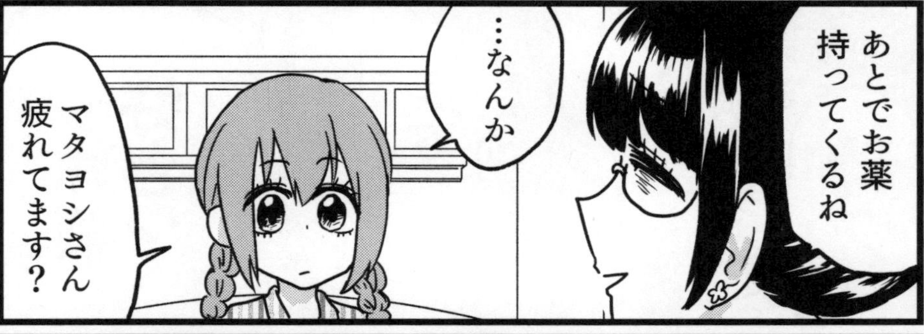
あとでお薬
持ってくるね
…なんか
マタヨシさん
疲れてます？

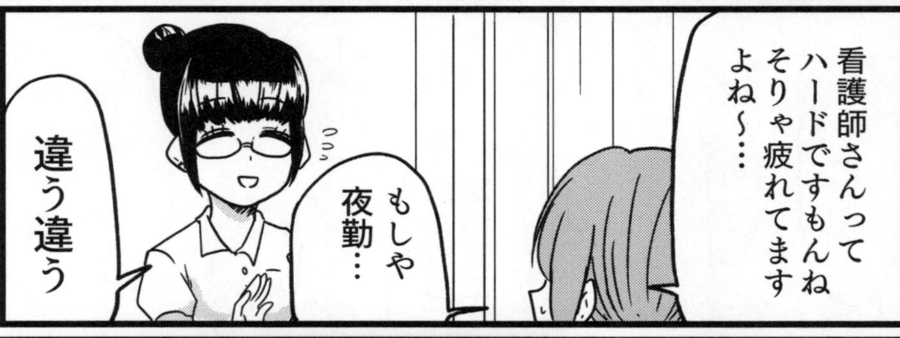
看護師さんって
ハードですもんね
そりゃ疲れてます
よね～…
もしや
夜勤…
違う違う

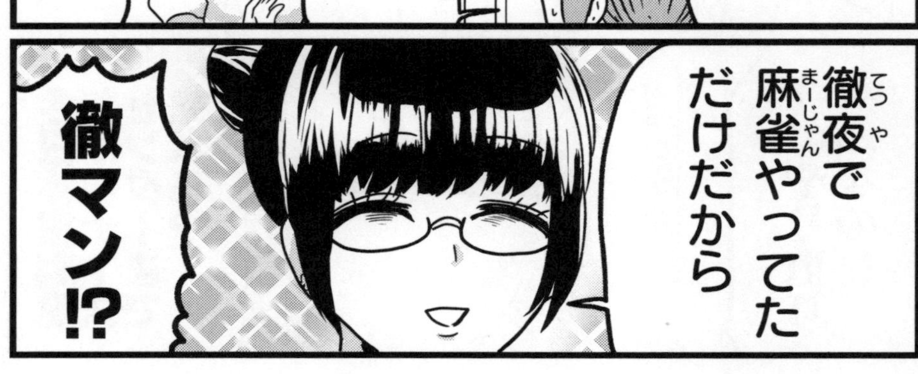
徹夜(てつや)で
麻雀(まーじゃん)やってた
だけだから
徹マン!?

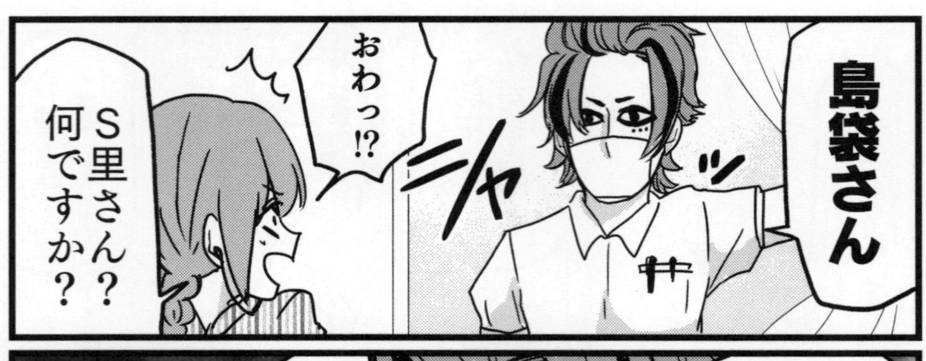
島袋さん
ツ
ニヤ
おわっ⁉
S里さん？
何ですか？

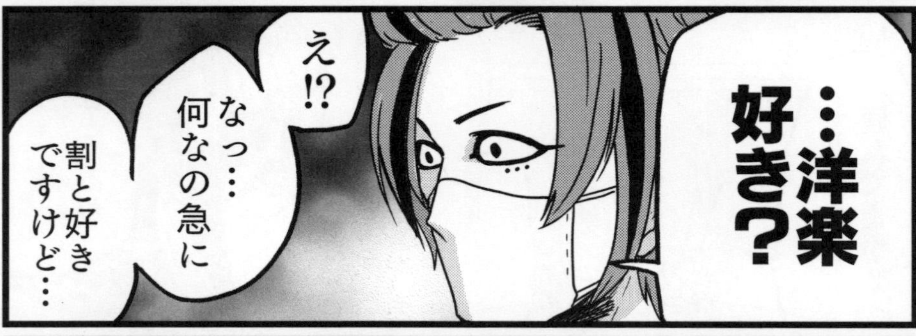
…洋楽
好き？
え⁉
なっ…
何なの急に
割と好き
ですけど…

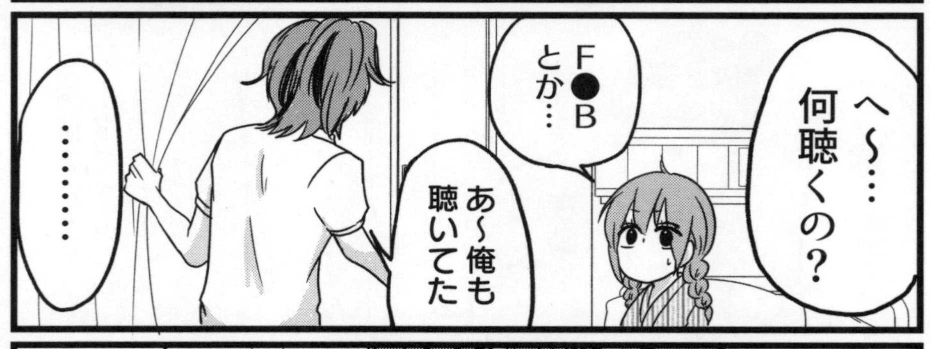
へ～…
何聴くの？
F●B
とか…
あ～俺も
聴いてた
………

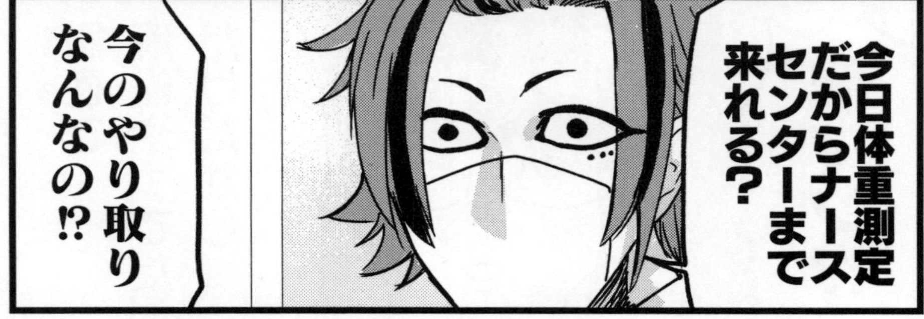
今日体重測定
だからナース
センターまで
来れる？
今のやり取り
なんなの⁉

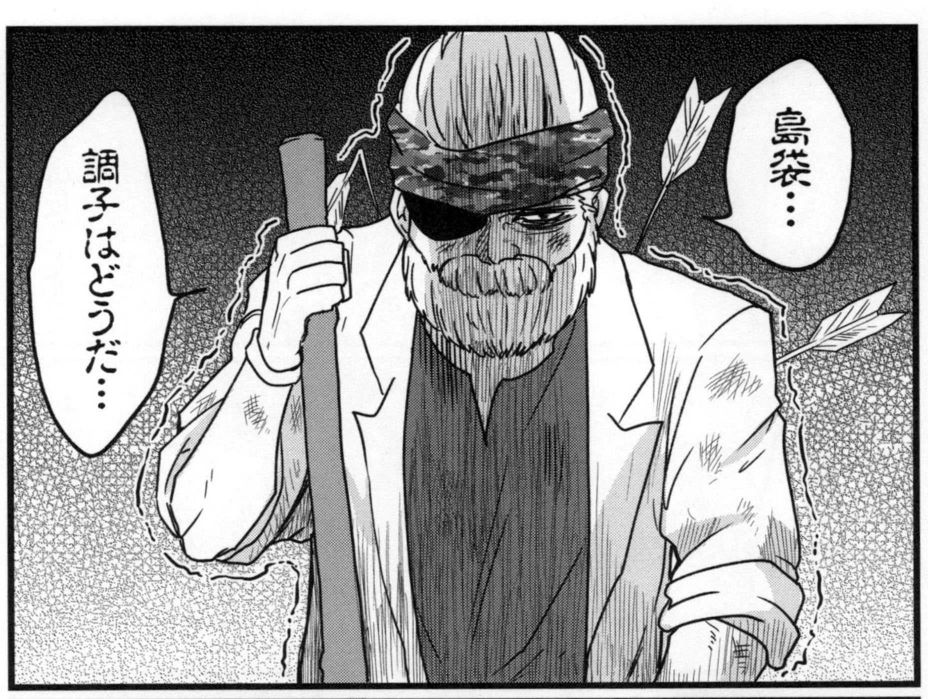
島袋…
調子はどうだ…

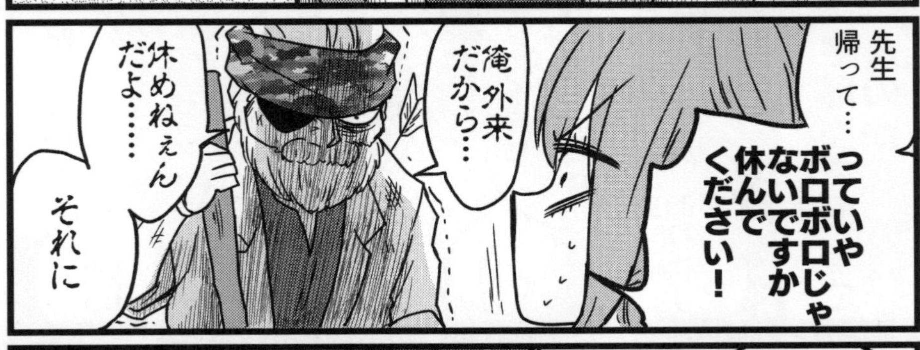
先生帰って…
っていやボロボロじゃないですか休んでください！
俺外来だから…
休めねぇんだよ……
それに

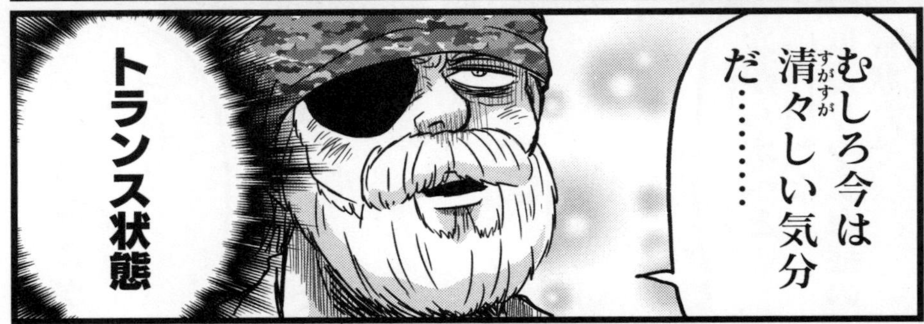
むしろ今は清々しい気分だ………
トランス状態

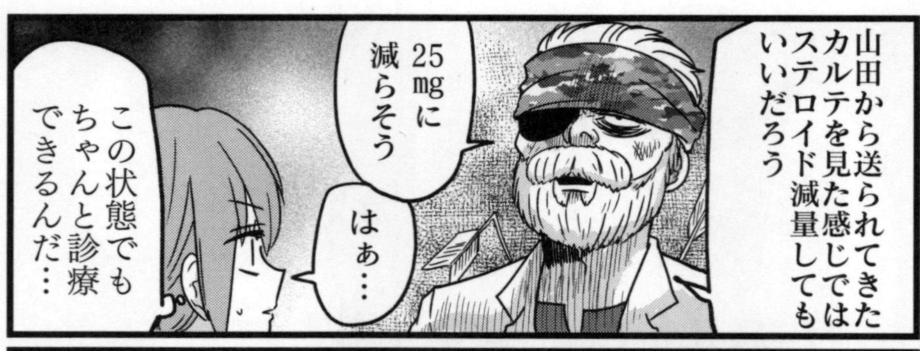
山田から送られてきたカルテを見た感じではステロイド減量してもいいだろう
25mgに減らそう
はぁ…
この状態でもちゃんと診療できるんだ…

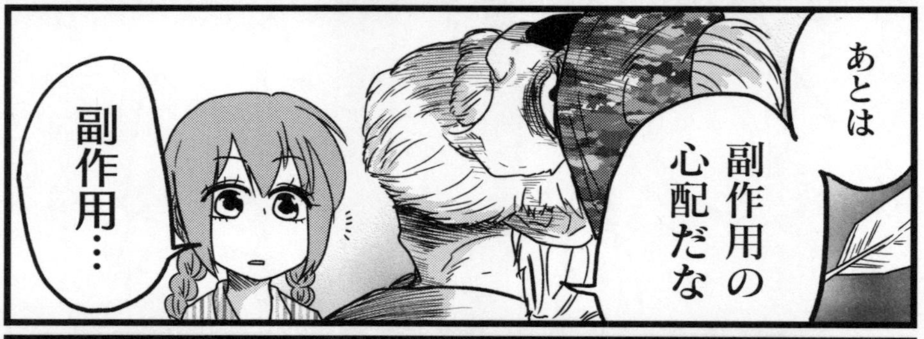
あとは副作用の心配だな
副作用…

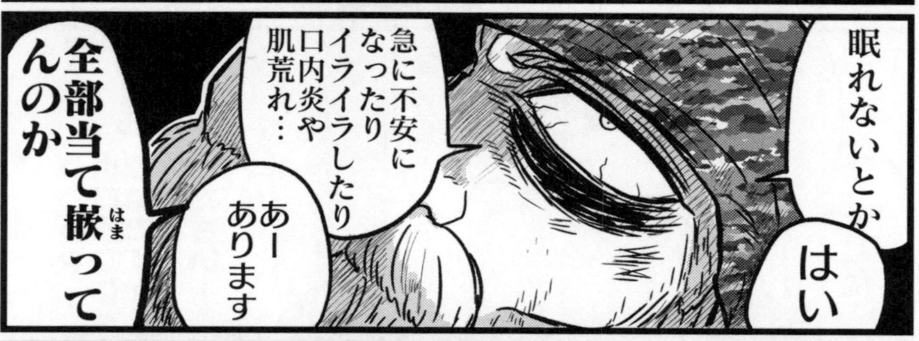
眠れないとか
はい
急に不安になったりイライラしたり口内炎や肌荒れ…
あーあります
全部当て嵌(はま)ってんのか

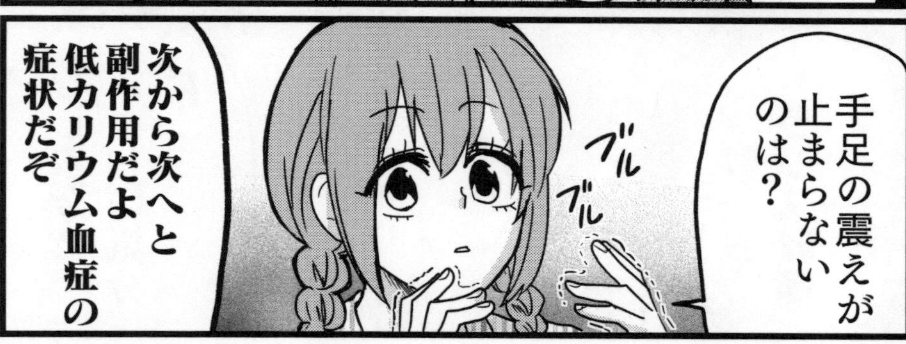
手足の震えが止まらないのは？
ブル
ブル
次から次へと副作用だよ低カリウム血症の症状だぞ

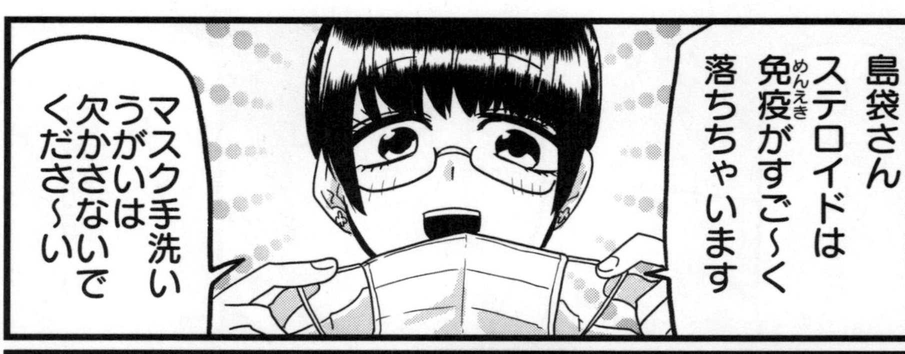
島袋さん ステロイドは 免疫がすご～く 落ちちゃいます
マスク手洗い うがいは 欠かさないで くださ～い

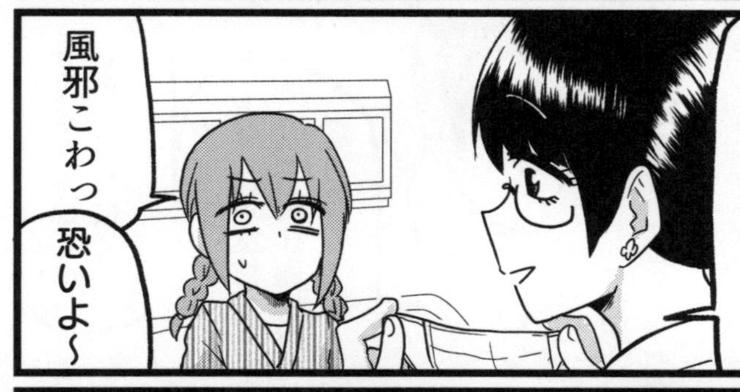
もし風邪ひいて 体調が崩れたら 一気に炎症が 悪化してしまう 事もあるかも～
風邪こわっ 恐いよ～

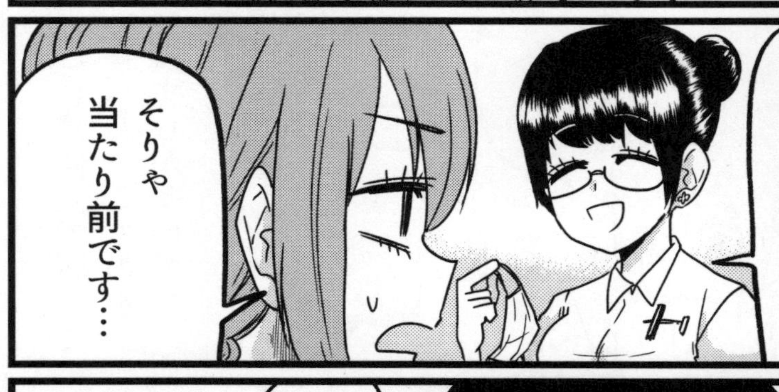
折角よくなって きたのに入院が 長引いたら 嫌だもんね
そりゃ 当たり前です…

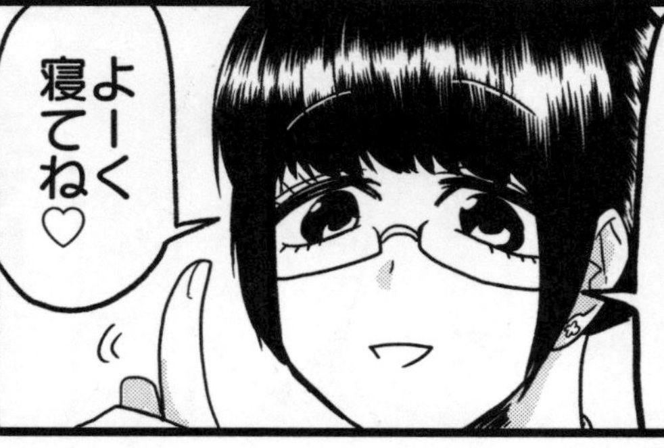
寝不足も免疫を 下げるし ストレスにも なるから
よーく 寝てね♡

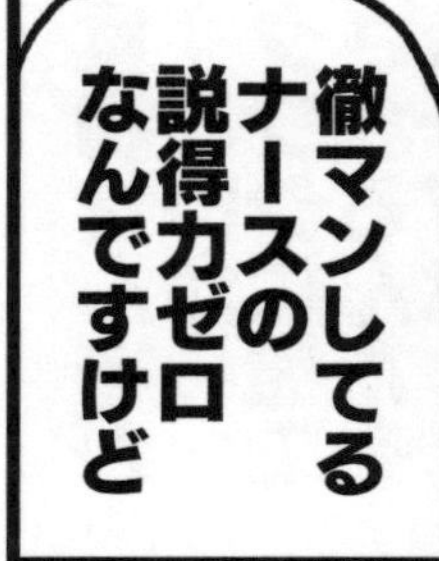
徹マンしてる ナースの 説得力ゼロ なんですけど

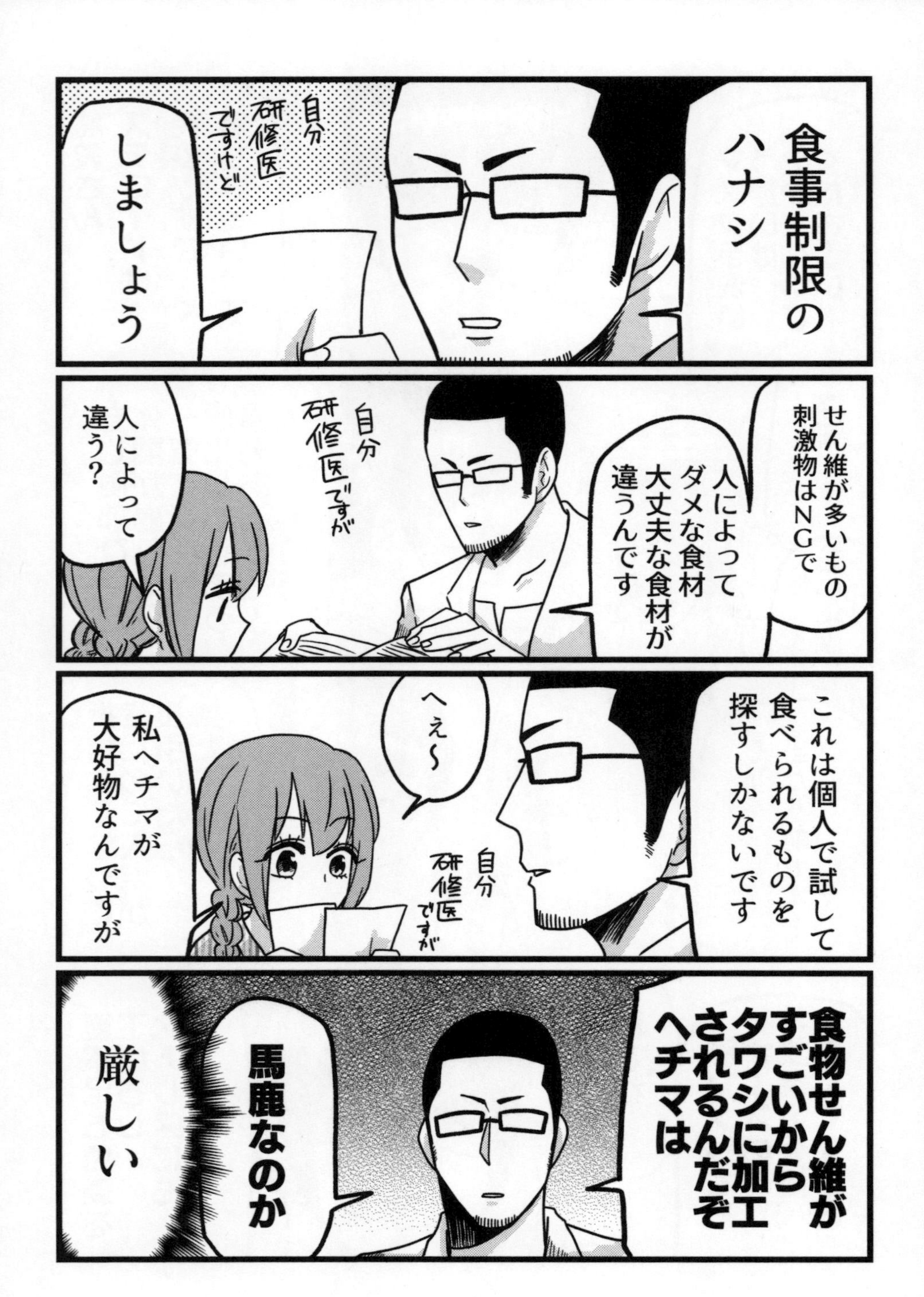
食事制限のハナシ
しましょう
自分研修医ですけど
せん維が多いもの刺激物はNGで
人によってダメな食材大丈夫な食材が違うんです
自分研修医ですが
人によって違う？
これは個人で試して食べられるものを探すしかないです
へぇ〜
自分研修医ですが
私ヘチマが大好物なんですが
食物せん維がすごいからタワシに加工されるんだぞヘチマは
馬鹿なのか
厳しい

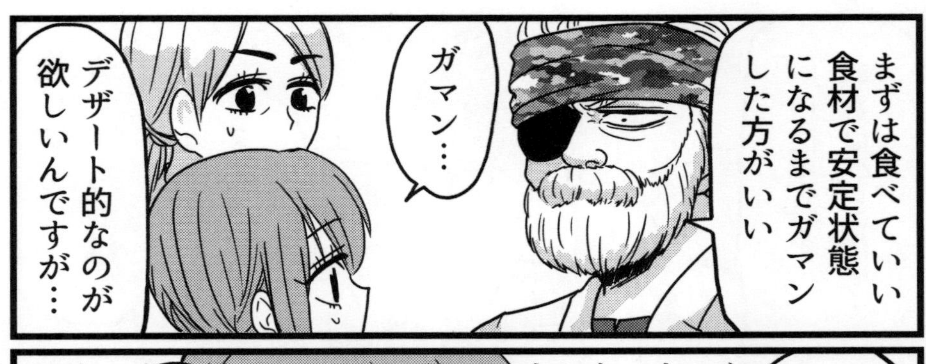
まずは食べていい
食材で安定状態
になるまでガマン
した方がいい
ガマン…
デザート的なのが
欲しいんですが…

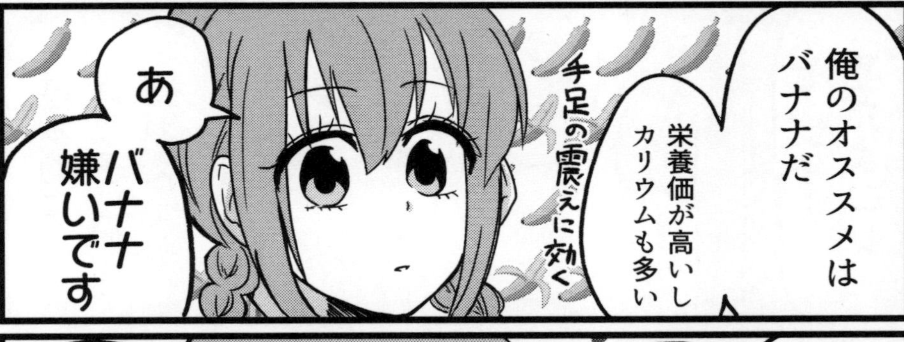
俺のオススメは
バナナだ
栄養価が高いし
カリウムも多い
手足の震えに効く
あ
バナナ
嫌いです

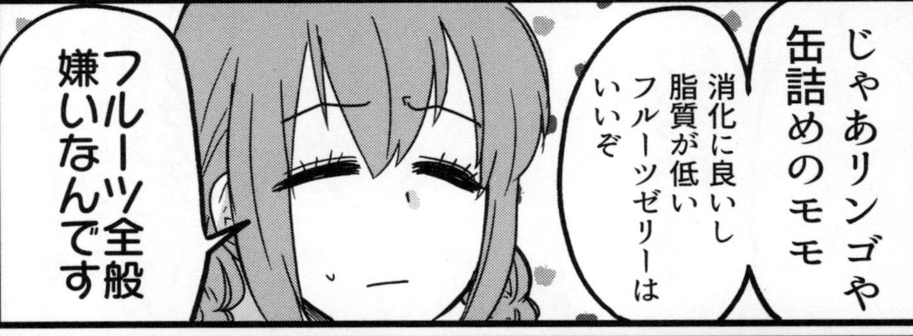
じゃあリンゴや
缶詰めのモモ
消化に良いし
脂質が低い
フルーツゼリーは
いいぞ
フルーツ全般
嫌いなんです

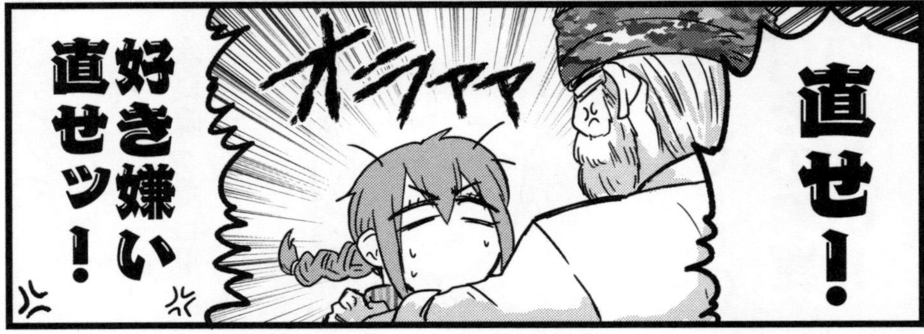
直せ!
オラァァァ
好き嫌い
直せッ!

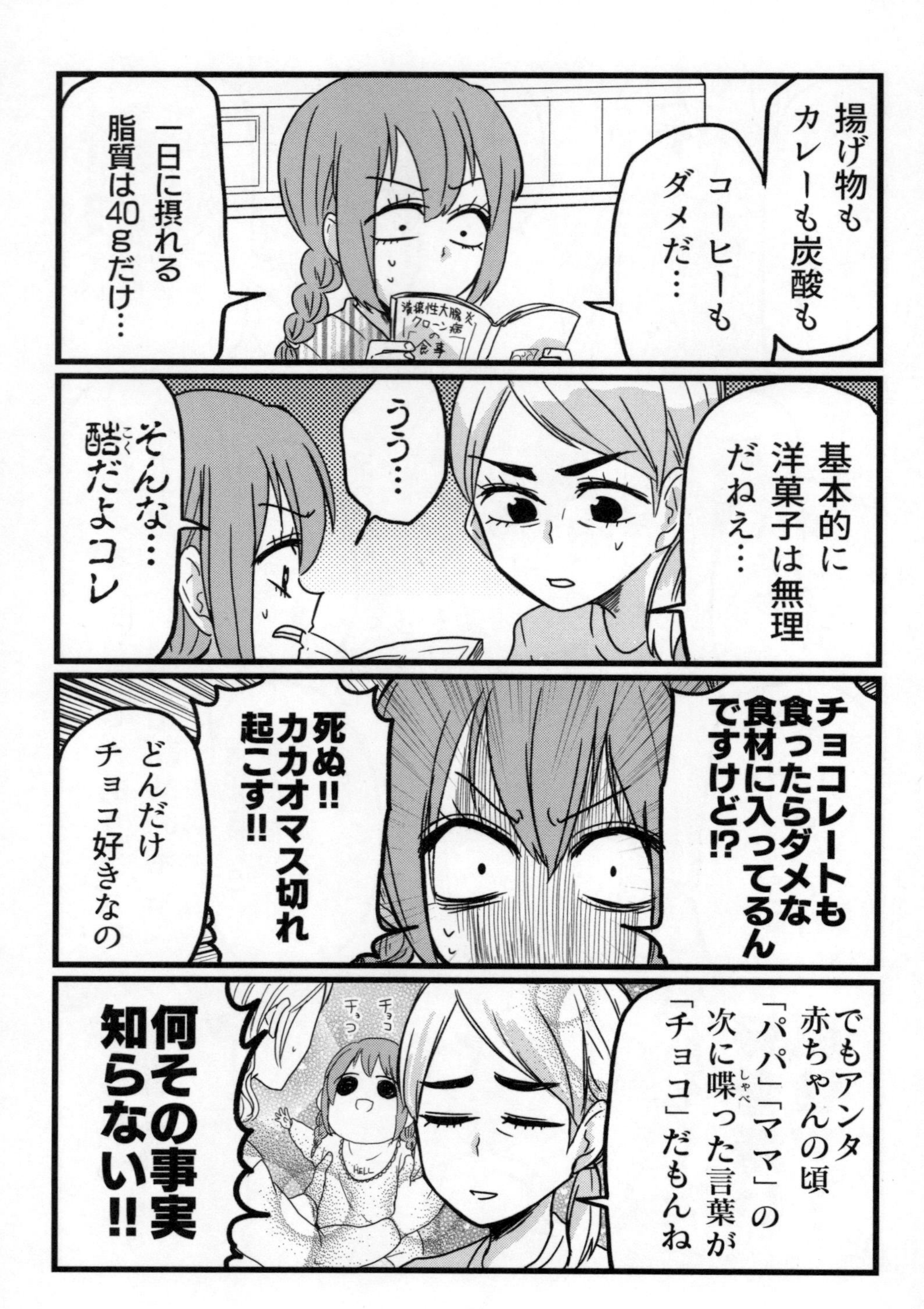
揚げ物も
カレーも炭酸も
コーヒーも
ダメだ…
一日に摂れる
脂質は40gだけ…
潰瘍性大腸炎
クローン病の食事
基本的に
洋菓子は無理
だねえ…
うう…
そんな…
酷だよコレ
チョコレートも
食ったらダメな
食材に入ってるん
ですけど⁉
死ぬ‼
カカオマス切れ
起こす‼
どんだけ
チョコ好きなの
でもアンタ
赤ちゃんの頃
「パパ」「ママ」の
次に喋った言葉が
「チョコ」だもんね
チョコ
チョっ
何その事実
知らない‼

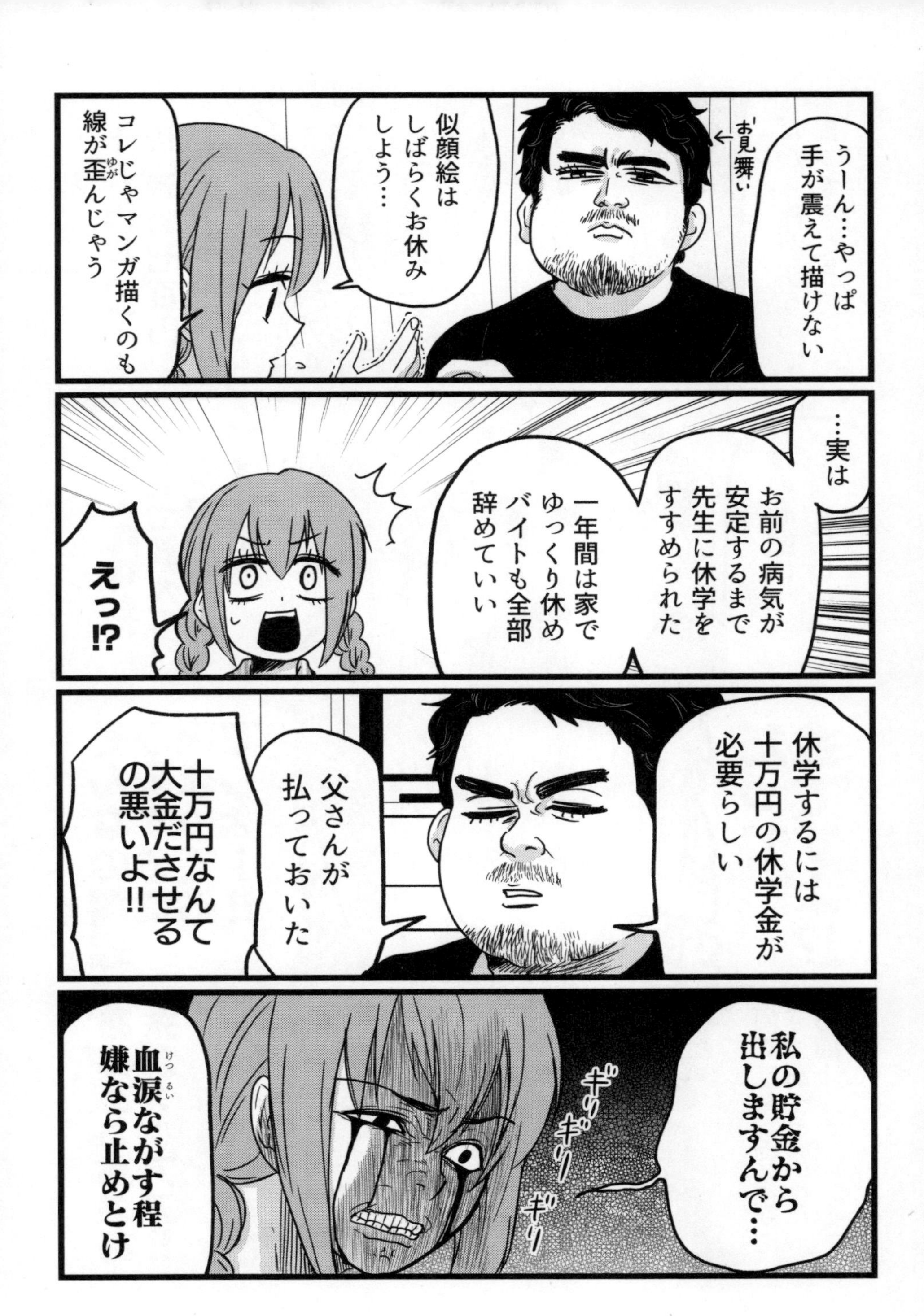
うーん…やっぱ手が震えて描けない
お見舞い
似顔絵はしばらくお休みしよう…
コレじゃマンガ描くのも線が歪んじゃう
…実は
お前の病気が安定するまで先生に休学をすすめられた
一年間は家でゆっくり休めバイトも全部辞めていい
えっ!?
休学するには十万円の休学金が必要らしい
父さんが払っておいた
十万円なんて大金だささせるの悪いよ!!
私の貯金から出しますんで…
ギリギリギリギリ
血涙ながす程嫌なら止めとけ

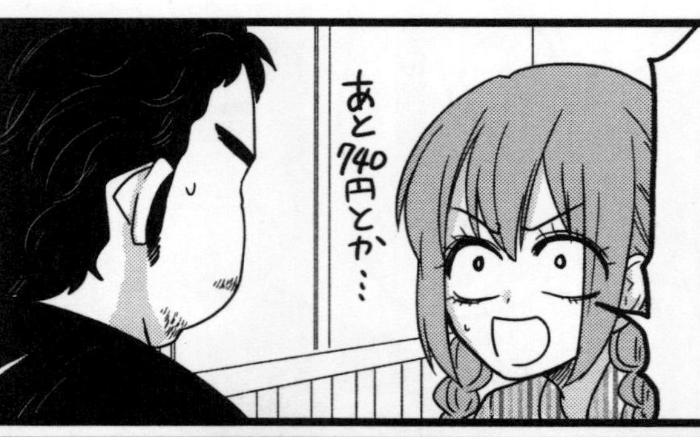

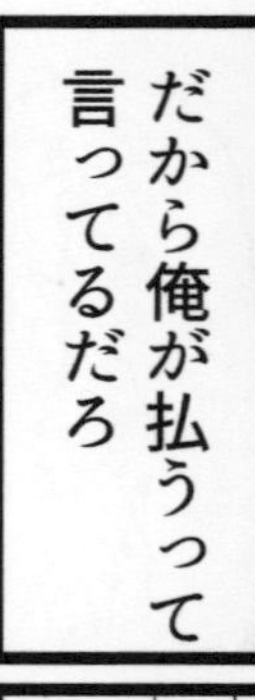

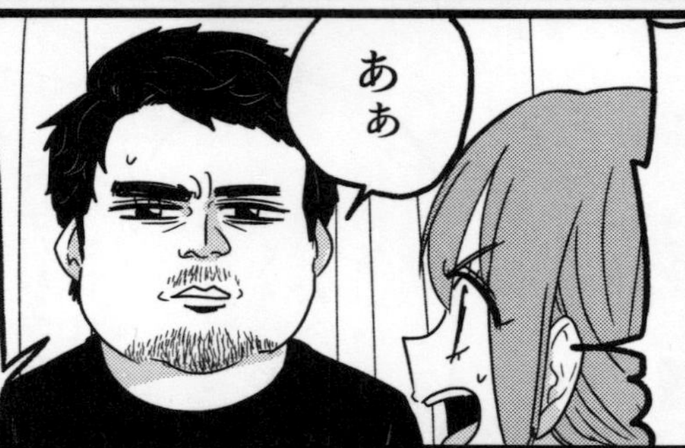

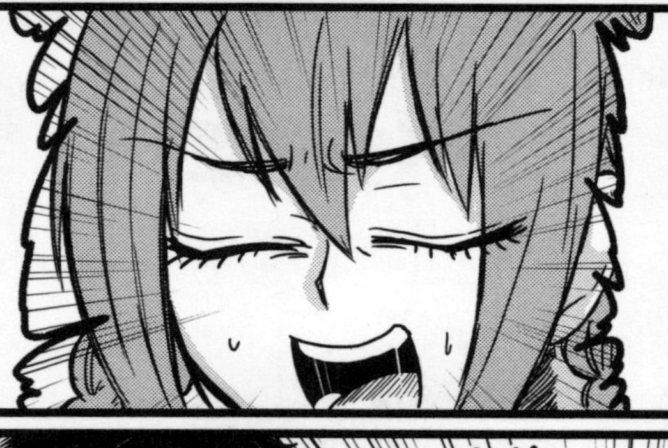

あ゛あぁぁあぁぁあ
金がァァアア!!

バターーン

金ッ

何でこんな守銭奴(しゅせんど)に
なっちゃったんだ
お前…

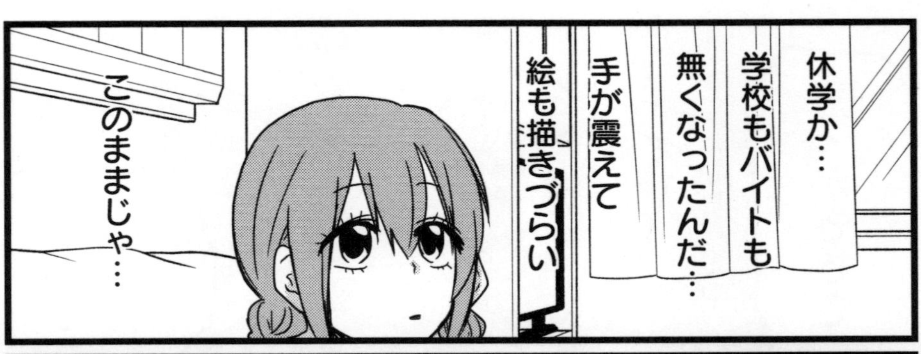
休学か…
学校もバイトも
無くなったんだ…
手が震えて
絵も描きづらい
このままじゃ…

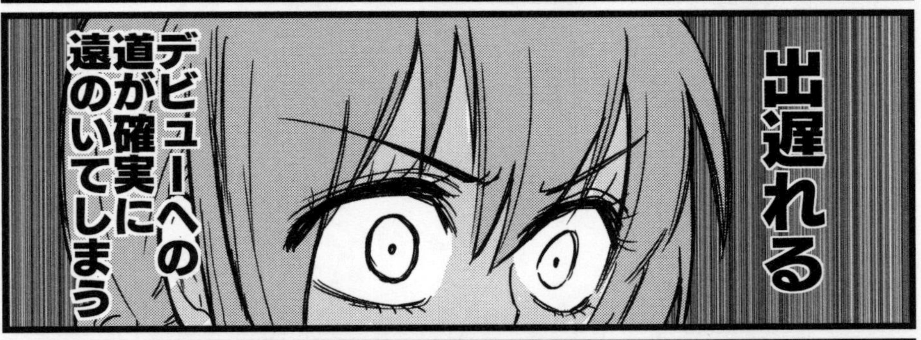
出遅れる
デビューへの
道が確実に
遠のいてしまう

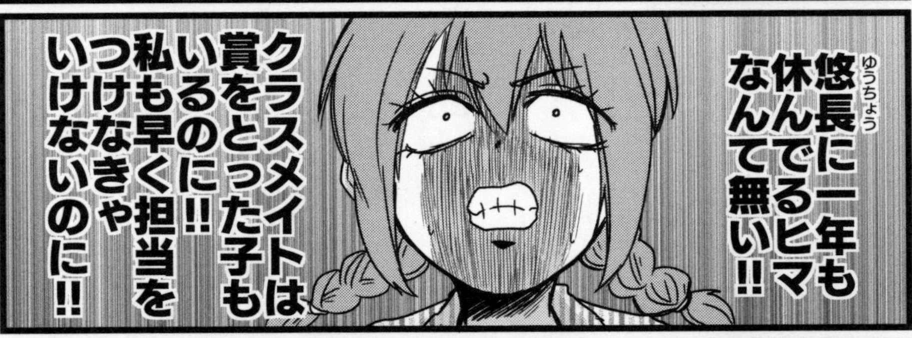
悠長に一年も
休んでるヒマ
なんて無い!!
クラスメイトは
賞をとった子も
いるのに!!
私も早く担当を
つけなきゃ
いけないのに!!

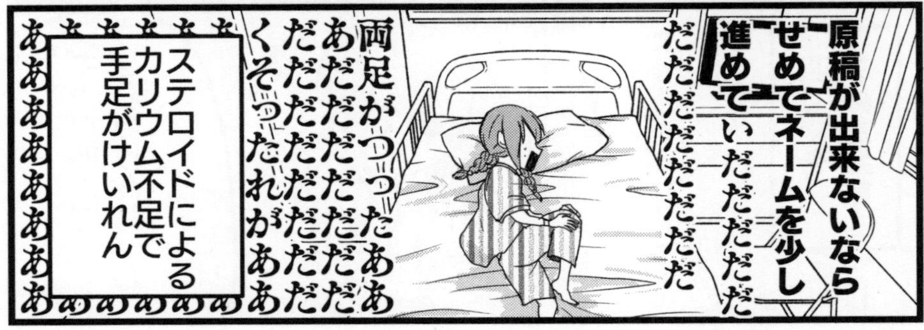
原稿が出来ないなら
せめてネームを少し
進めていだだだだだ
だだだだだだだだ
両足がつったああ
あだだだだだだあ
だだだだだだだあ
くそったれがああ
ステロイドによる
カリウム不足で
手足がけいれん
ああああああああ

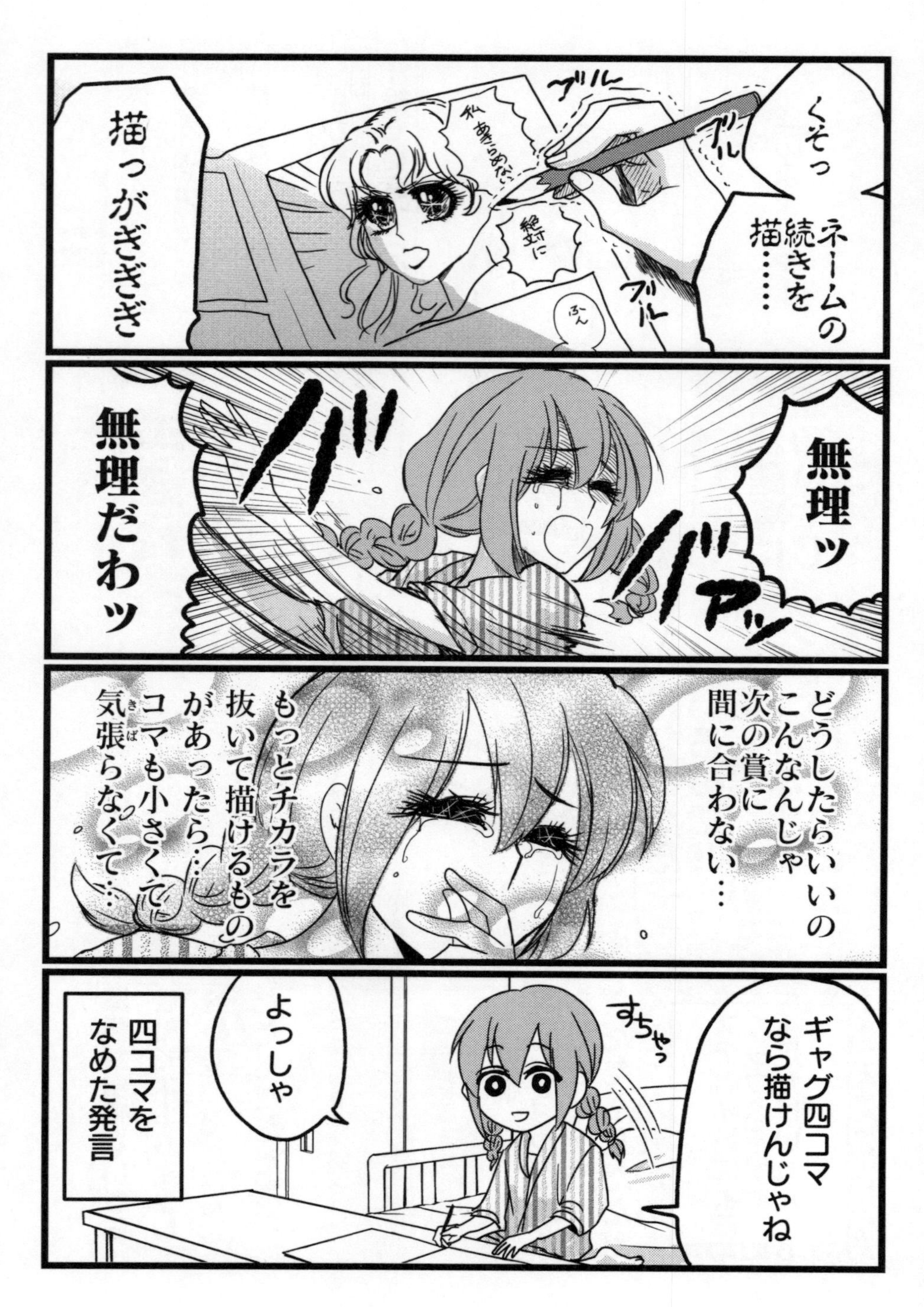
くそっ
ネームの続きを描……
ブル
ブル
ブル
描っがぎぎぎぎ
無理ッ
ババアッ
無理だわッ
どうしたらいいの
こんなんじゃ次の賞に間に合わない…
もっとチカラを抜いて描けるものがあったら…
コマも小さくて気張らなくて…
ギャグ四コマなら描けんじゃね
すちゃっ
よっしゃ
四コマをなめた発言

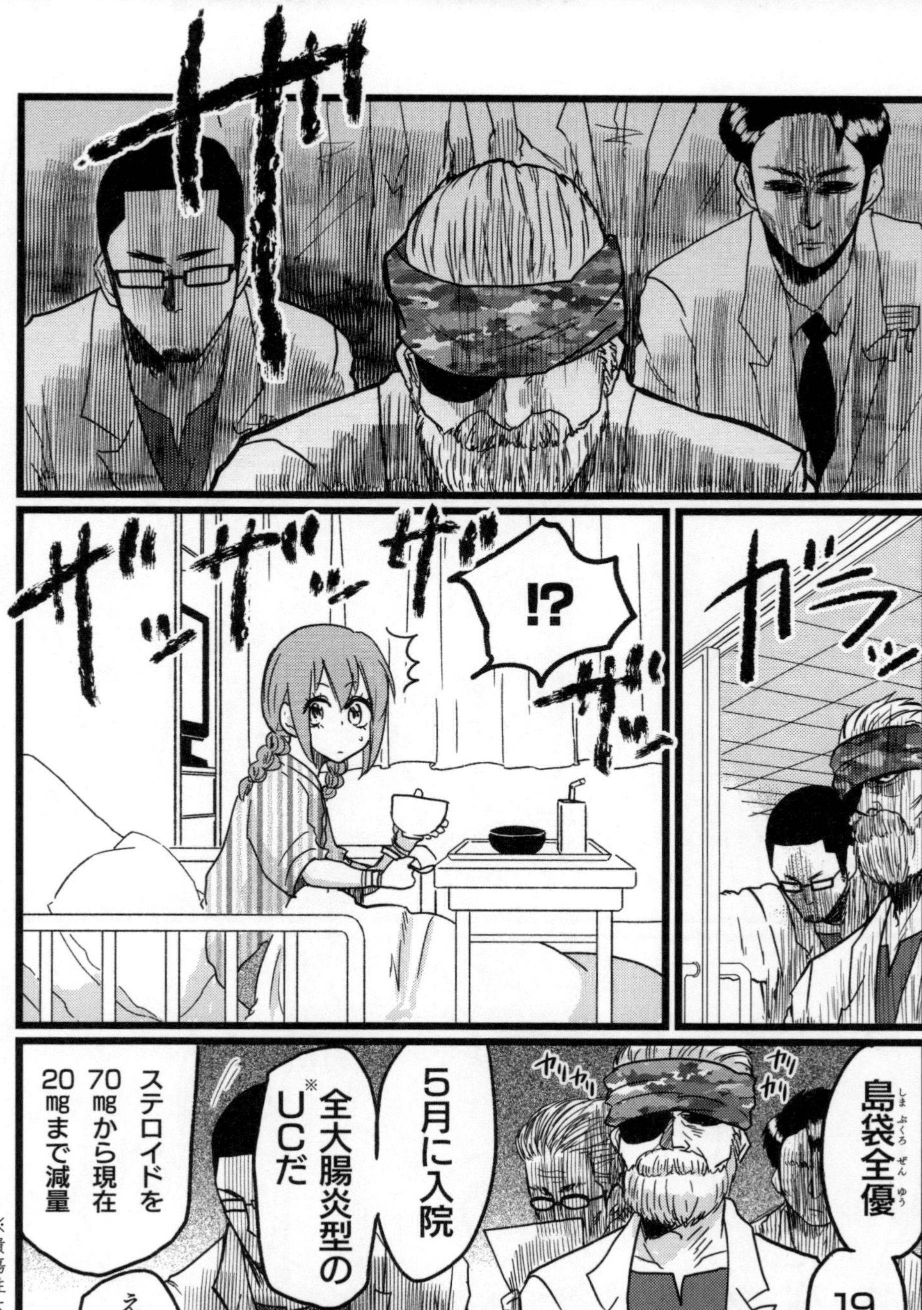
ザッ
ガラッ
ザッ
ザッ
ザッ
ザッ
!?
島袋全優
19歳
5月に入院
全大腸炎型の※UCだ
ステロイドを70mgから現在20mgまで減量
えっ 何…

※潰瘍性大腸炎の略称

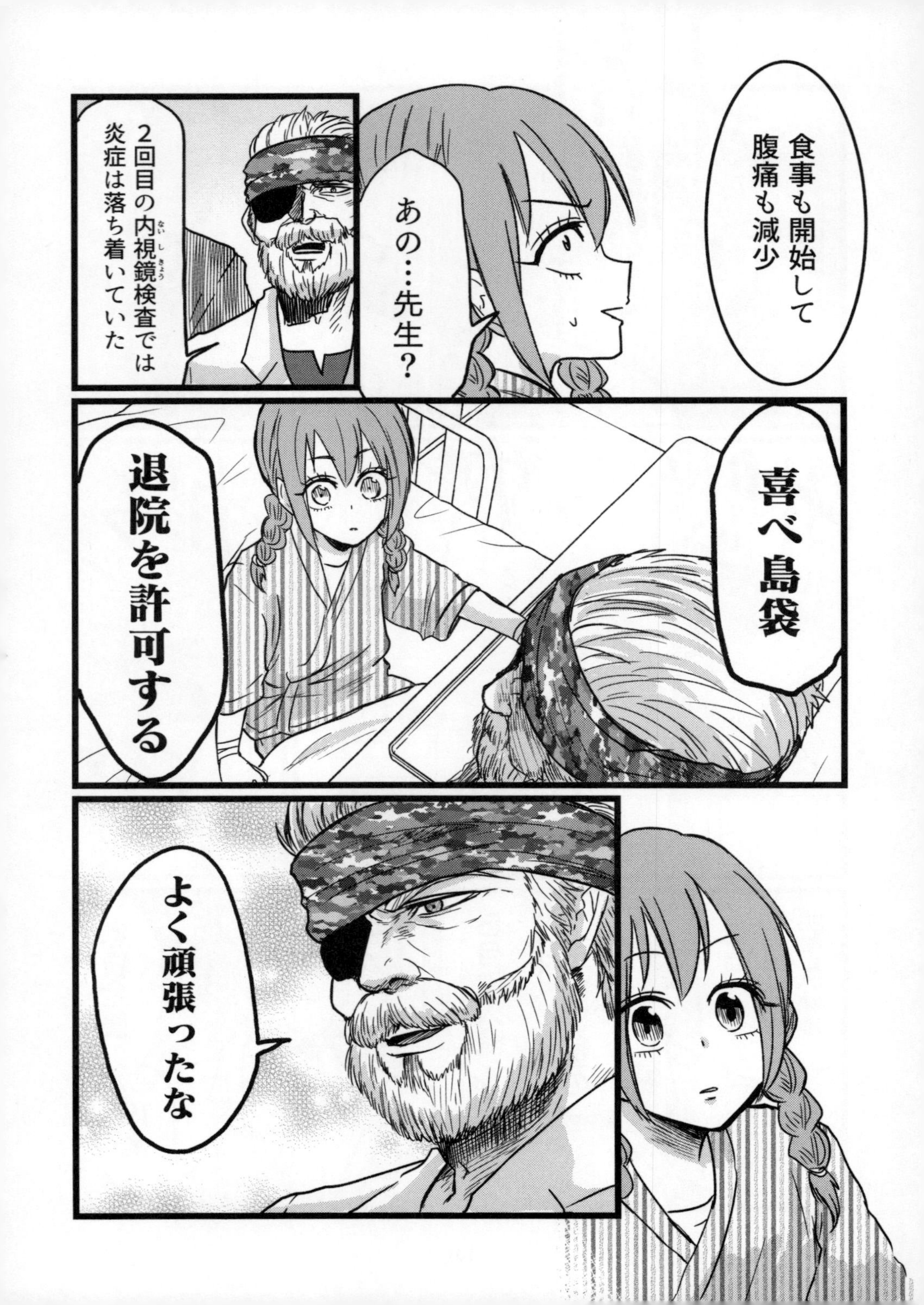

食事も開始して
腹痛も減少
あの…先生？
2回目の内視鏡検査では
炎症は落ち着いていた
喜べ島袋
退院を許可する
よく頑張ったな

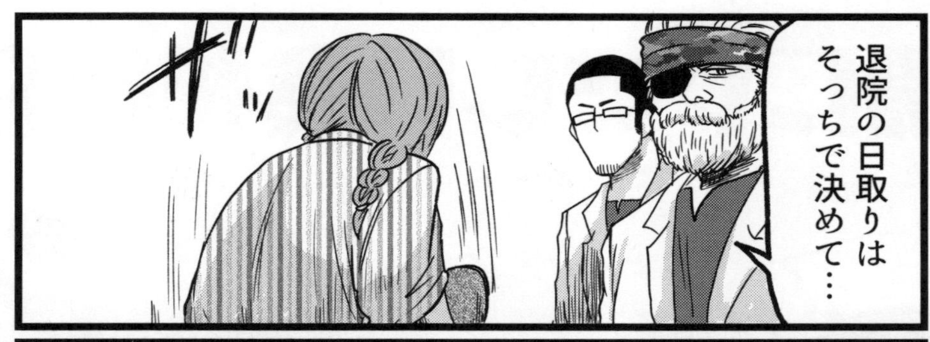
ザッ
退院の日取りはそっちで決めて…
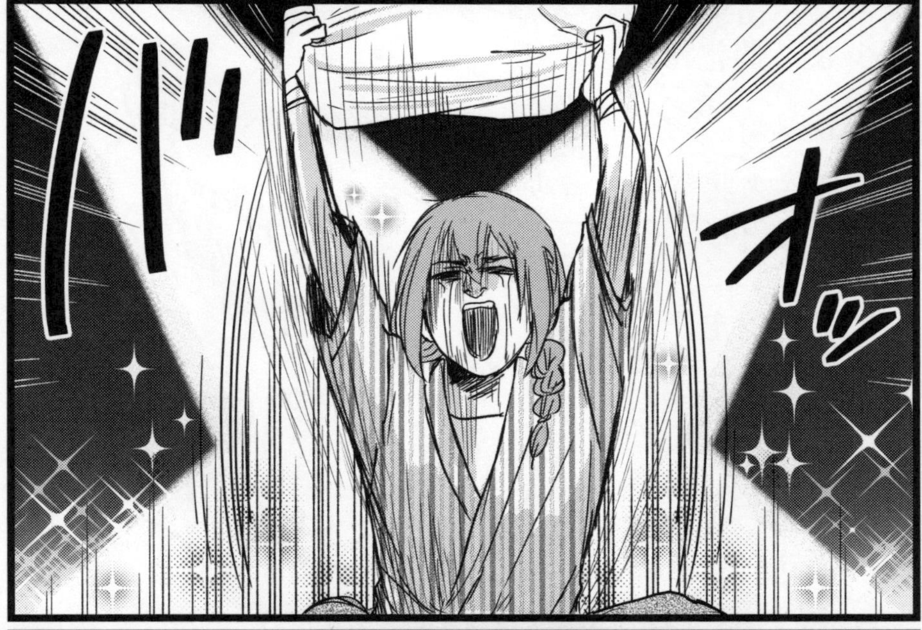
バッ
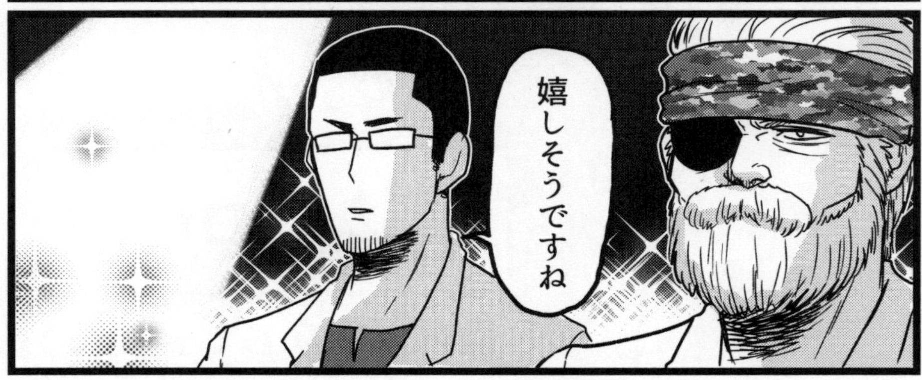
嬉しそうですね

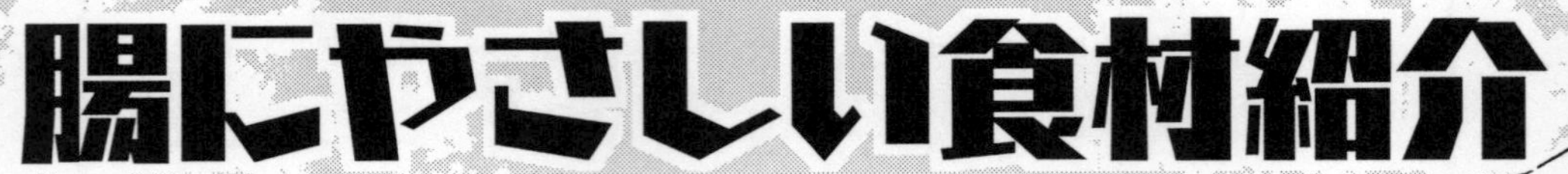

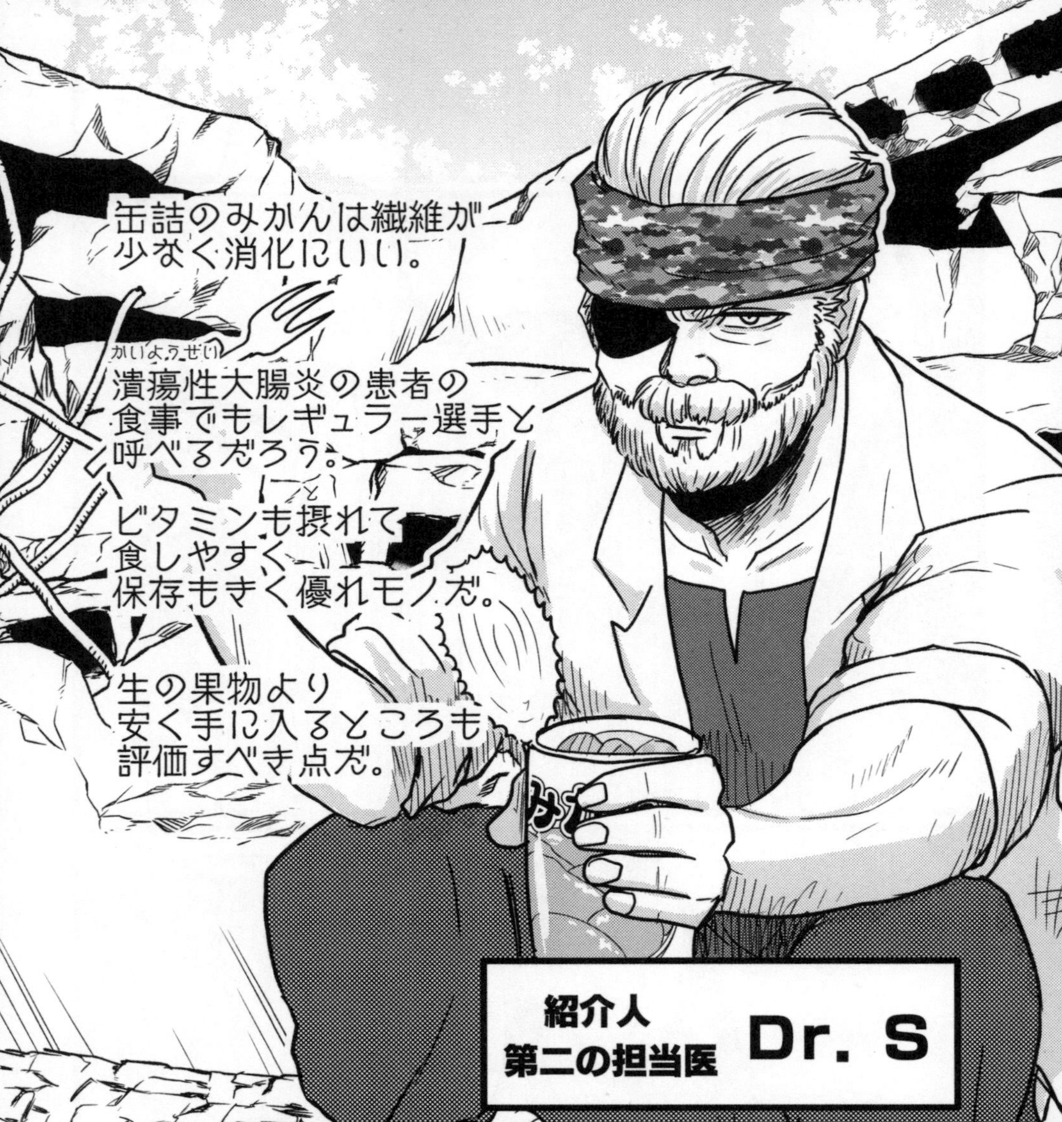

8指腸【旅立ちと書いて
リハビリと読んで】

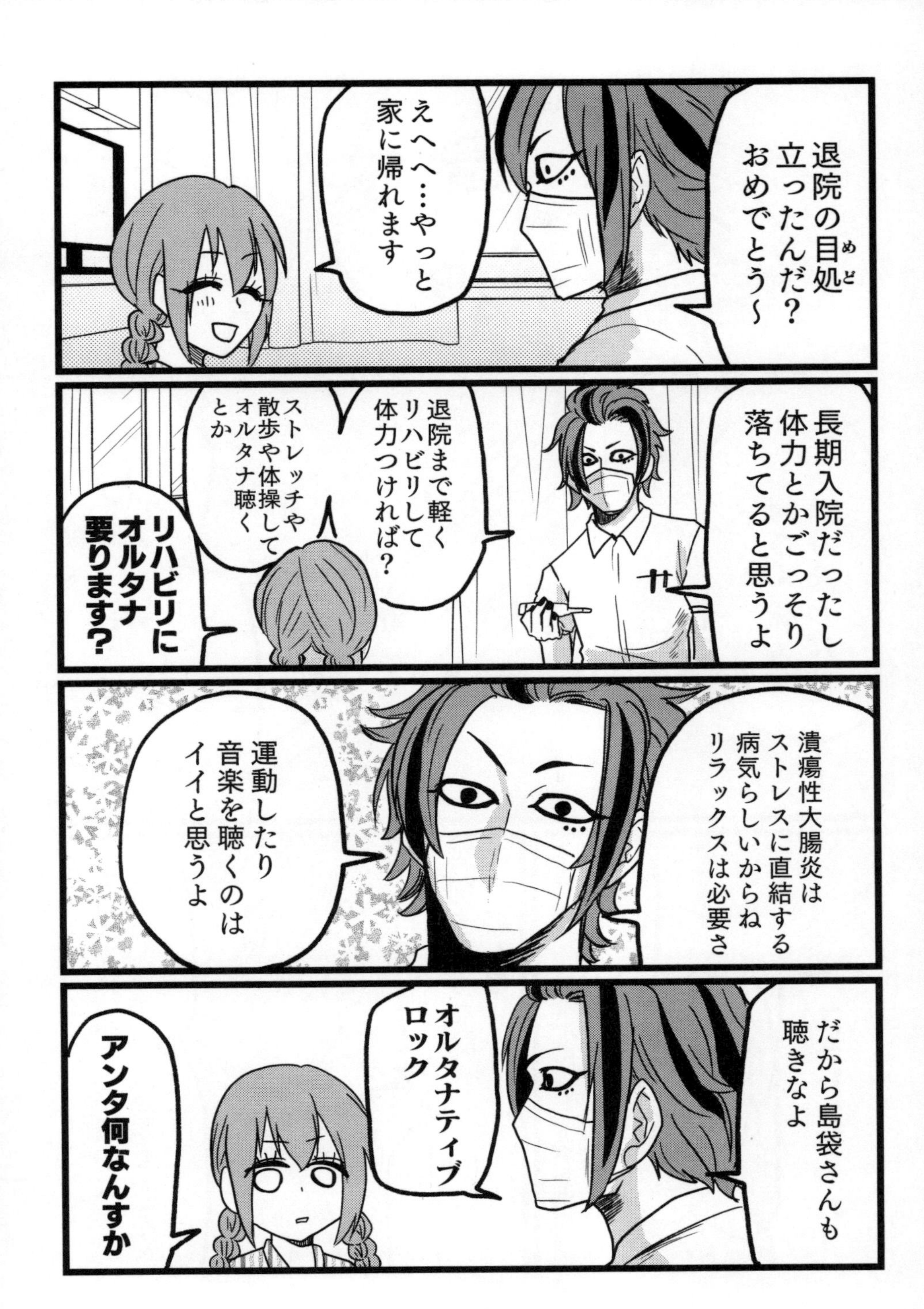
退院の目処立ったんだ？おめでとう～
えへへ…やっと家に帰れます
長期入院だったし体力とかごっそり落ちてると思うよ
退院まで軽くリハビリして体力つければ？
ストレッチや散歩や体操してオルタナ聴くとか
リハビリにオルタナ要ります？
潰瘍性大腸炎はストレスに直結する病気らしいからねリラックスは必要さ
運動したり音楽を聴くのはイイと思うよ
だから島袋さんも聴きなよ
オルタナティブロック
アンタ何なんすか

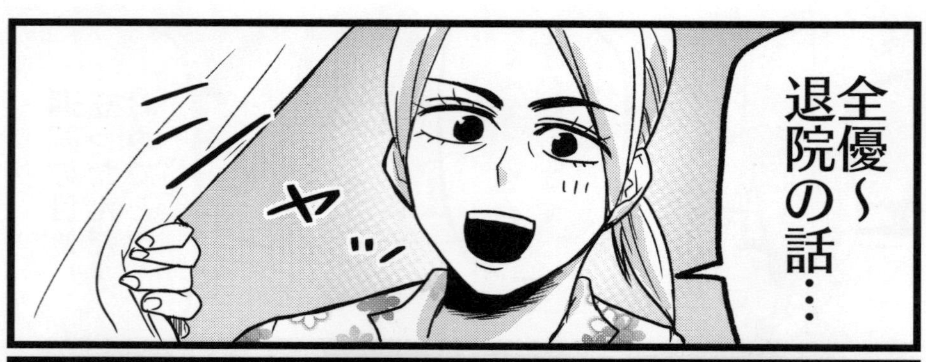
全優〜
退院の話…
ヤッ

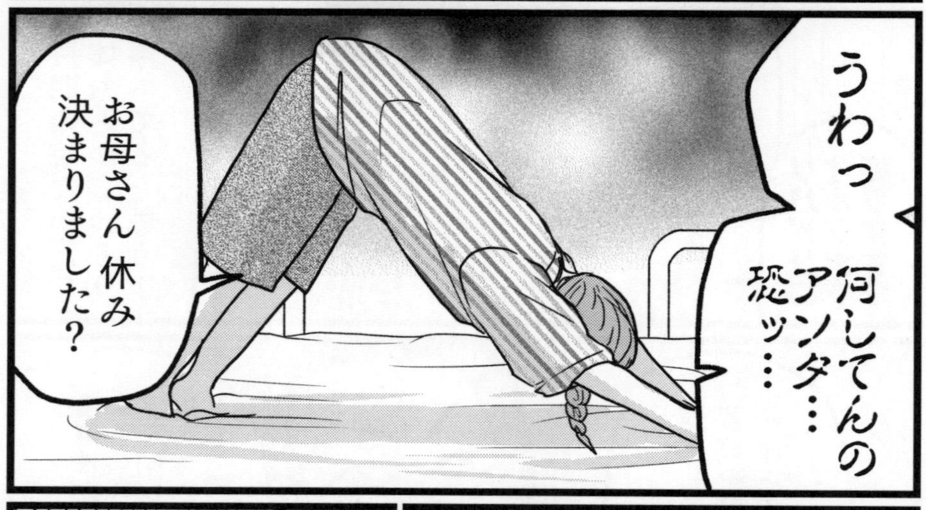
うわっ
何してんの
アンタ…
恐ッ…
お母さん 休み
決まりました？

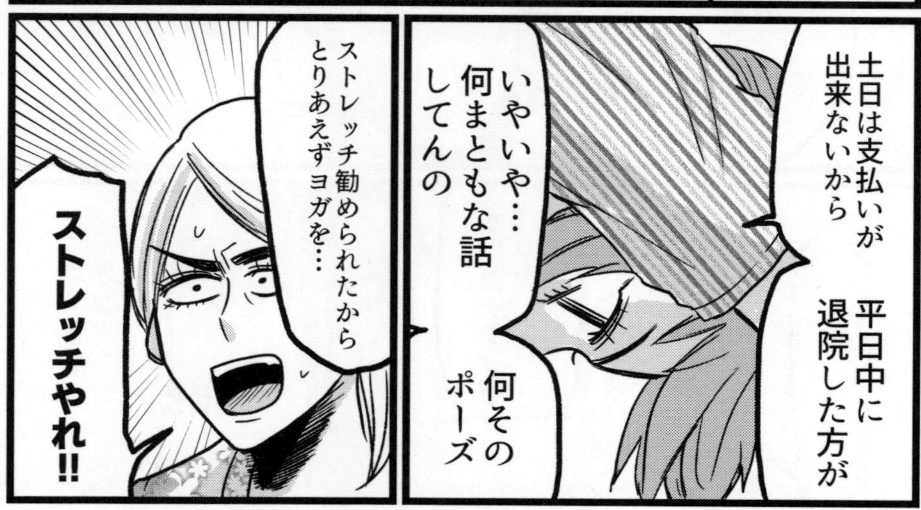
土日は支払いが
出来ないから
平日中に
退院した方が
いやいや…
何まともな話
してんの
何その
ポーズ
ストレッチ勧められたから
とりあえずヨガを…
ストレッチやれ!!

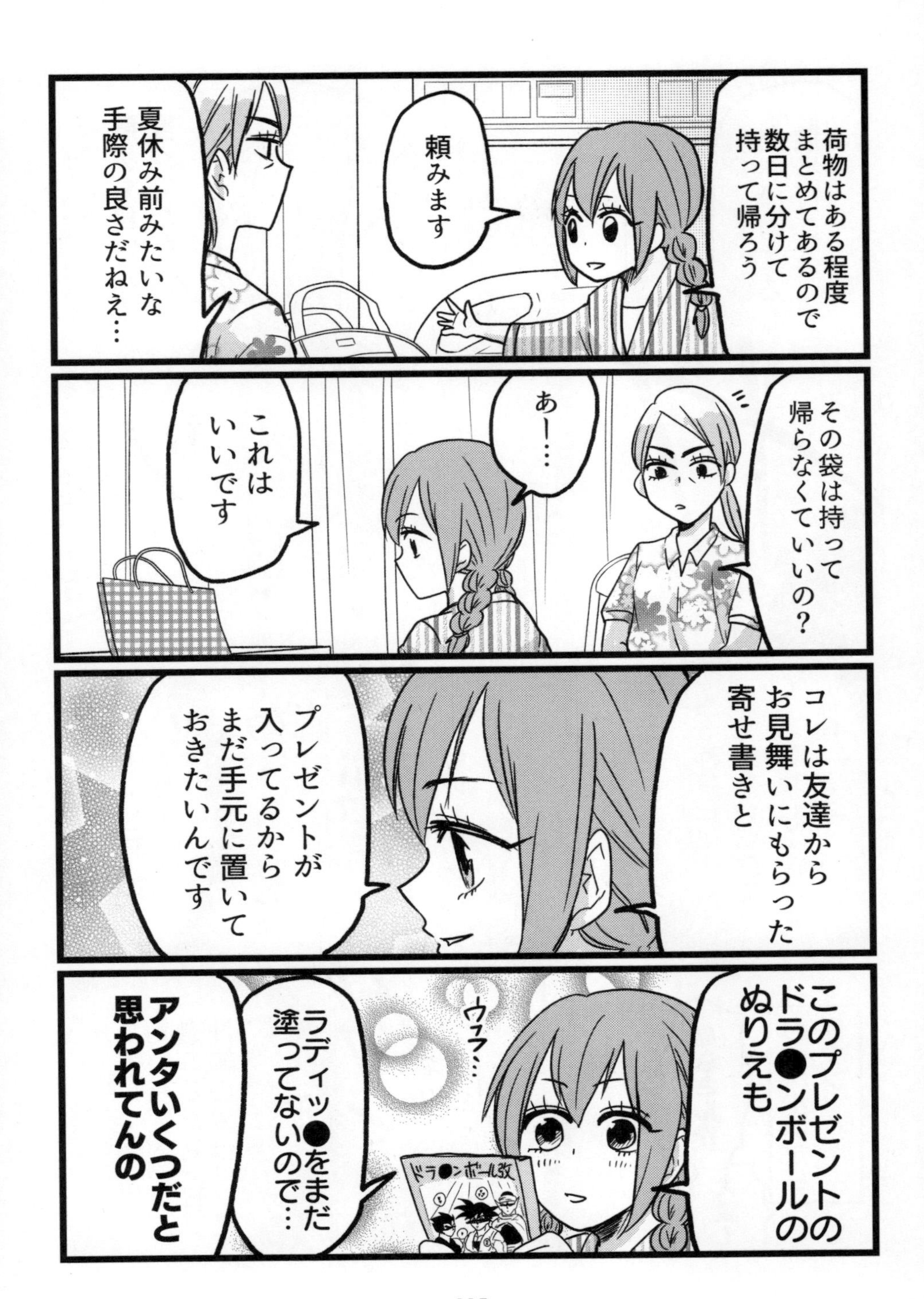
荷物はある程度まとめてあるので数日に分けて持って帰ろう
頼みます
夏休み前みたいな手際の良さだねえ…
その袋は持って帰らなくていいの？
あー…
これはいいです
コレは友達からお見舞いにもらった寄せ書きと
プレゼントが入ってるからまだ手元に置いておきたいんです
このプレゼントのドラ●ンボールのぬりえも
ウフフ…
ラディッ●をまだ塗ってないので…
アンタいくつだと思われてんの
ドラ●ンボール改

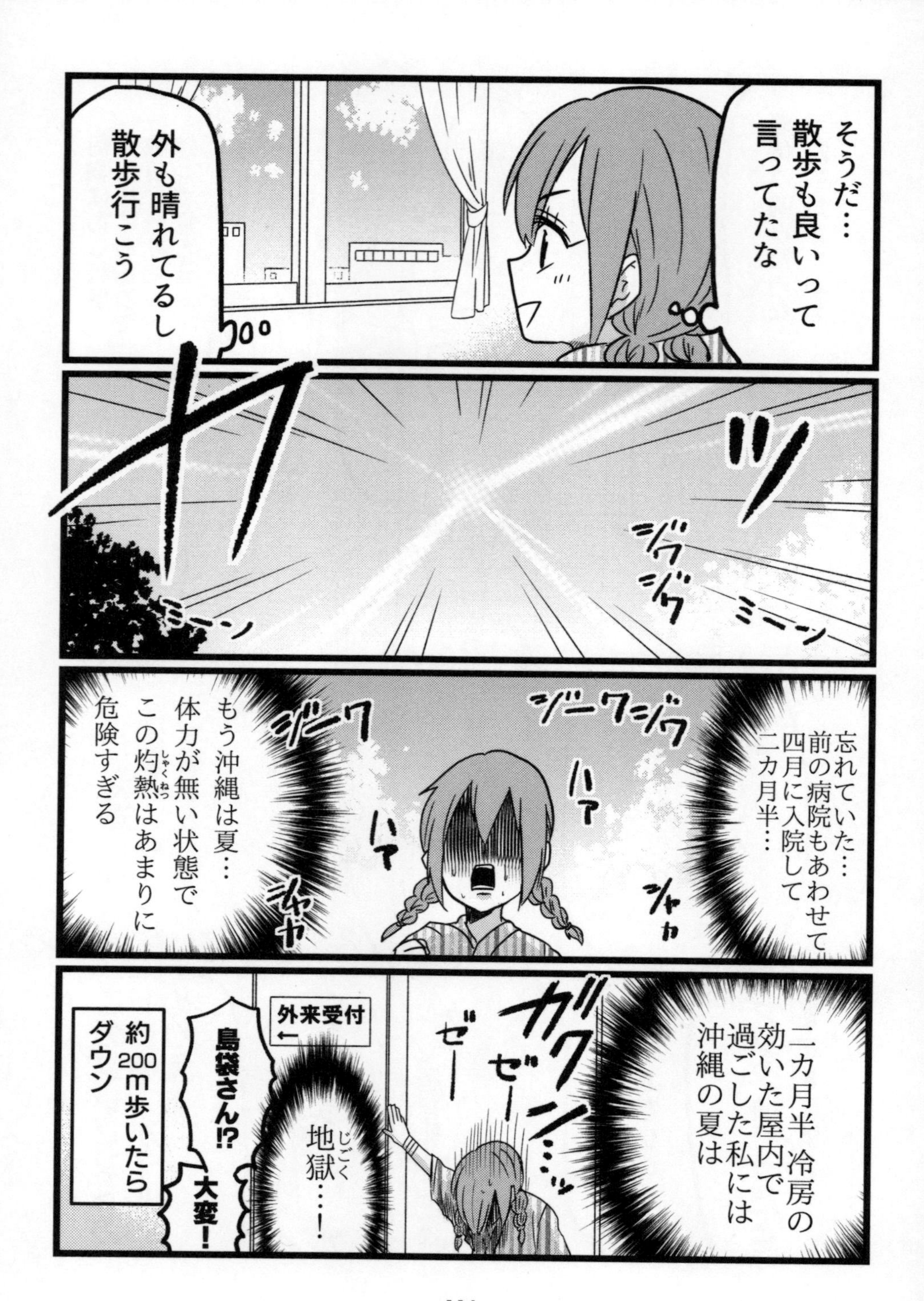
そうだ…
散歩も良いって
言ってたな
外も晴れてるし
散歩行こう
ガラッ
ジワ
ジワ
ミーン
ミーン
忘れていた…
前の病院もあわせて
四月に入院して
二カ月半…
ジーワジワ
ハァ
ハァ
シャカ
シャカ
ジーワ
もう沖縄は夏…
体力が無い状態で
この灼熱(しゃくねつ)はあまりに
危険すぎる
二カ月半 冷房の
効いた屋内で
過ごした私には
沖縄の夏は
ガクン…ッ
ゼー
ゼー
地獄(じごく)…！
外来受付
←
島袋さん!?
大変！
約200m歩いたら
ダウン

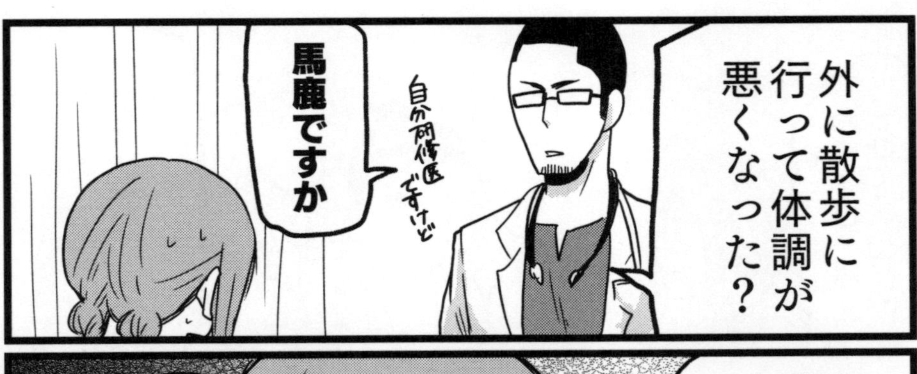
外に散歩に行って体調が悪くなった？
馬鹿ですか
自分研修医ですけど

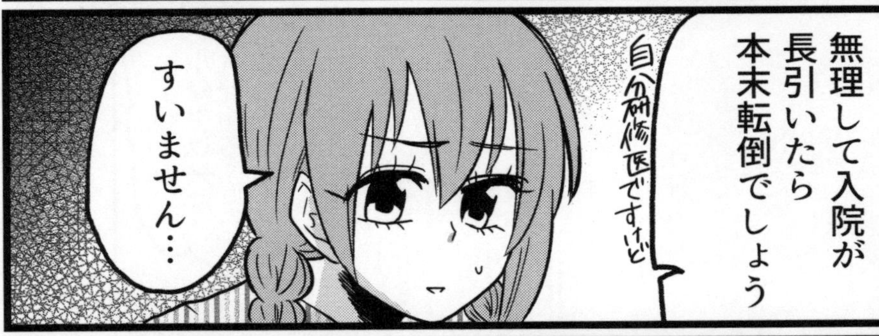
無理して入院が長引いたら本末転倒でしょう
自分研修医ですけど
すいません…

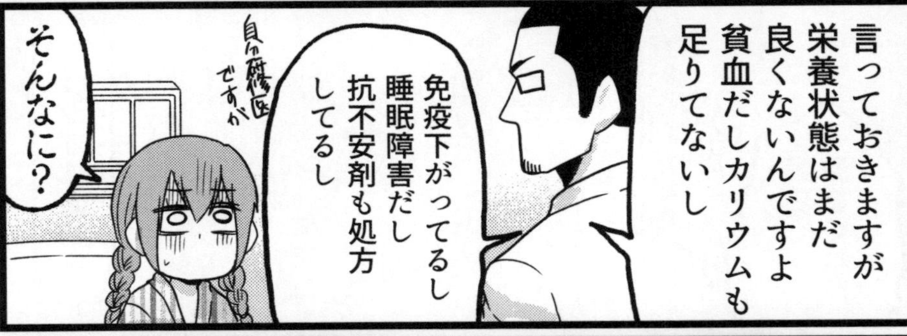
言っておきますが栄養状態はまだ良くないんですすよ貧血だしカリウムも足りてないし
免疫下がってるし睡眠障害だし抗不安剤も処方してるし
自分研修医ですが
そんなに？

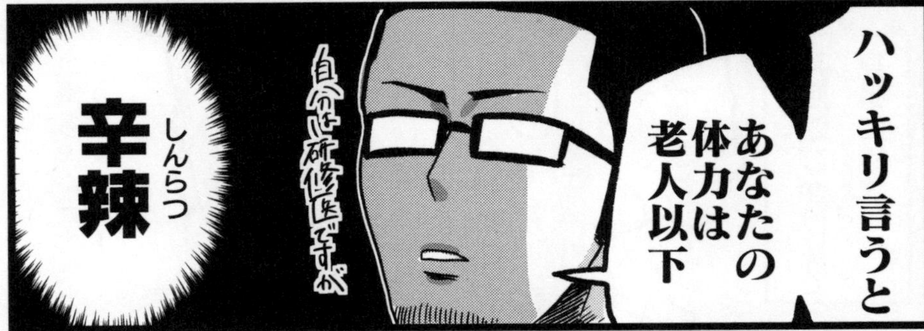
ハッキリ言うとあなたの体力は老人以下
自分は研修医ですが
辛辣
しんらつ

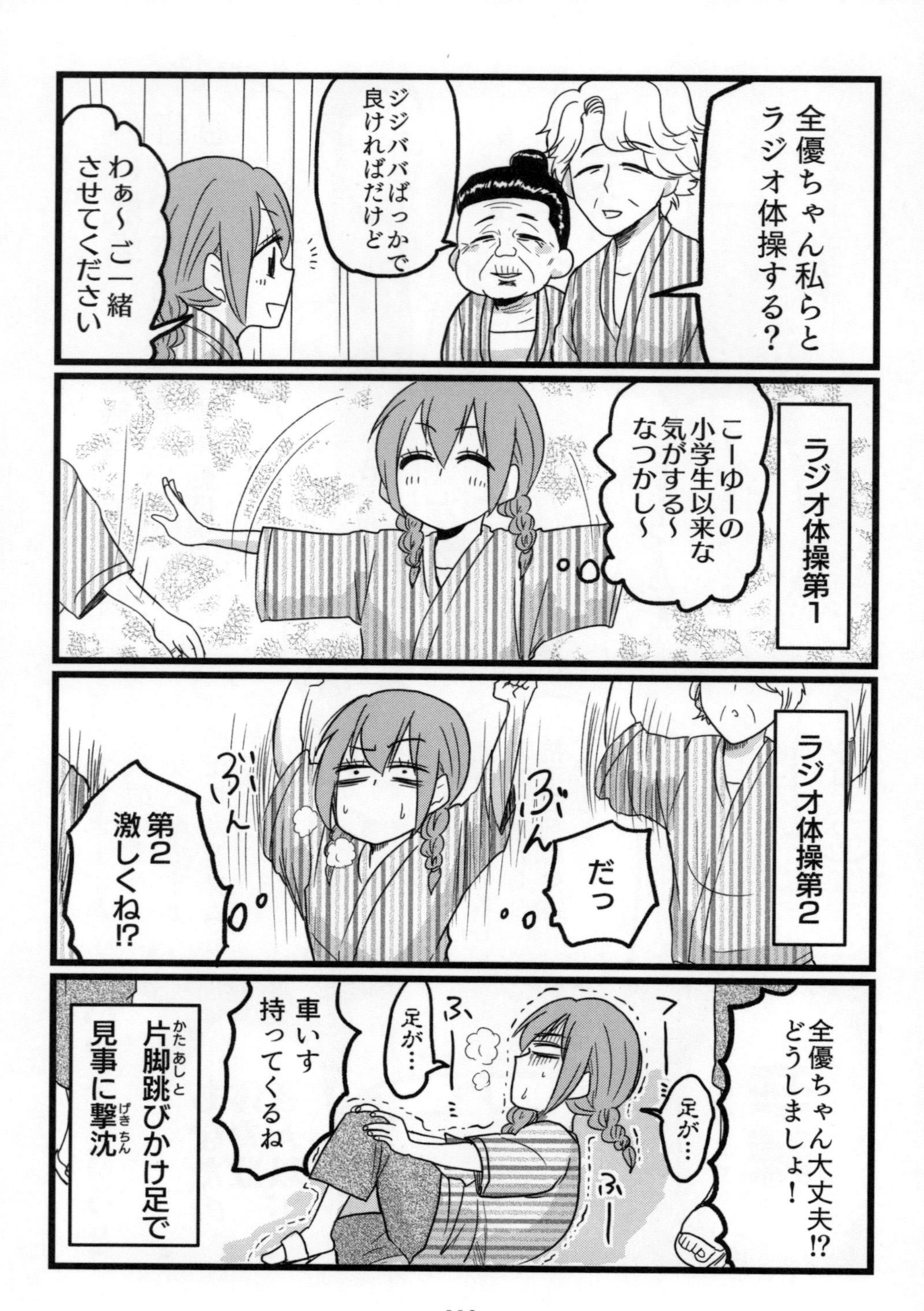
全優ちゃん私らとラジオ体操する？
ジジババばっかで良ければだけど
わぁ～ご一緒させてください
ラジオ体操第1
こーゆーの小学生以来な気がする～なつかし～
ラジオ体操第2
ぶん
ぶん
だっ
第2激しくね⁉
全優ちゃん大丈夫⁉どうしましょ！
足が…
ふー
フー
ふー
足が…
車いす持ってくるね
片脚跳びかけ足で見事に撃沈

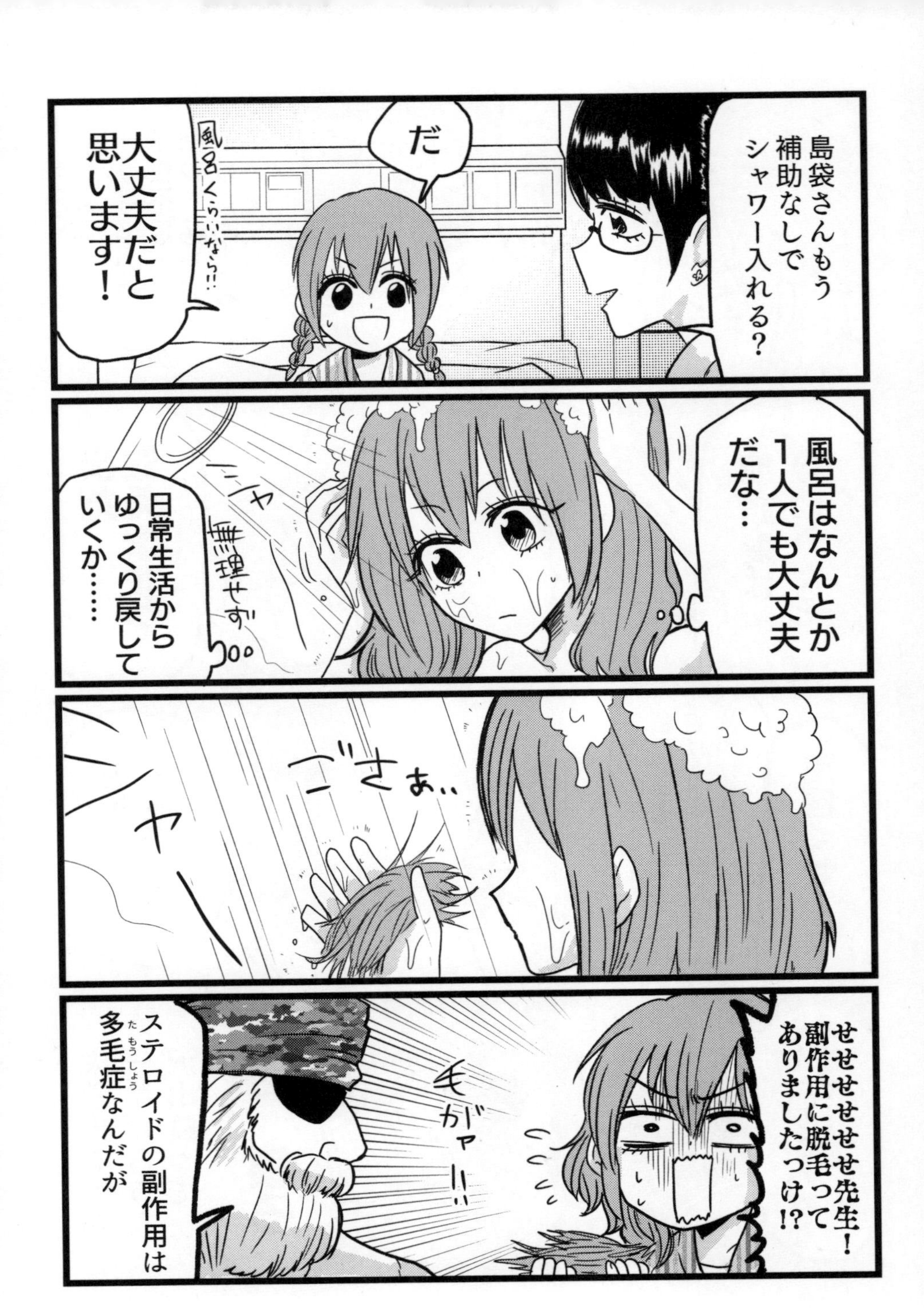
島袋さんもう補助なしでシャワー入れる？
だ
大丈夫だと思います！
風呂くらいなら!!
風呂はなんとか1人でも大丈夫だな…
シャ
無理せず
日常生活からゆっくり戻していくか……
シャー
ごさぁ
せせせせせせ先生！副作用に脱毛ってありましたっけ!?
毛ガァ!!
ステロイドの副作用は多毛症なんだが

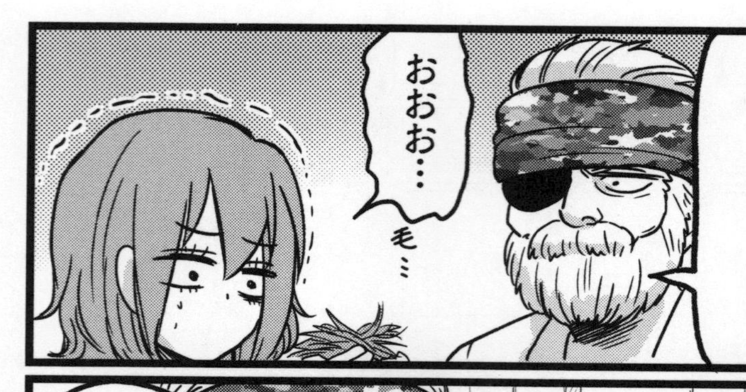

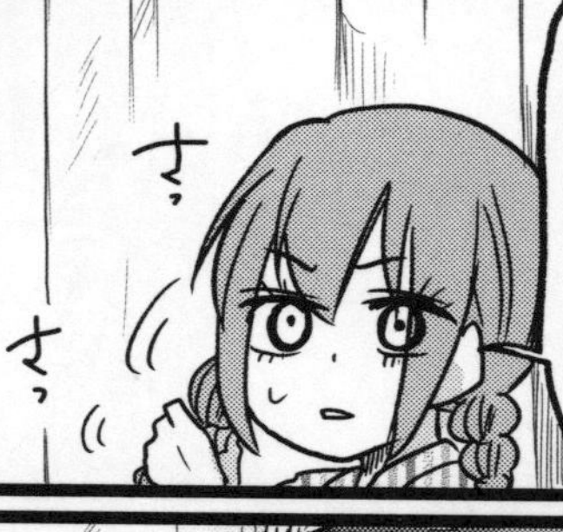
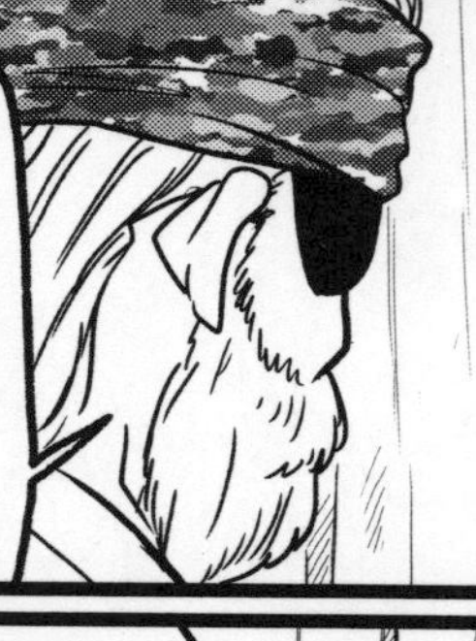
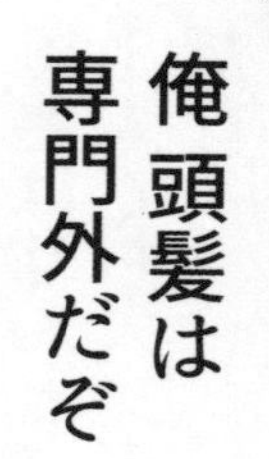

お前は若いし大丈夫だろ

私その言葉キライです 若けりゃって何でも片づける感じが

面倒くせーな

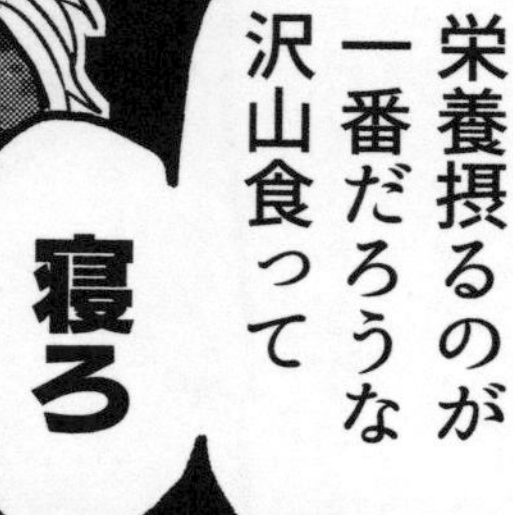

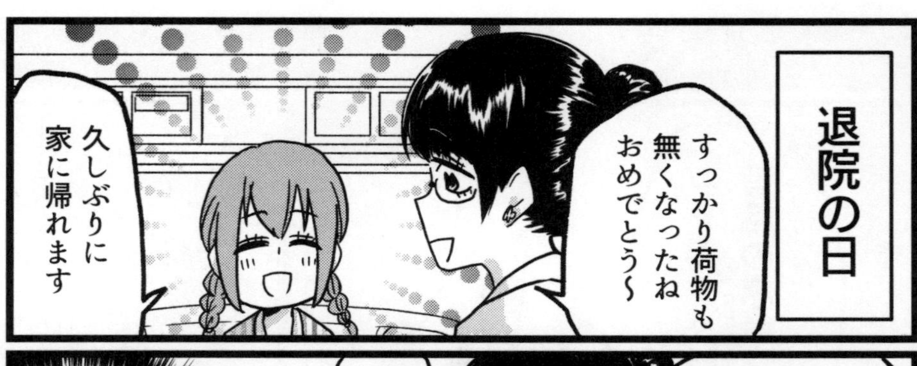
退院の日
すっかり荷物も無くなったねおめでとう〜
久しぶりに家に帰れます

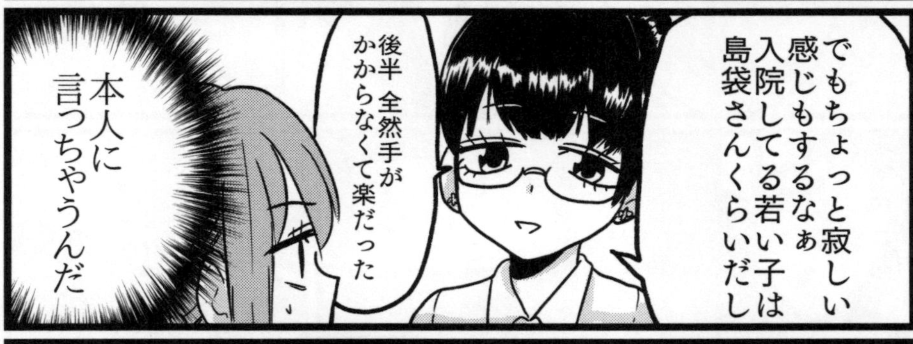
でもちょっと寂しい感じもするなぁ入院してる若い子は島袋さんくらいだし
後半全然手がかからなくて楽だった
本人に言っちゃうんだ

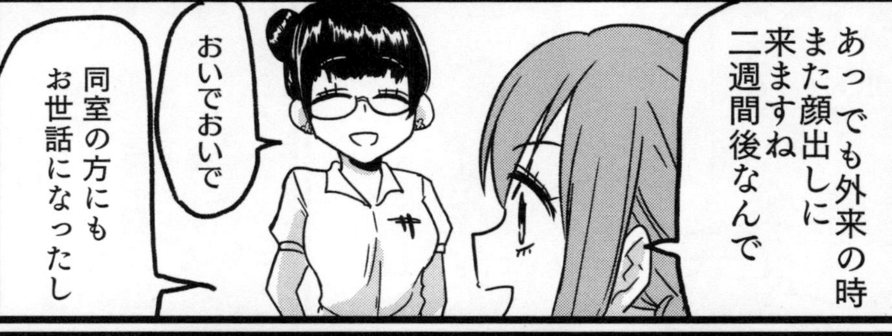
あっでも外来の時また顔出しに来ますね二週間後なんで
おいでおいで
同室の方にもお世話になったし

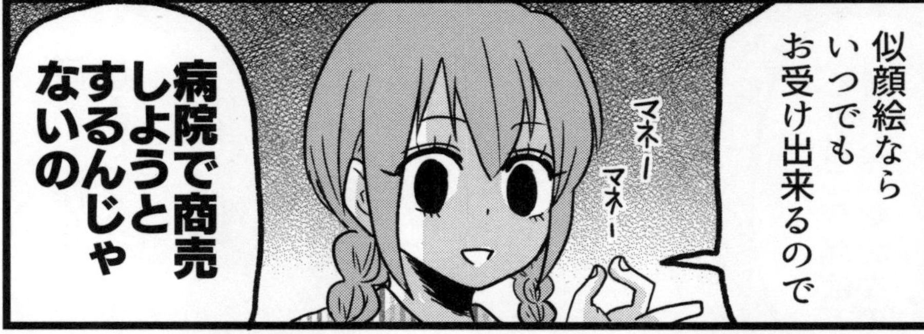
似顔絵ならいつでもお受け出来るので
マネー
マネー
病院で商売しようとするんじゃないの

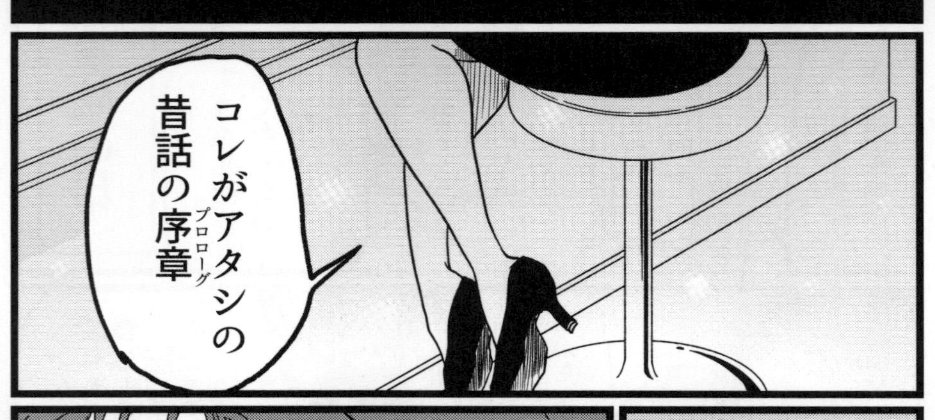
コレがアタシの昔話の序章（プロローグ）

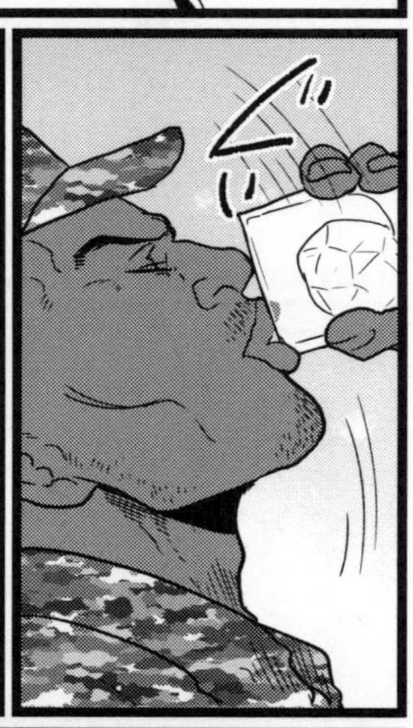

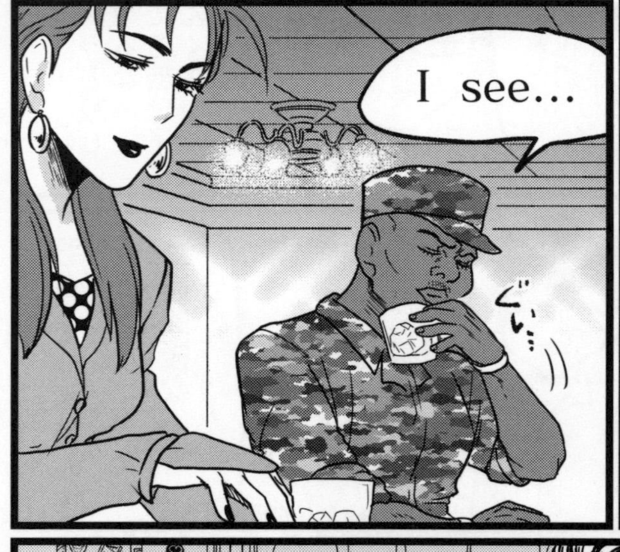
I see...
ぐい…

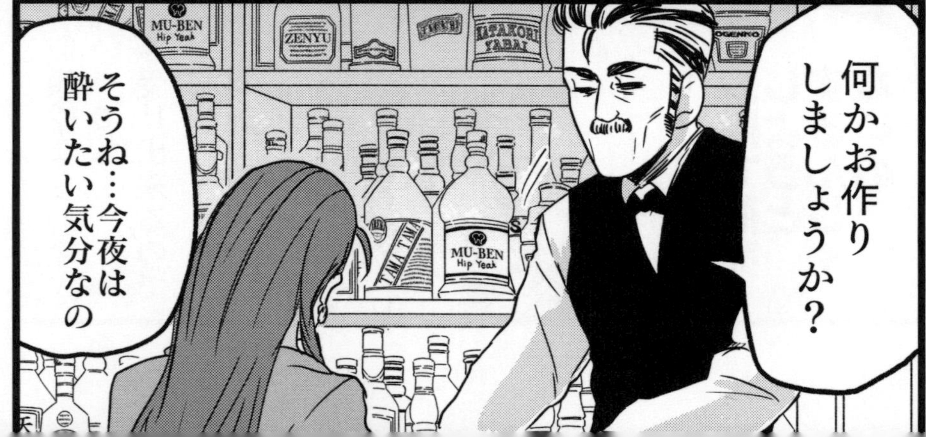
何かお作りしましょうか？
そうね…今夜は酔いたい気分なの
MU-BEN Hip Yeah
ZENYU
MATAKORI YABAI
MU-BEN Hip Yeah

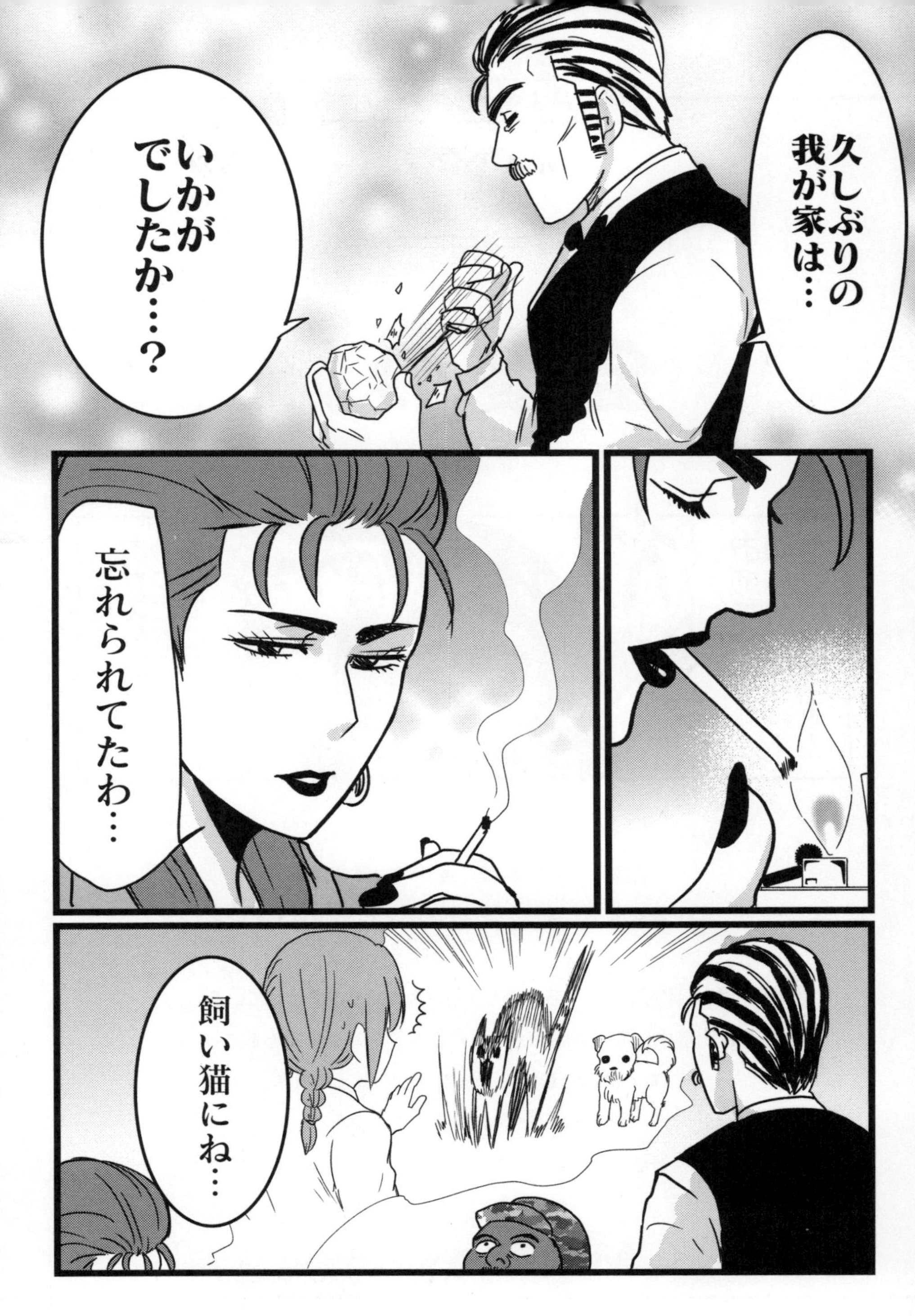
久しぶりの
我が家は…
いかが
でしたか…？
忘れられてたわ…
飼い猫にね…

腸よ鼻よキャラクターファイル

07

全優の姉

全くん！
おかえりなさい
やっと家に
帰ってこれたね！
わあっ
お姉ちゃん
めちゃんこ
うれしいよぉ！

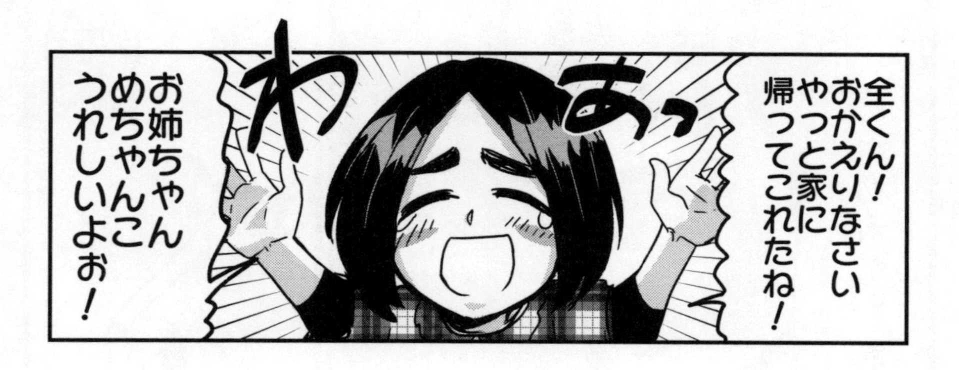

1歳違いの全優の姉。当時は大学生である。
全優が難病になった時は死ぬほどビックリしすぎて
逆にリアクションが無かった。
本人は否定しているが周りからシスコンだと思われている。
全優の入院中に原付がおしゃかになるほどの単身事故を起こしたのに
本人はほぼ無傷であった所から見ると強運。
「全くん」と呼ぶのは姉だけである。
好きなものはアメコミとひき肉料理とおにぎり。

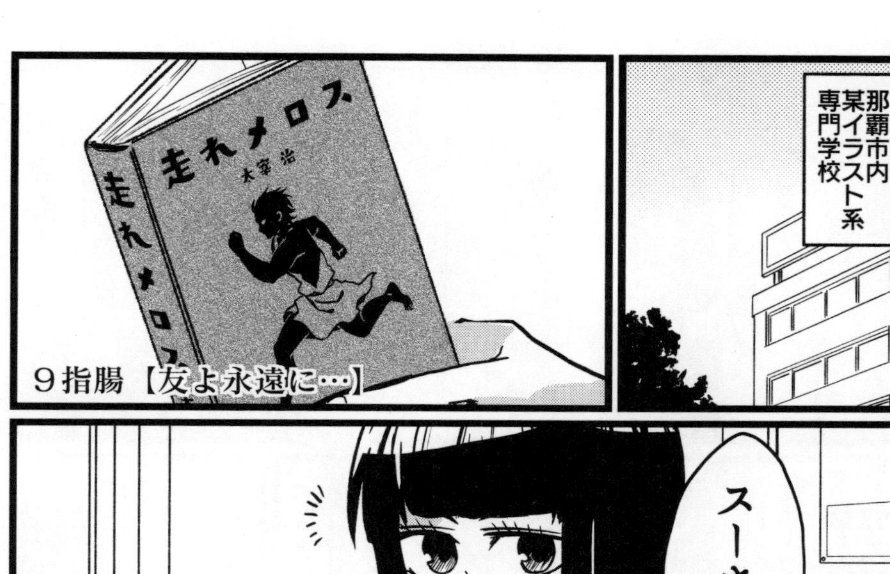
那覇市内
某イラスト系
専門学校
走れメロス
太宰治
9指腸【友よ永遠に…】

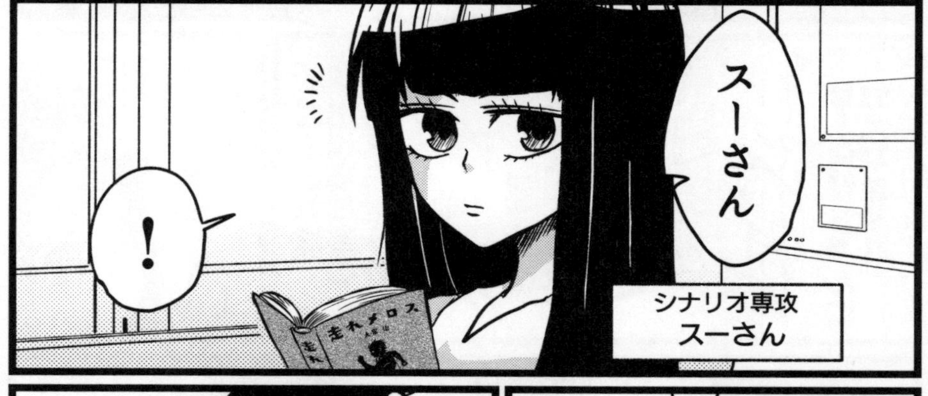
スーさん
!
シナリオ専攻
スーさん

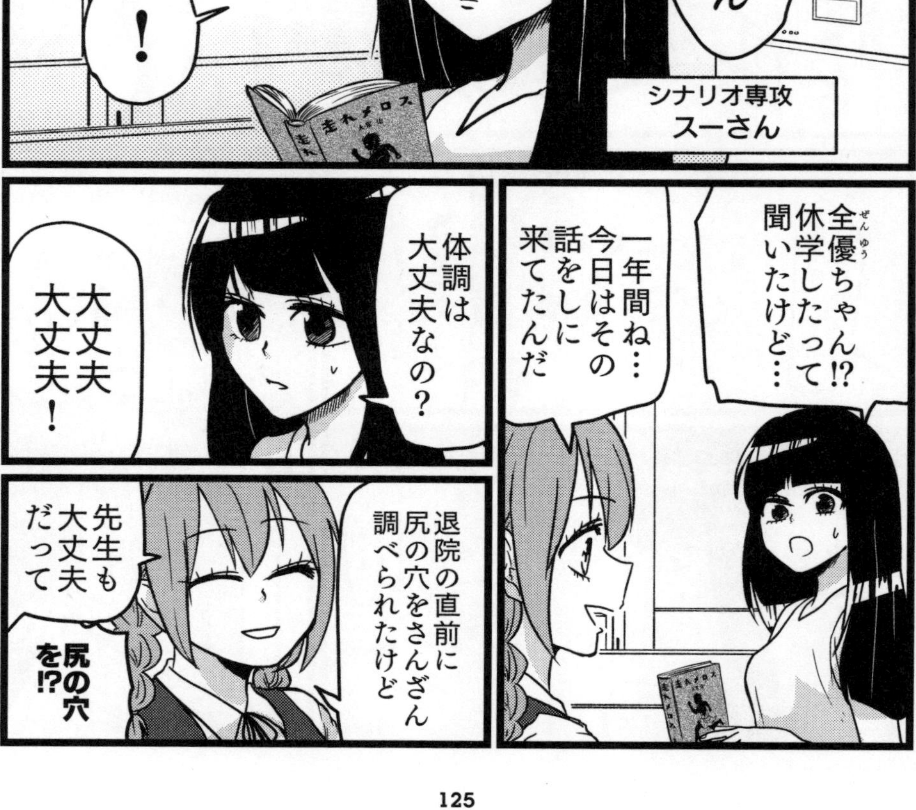
全優ちゃん!?
休学したって
聞いたけど…
一年間ね…
今日はその
話をしに
来てたんだ
体調は
大丈夫なの?
大丈夫
大丈夫!
退院の直前に
尻の穴をさんざん
調べられたけど
先生も
大丈夫
だって
尻の穴
を!?

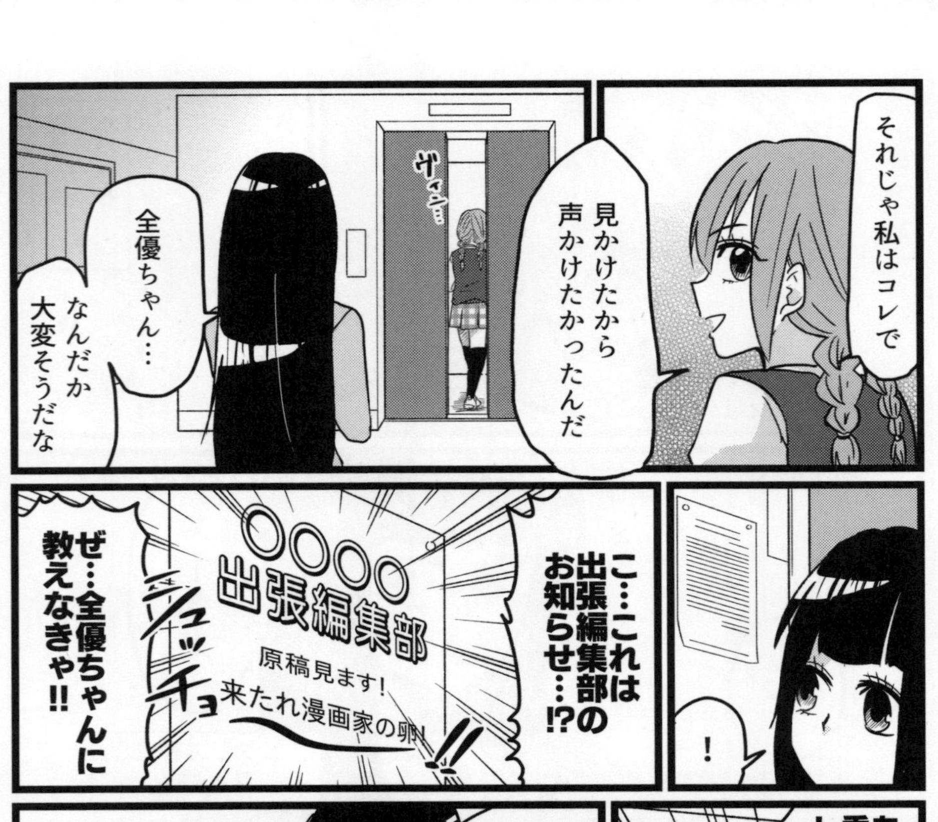
それじゃ私はコレで
見かけたから声かけたかったんだ
ヴィン…
全優ちゃん…
なんだか大変そうだな
!
こ…これは出張編集部のお知らせ…!?
○○○○出張編集部
原稿見ます!
来たれ漫画家の卵!
シュッチョ
ぜ…全優ちゃんに教えなきゃ!!
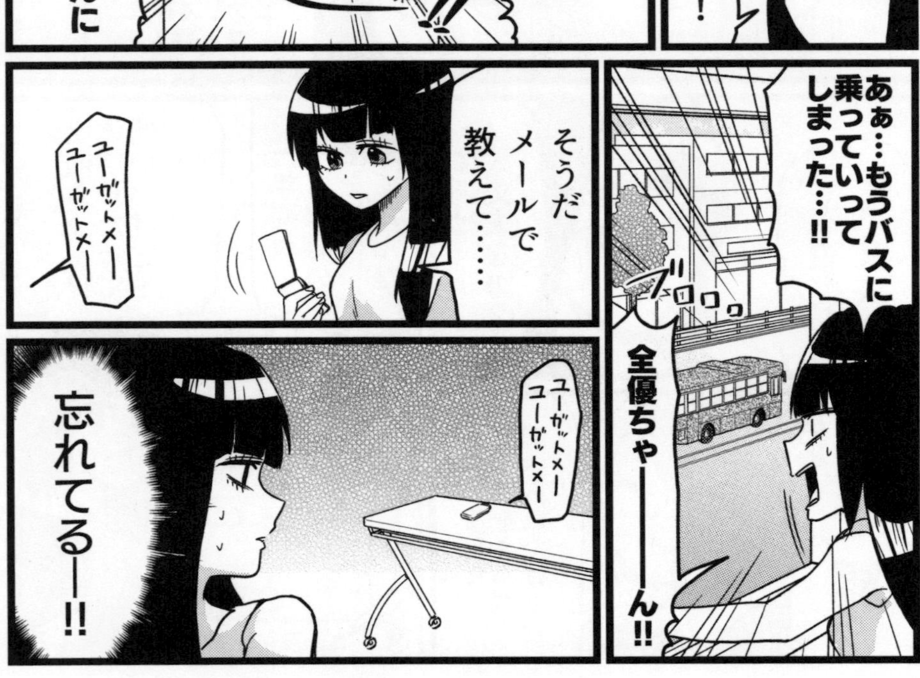
あぁ…もうバスに乗っていってしまった…!!
全優ちゃ———ん!!
そうだメールで教えて……
ユーガットメー
ユーガットメー
忘れてる——!!

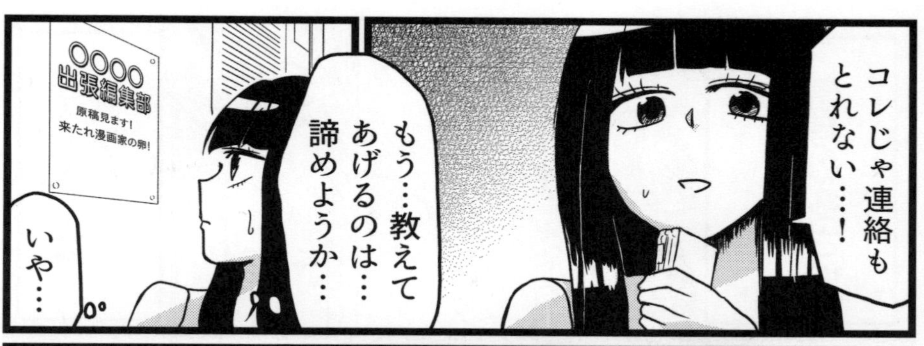
コレじゃ連絡も
とれない…！
もう…教えて
あげるのは…
諦めようか…
いや…
〇〇〇〇
出張編集部
原稿見ます！
来たれ漫画家の卵！

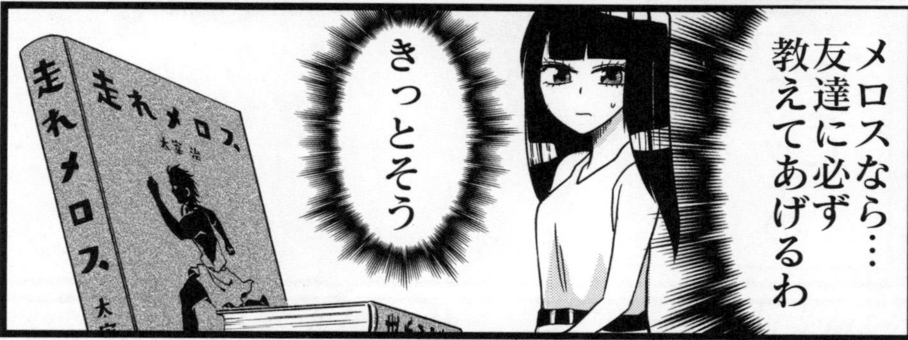
メロスなら…
友達に必ず
教えてあげるわ
きっとそう
走れメロス
走れメロス
太宰治

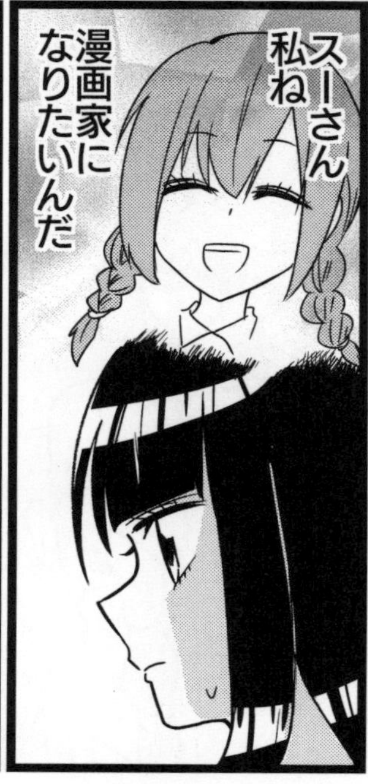
スーさん
私ね
漫画家に
なりたいんだ

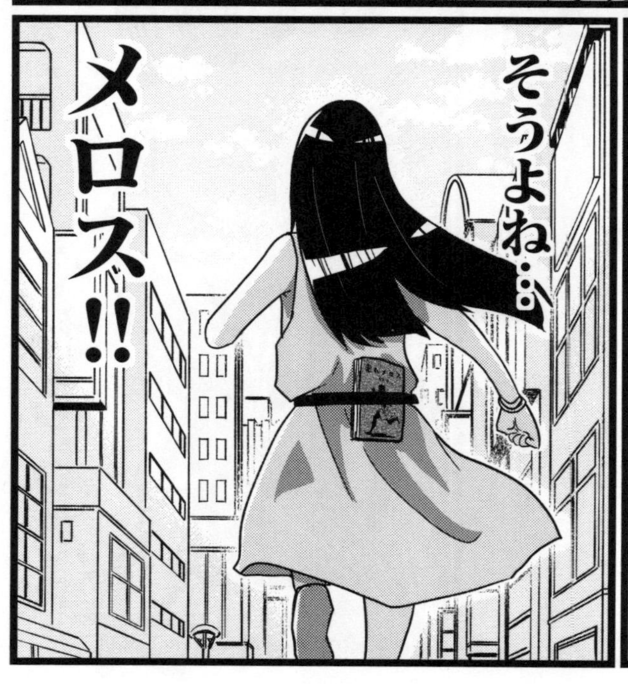
そうよね…
メロス!!

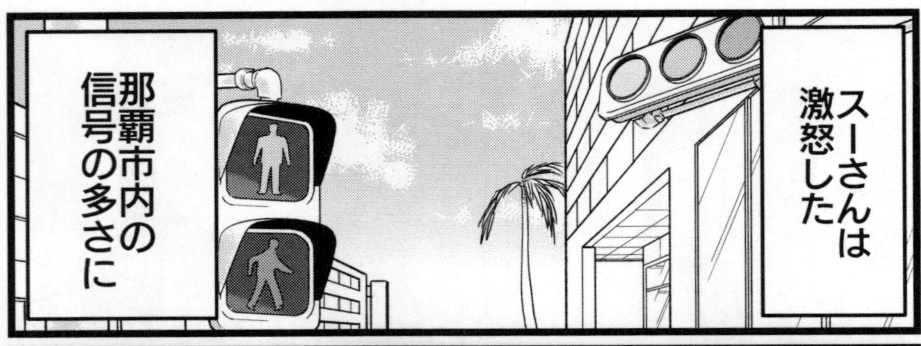
スーさんは激怒した
那覇市内の信号の多さに

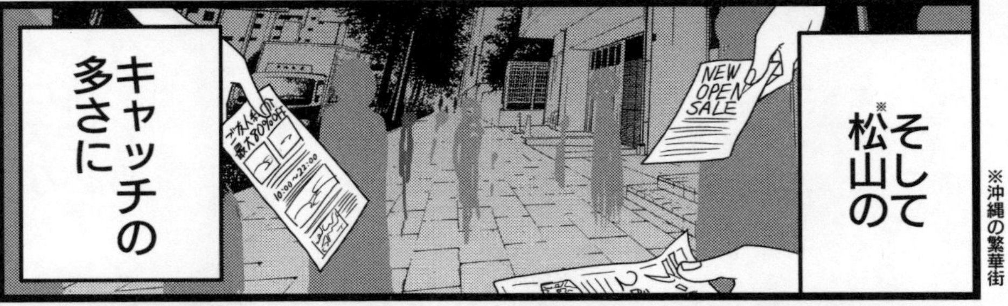
そして※松山の
キャッチの多さに
NEW OPEN SALE

※沖縄の繁華街

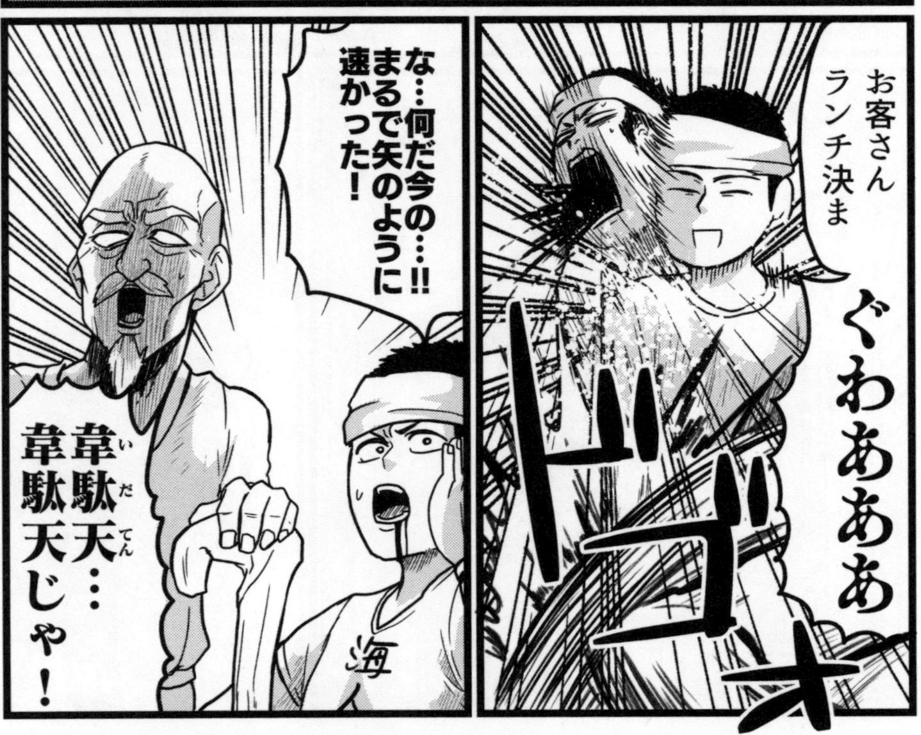
お客さんランチ決ま
ぐわあああああ
ドゴォ
な…何だ今の…!!
まるで矢のように速かった!
韋駄天(いだてん)…
韋駄天じゃ!
海

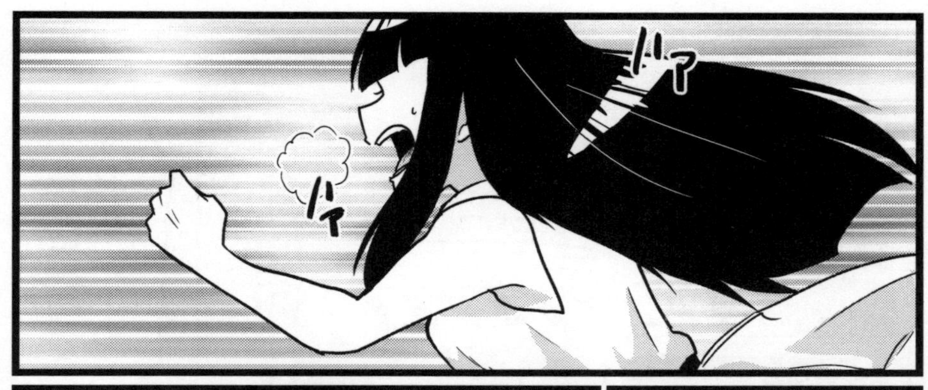
ハァ
ハァ

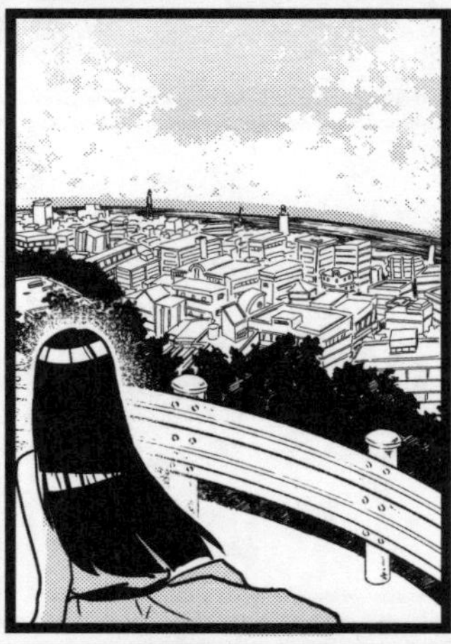

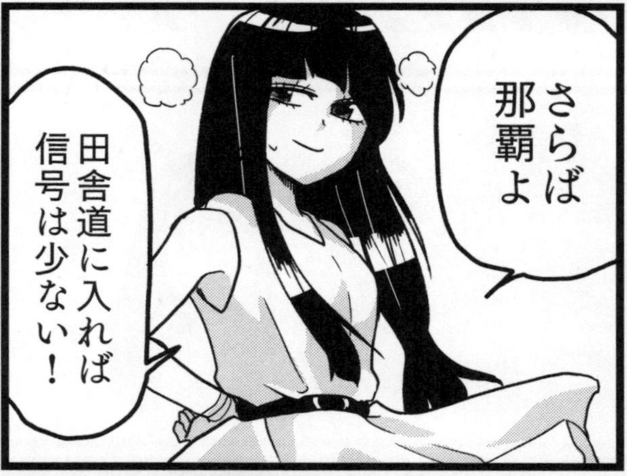
さらば那覇よ
田舎道に入れば信号は少ない！

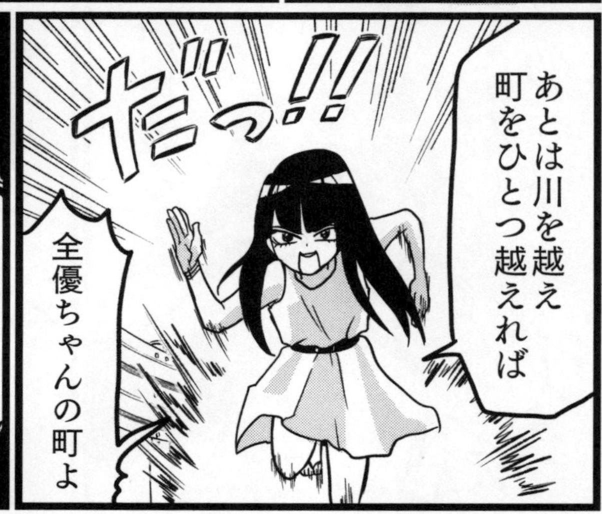
あとは川を越え町をひとつ越えれば
全優ちゃんの町よ
だっ!!

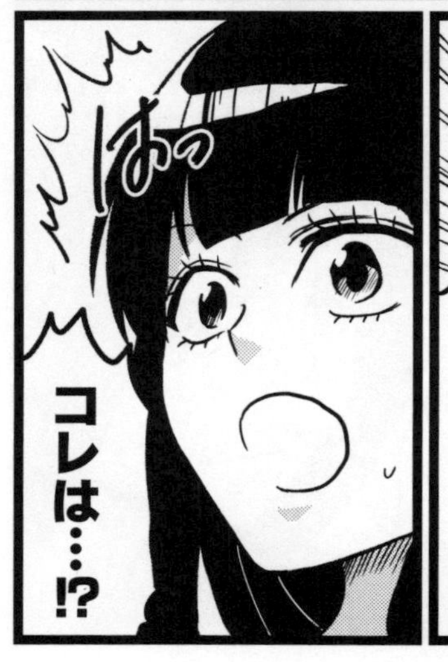
はっ
コレは…!?

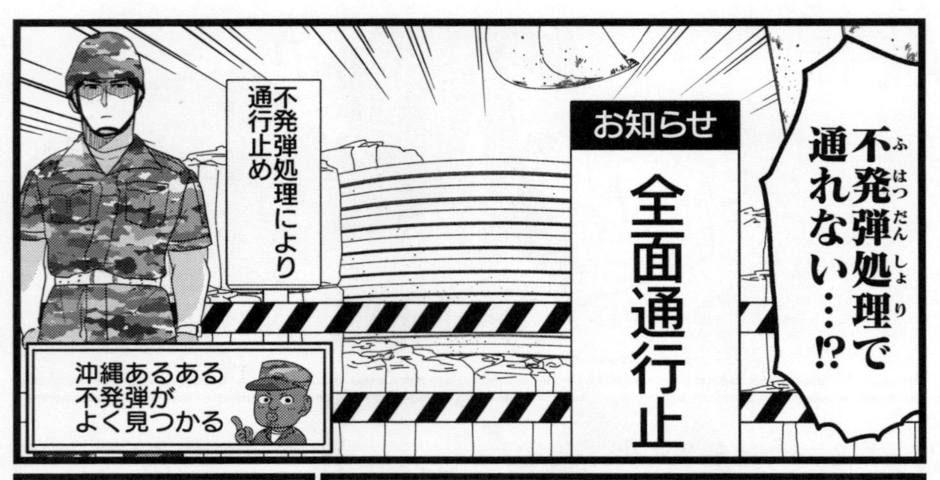
不発弾処理で通れない…!?
お知らせ
全面通行止
不発弾処理により通行止め
沖縄あるある
不発弾が
よく見つかる

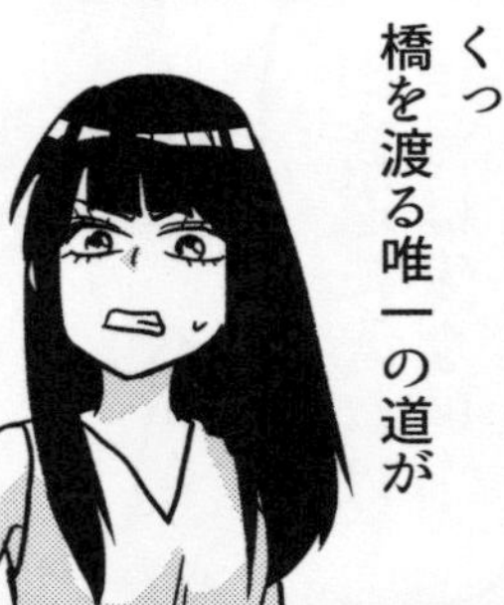
くっ
橋を渡る唯一の道が
那覇に引き返して
大通りに出るしか…
でも私は一刻も早く
全優ちゃんに
教えたい…

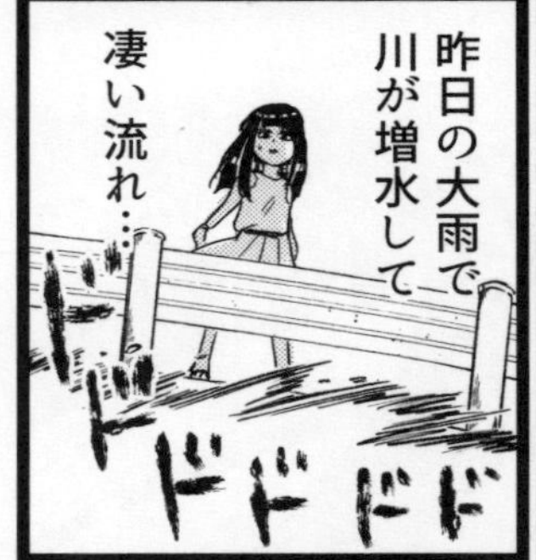
昨日の大雨で
川が増水して
凄い流れ…
ドドドドド

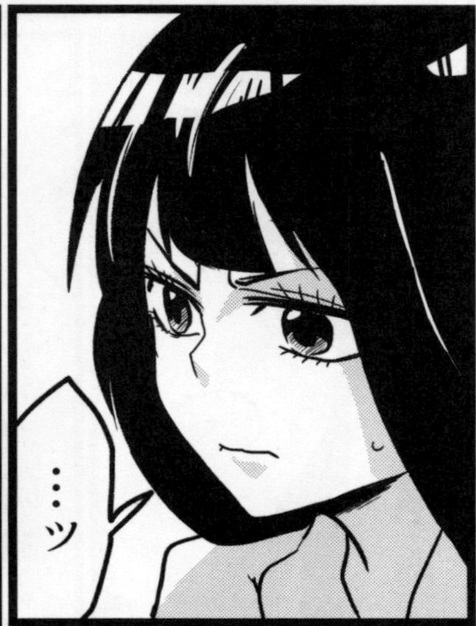
…ッ

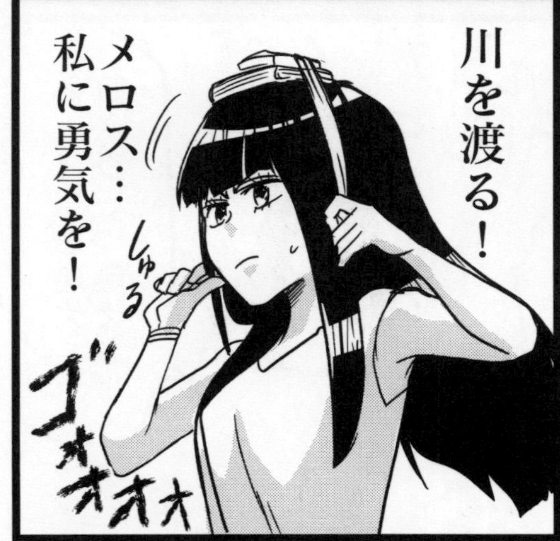
川を渡る!
メロス…
私に勇気を!
しゅる
ゴォオオオ

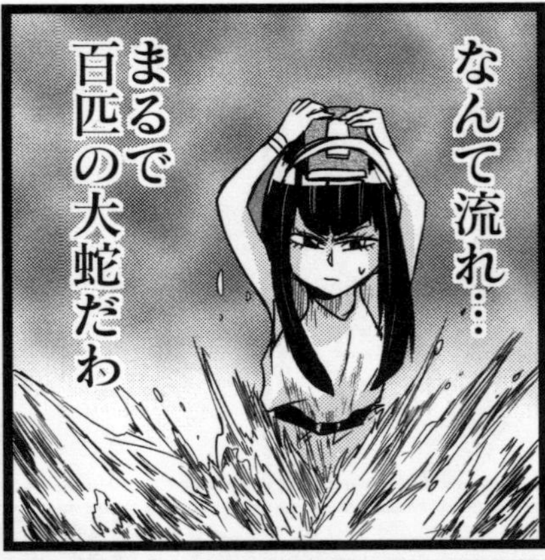
なんて流れ…
まるで百匹の大蛇だわ

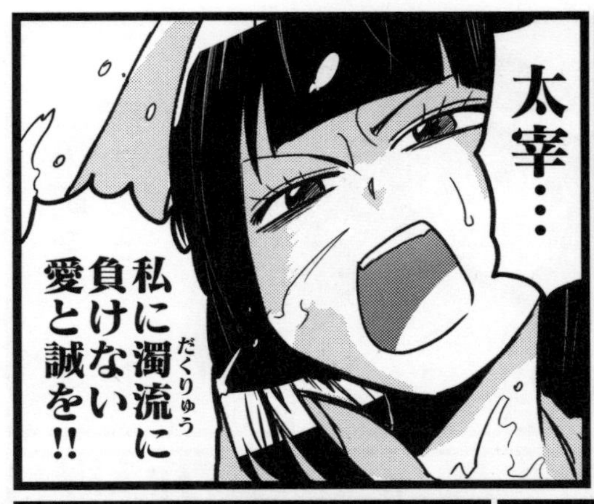
太宰…
私に濁流(だくりゅう)に負けない愛と誠を!!

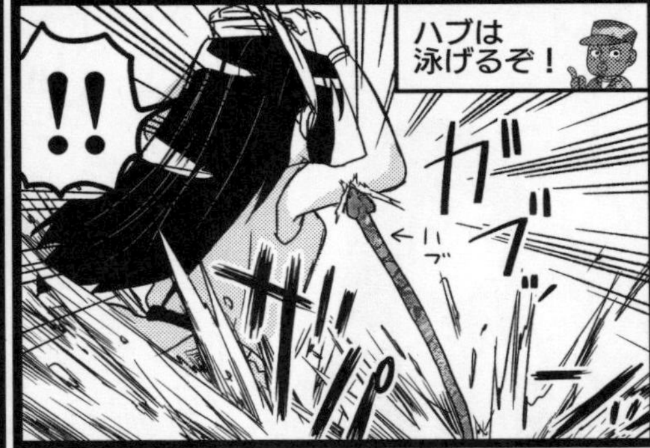
ハブは泳げるぞ！
!!
ガブ
ハブ
ザッパ

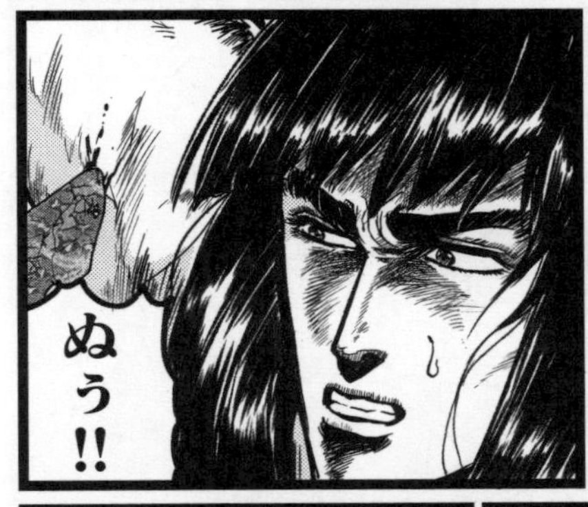
ぬぅ!!

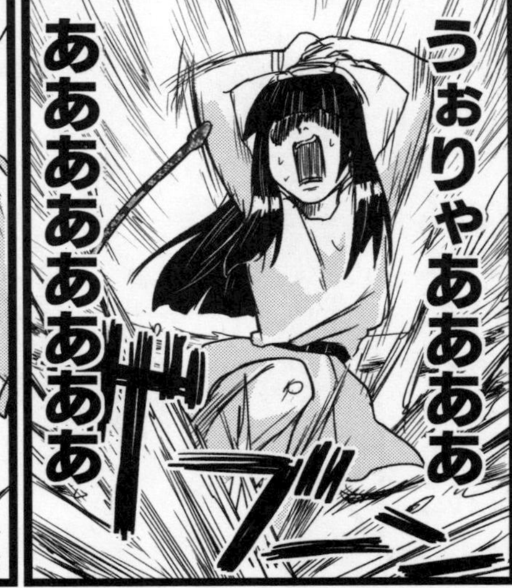
うぉりゃあああああああああああ
ザブ

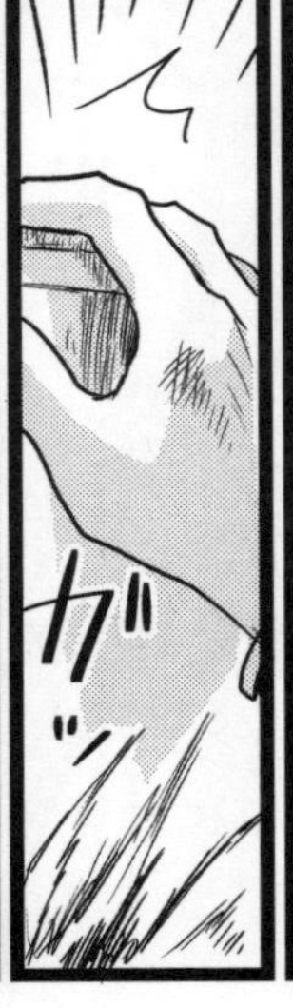
ガ

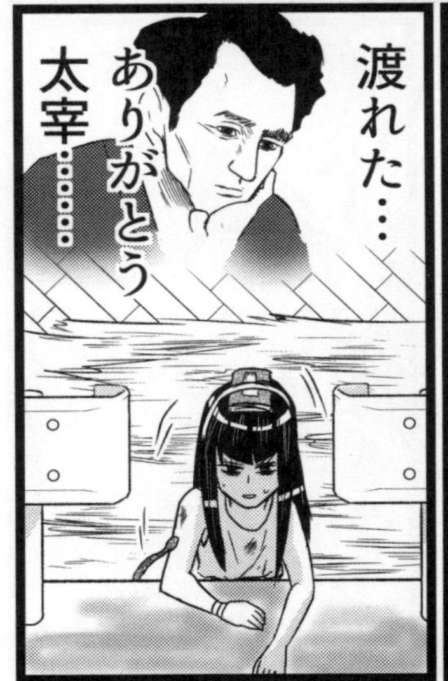
渡れた…
ありがとう太宰……

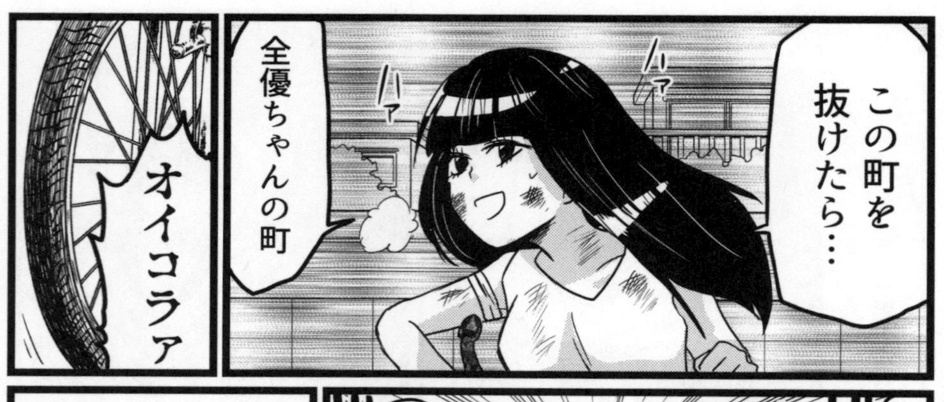
この町を抜けたら…
ハァ
ハァ
全優ちゃんの町
オイコラァ

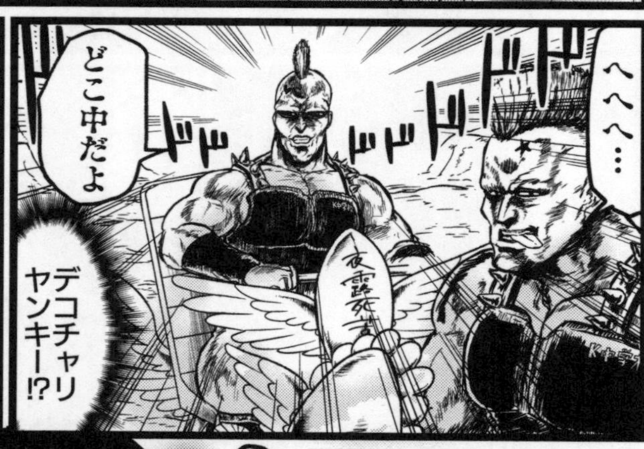
へへへ…
ドドド
どこ中だよ
デコチャリヤンキー⁉

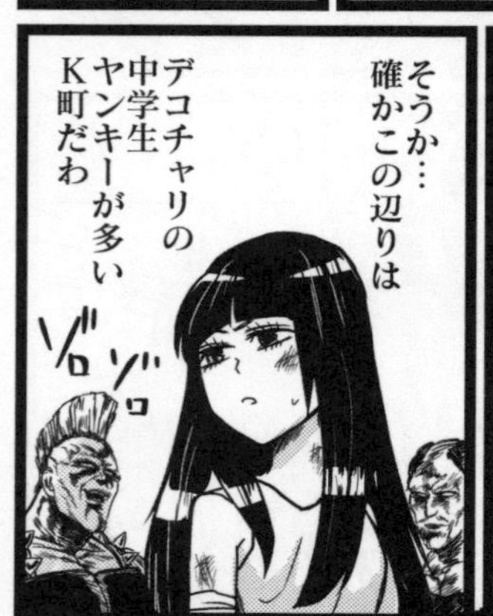
そうか…確かこの辺りは
デコチャリの中学生ヤンキーが多いK町だわ
ゾロ
ゾロ

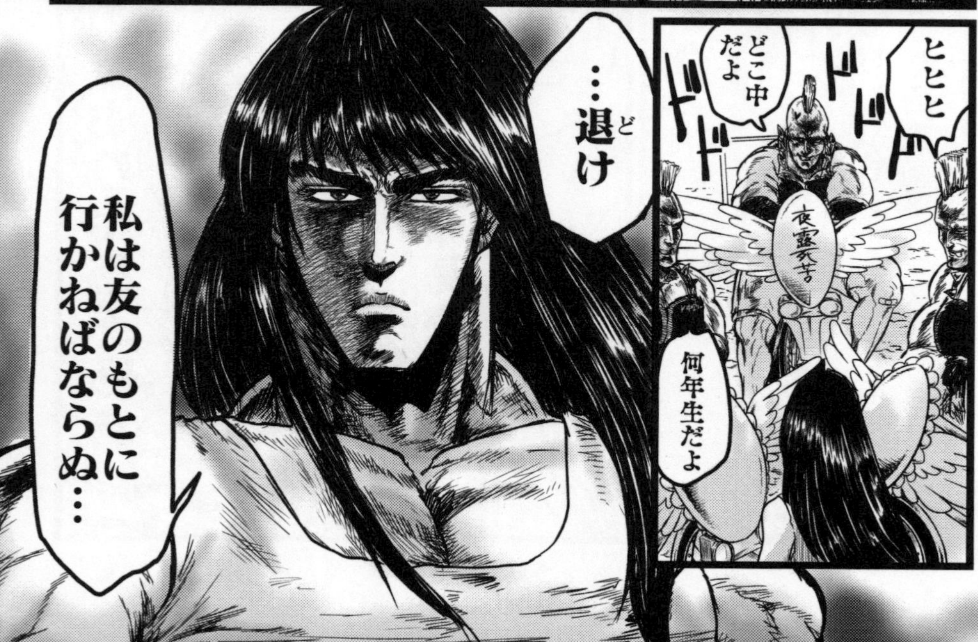
ととと
ドドド
どこ中だよ
何年生だよ
…退け
私は友のもとに行かねばならぬ…

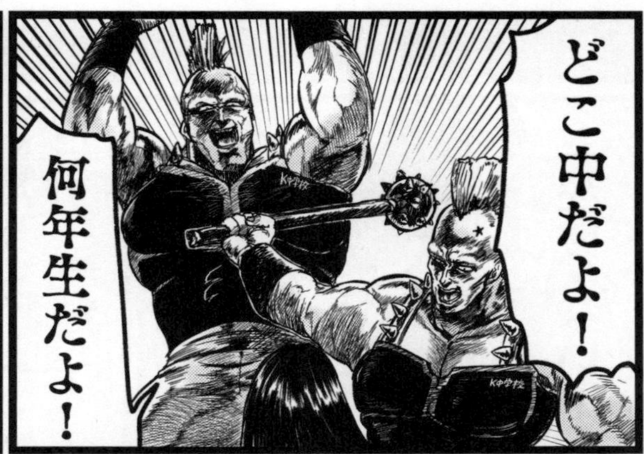
どこ中だよ!
何年生だよ!

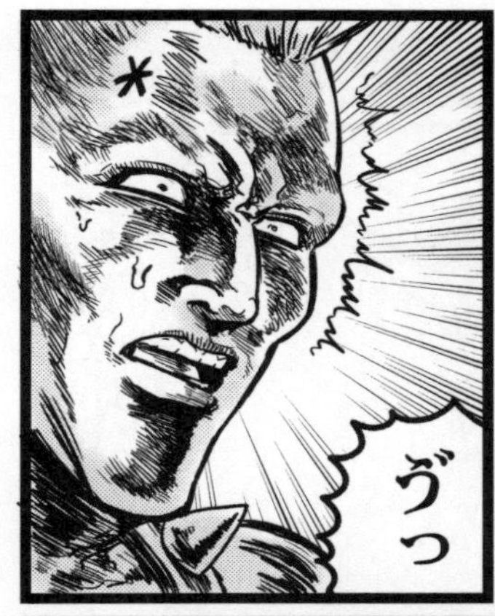
ヴっ

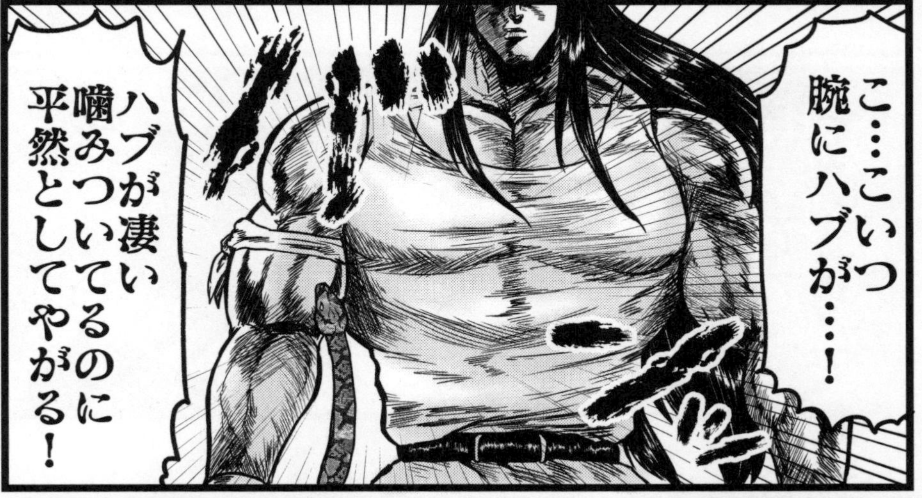
こ…こいつ
腕にハブが…!
ハブが凄い
噛みついてるのに
平然としてやがる!

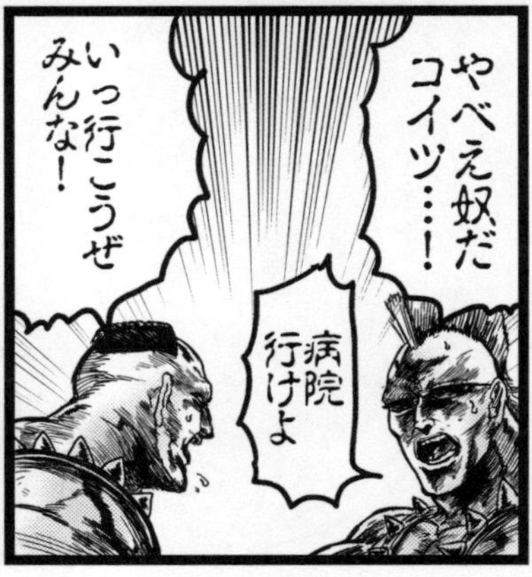
やべえ奴だ
コイツ…!
いっ行こうぜ
みんな!
病院
行けよ

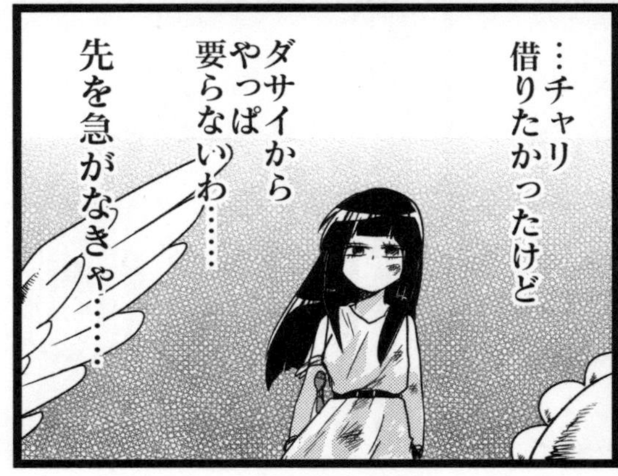
…チャリ
借りたかったけど
ダサイから
やっぱ
要らないわ…
先を急がなきゃ……

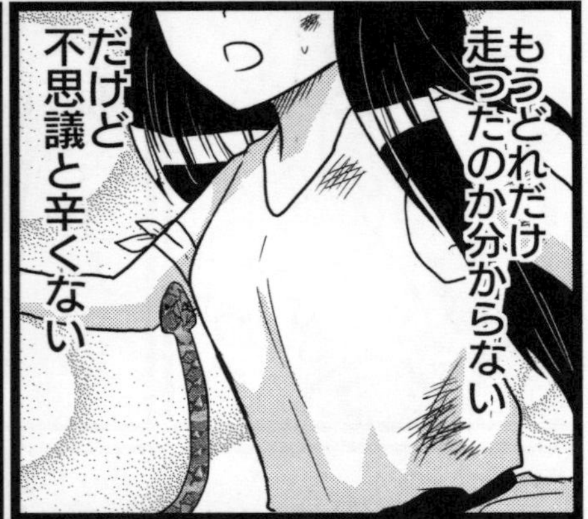
もうどれだけ走ったのか分からない
だけど不思議と辛くない

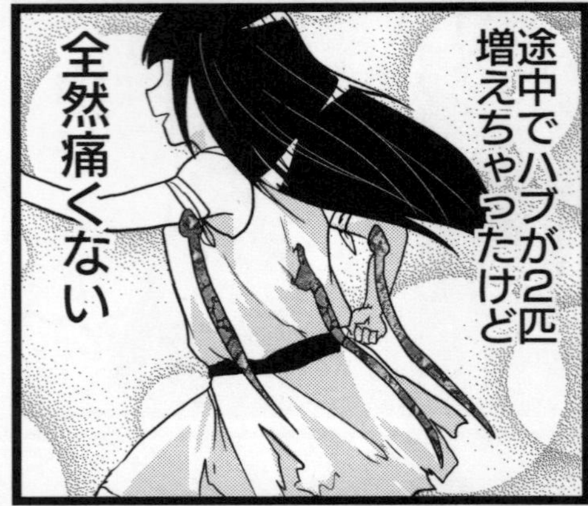
途中でハブが2匹増えちゃったけど
全然痛くない

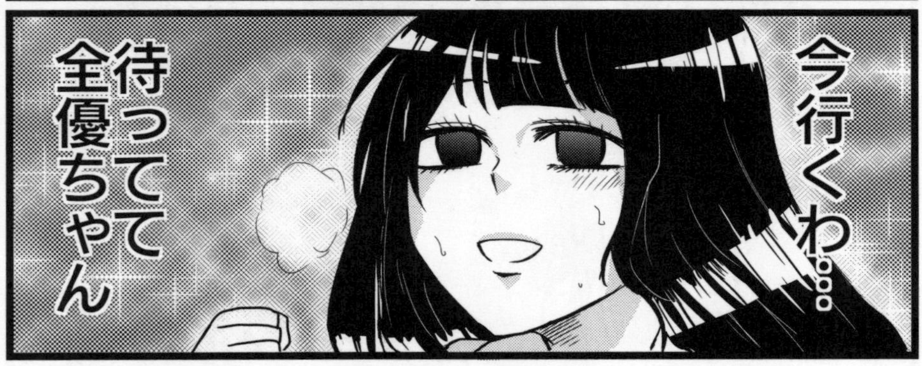
今行くわ…
待ってて全優ちゃん

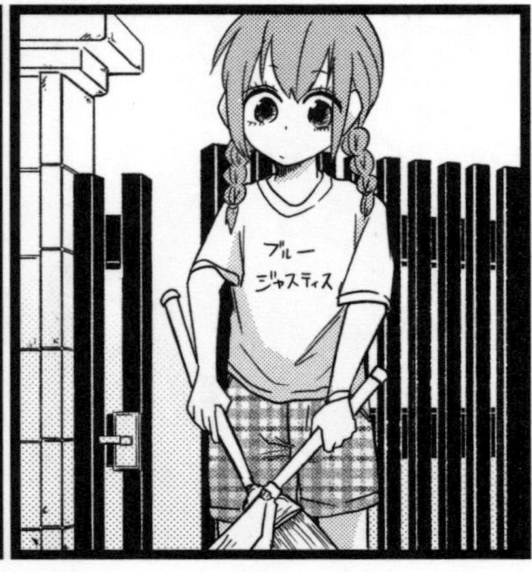
ブルー
ジャスティス

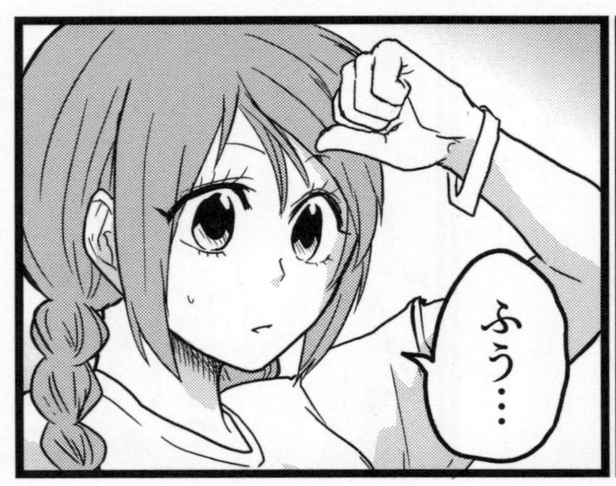
ふう…

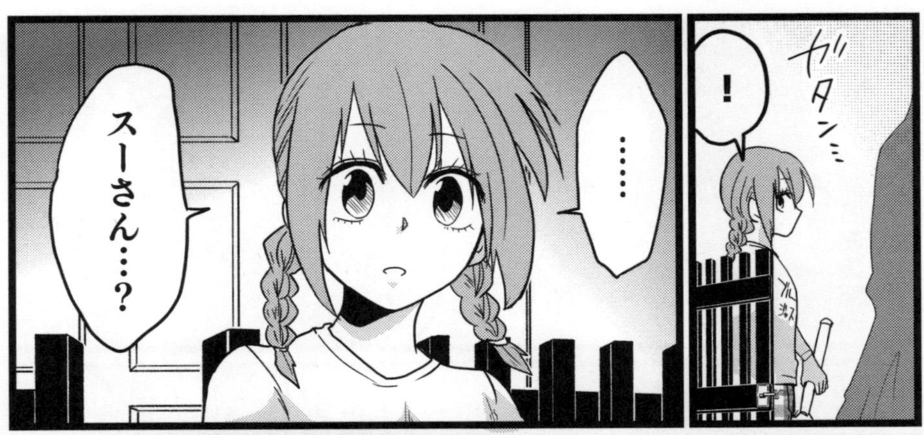
ガタン
！
……
スーさん…？

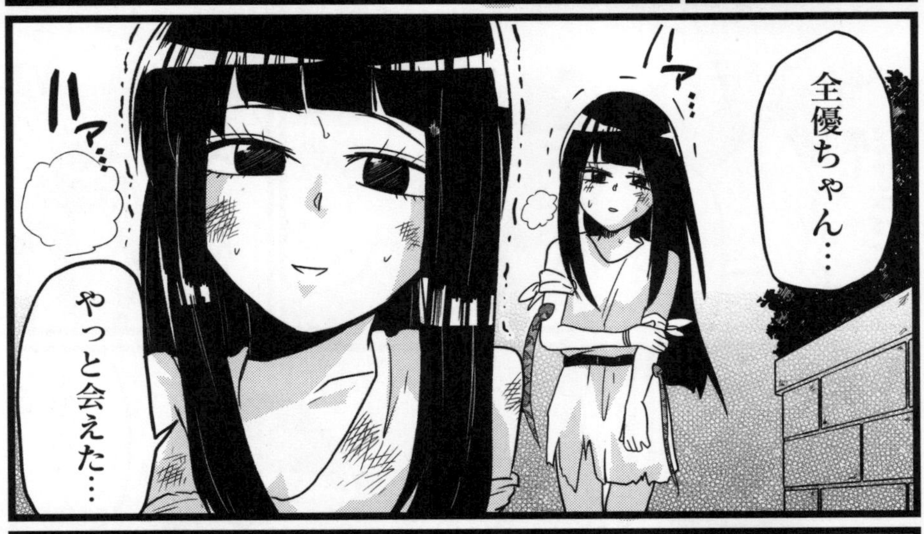
全優ちゃん…
ハァ…
ハァ…
やっと会えた…

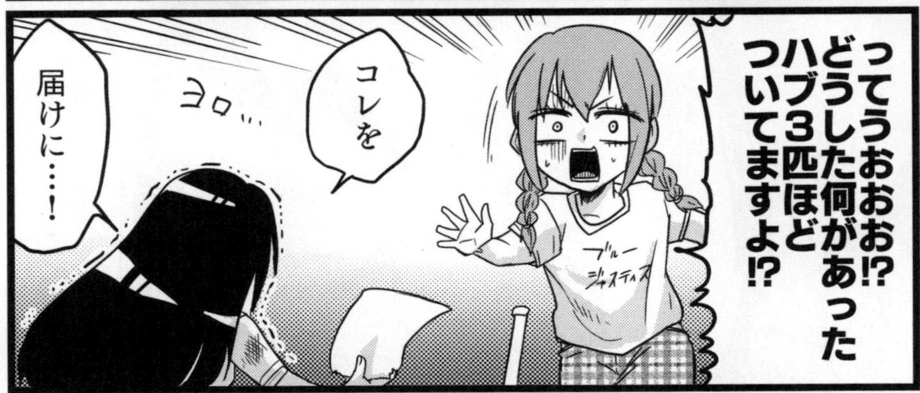
ってうおお!?
どうした何があった
ハブ3匹ほど
ついてますよ!?
コレを
ヨロ…
届けに…！
ブルージャスティス

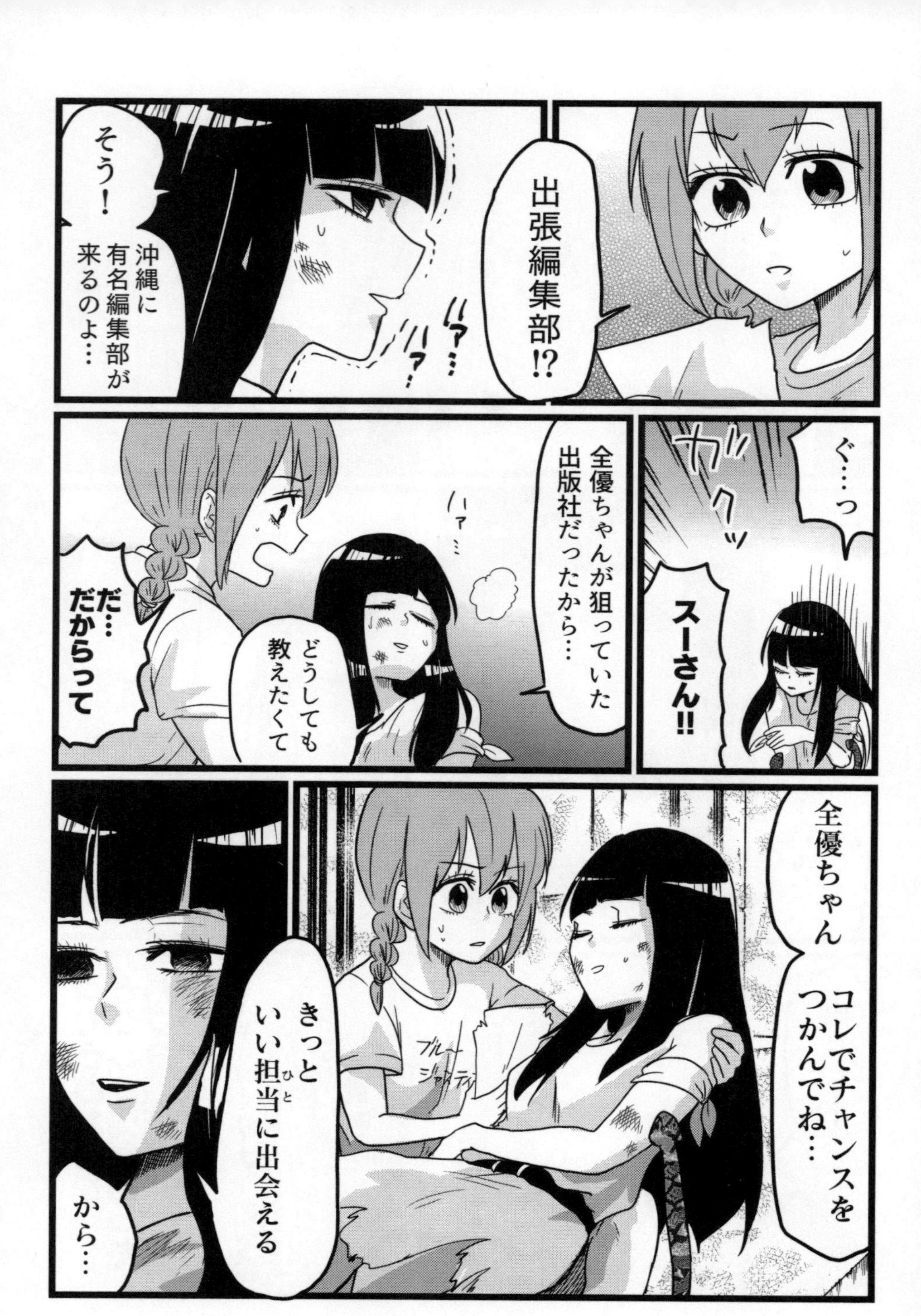
出張編集部!?
ハァ… ハァ…
そう!
沖縄に有名編集部が来るのよ…
ぐ…っ
ガクッ
スーさん!!
全優ちゃんが狙っていた出版社だったから…
ハァ…
どうしても教えたくて
だ…だからって
全優ちゃん
コレでチャンスをつかんでね…
ブルージャスティス
きっといい担当(ひと)に出会える
から…

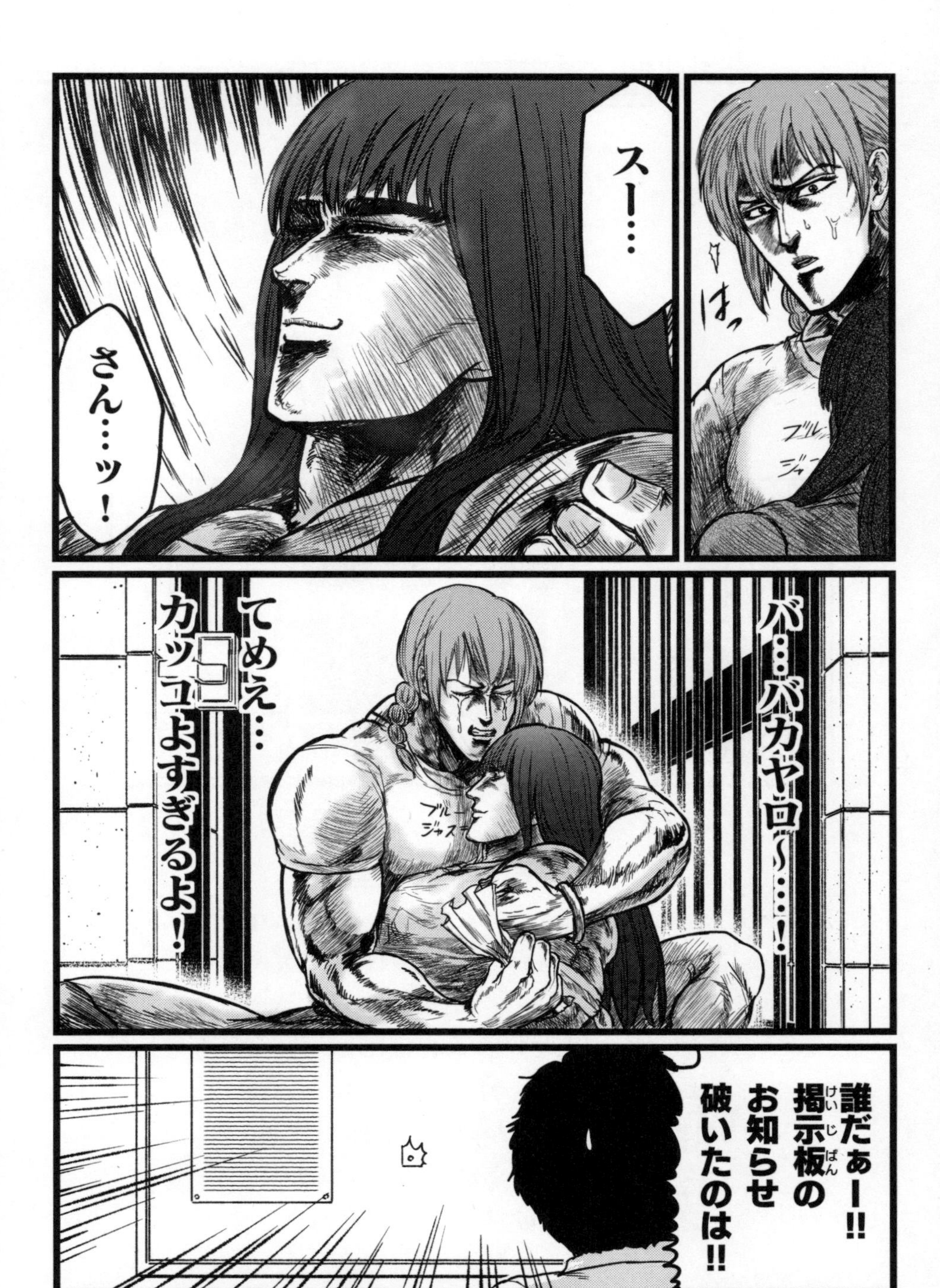
スー…
さん…ッ！
はっ
ブルージャー
バ…バカヤロ〜…！
てめえ…カッコよすぎるよ！
ブルージャス
誰だぁー!!掲示板のお知らせ破いたのは!!

腸よ鼻よキャラクターファイル

08

スーさん

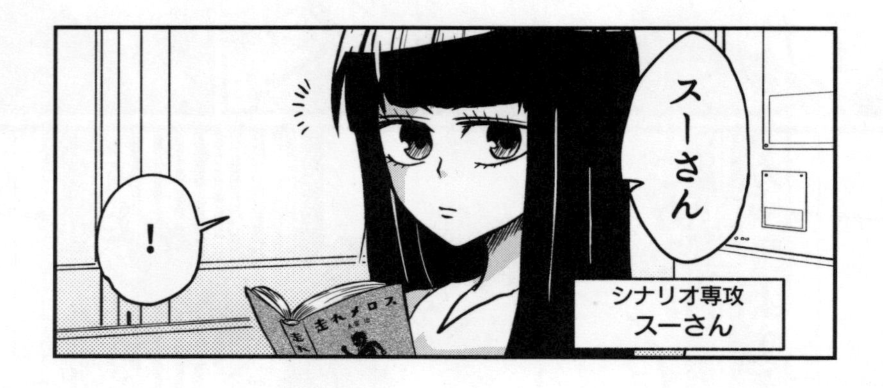

全優の専門学校の同級生。

名前は仮名で、とあるキャラクターから取っている。

全優のためなら命をかけて走ってくれるいい友人。

企画のカレンダーでは水着姿も披露。

普段着ている服もメロスっぽくしている。

実は全優の色んな友人の複合型のキャラクターである。

最初使い切りのキャラクターにしようと思っていたのだが、

思っていたよりキャラが出来上がってしまい

9話以降も出てくることになった。

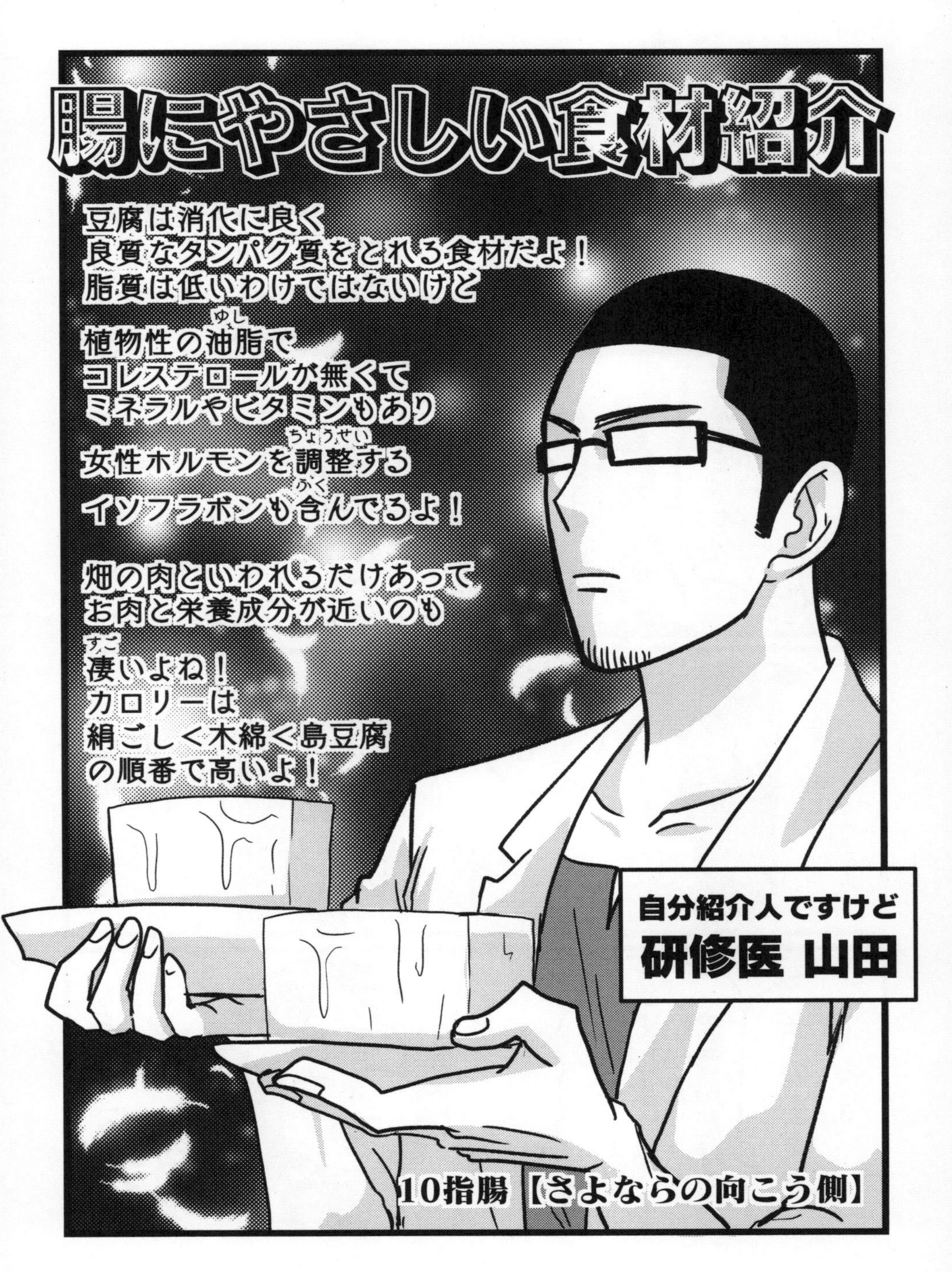
腸にやさしい食材紹介
豆腐は消化に良く
良質なタンパク質をとれる食材だよ！
脂質は低いわけではないけど
植物性の油脂で
コレステロールが無くて
ミネラルやビタミンもあり
女性ホルモンを調整する
イソフラボンも含んでるよ！
畑の肉といわれるだけあって
お肉と栄養成分が近いのも
凄いよね！
カロリーは
絹ごし＜木綿＜島豆腐
の順番で高いよ！
自分紹介人ですけど
研修医 山田
10指腸【さよならの向こう側】

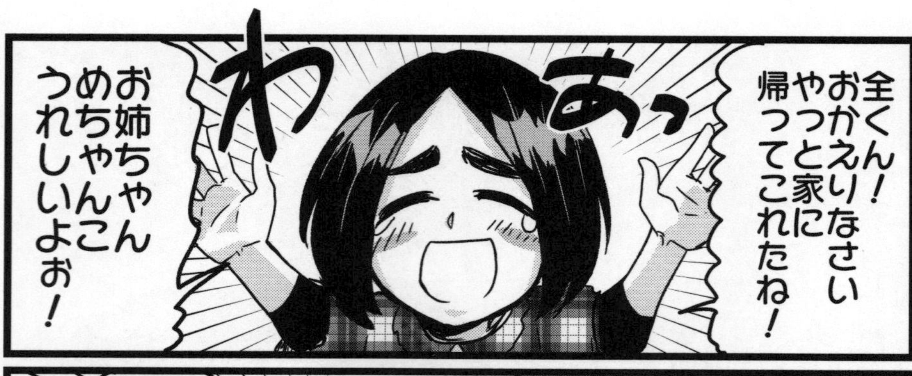
全くん！
おかえりなさい
やっと家に
帰ってこれたね！
わあっ
お姉ちゃん
めちゃんこ
うれしいよぉ！

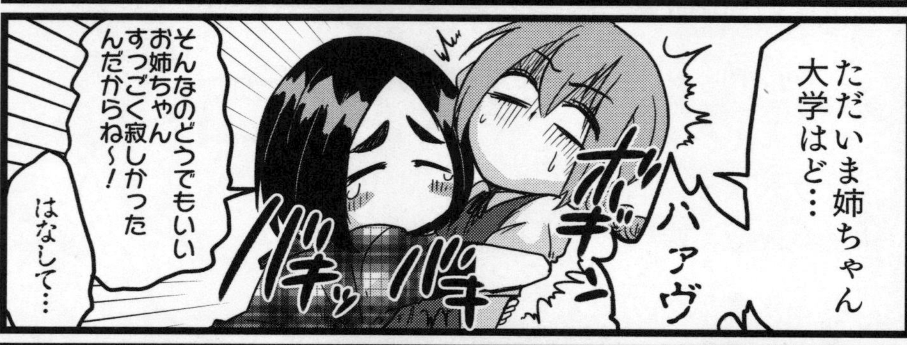
ただいま姉ちゃん
大学はど…
ハァウ
ボギン
バギッ
バギ
そんなのどうでもいい
お姉ちゃん
すっごく寂しかった
んだからね～！
はなして…

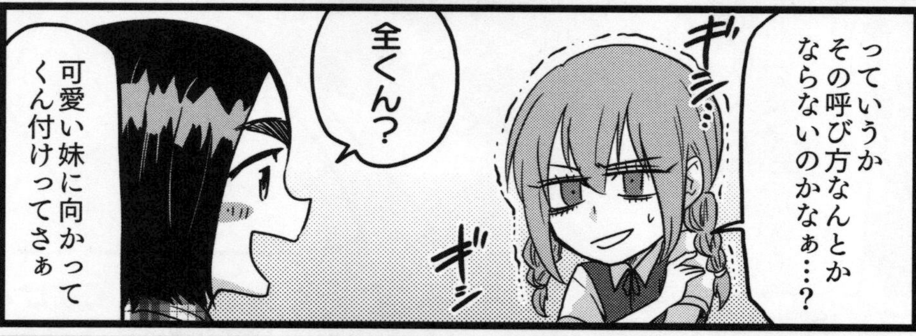
っていうか
その呼び方なんとか
ならないのかなぁ…？
ギシ
ギシ
全くん？
可愛い妹に向かって
くん付けってさぁ

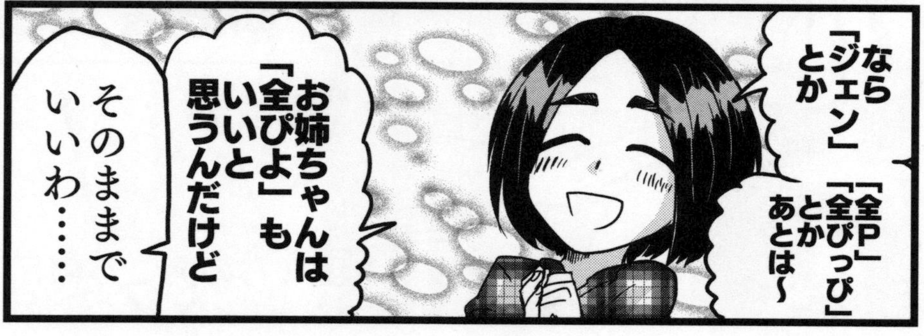
なら
「ジェン」
とか
「全P」
「全ぴっぴ」
とか
あとは～
お姉ちゃんは
「全ぴよ」も
いいと
思うんだけど
そのままで
いいわ……

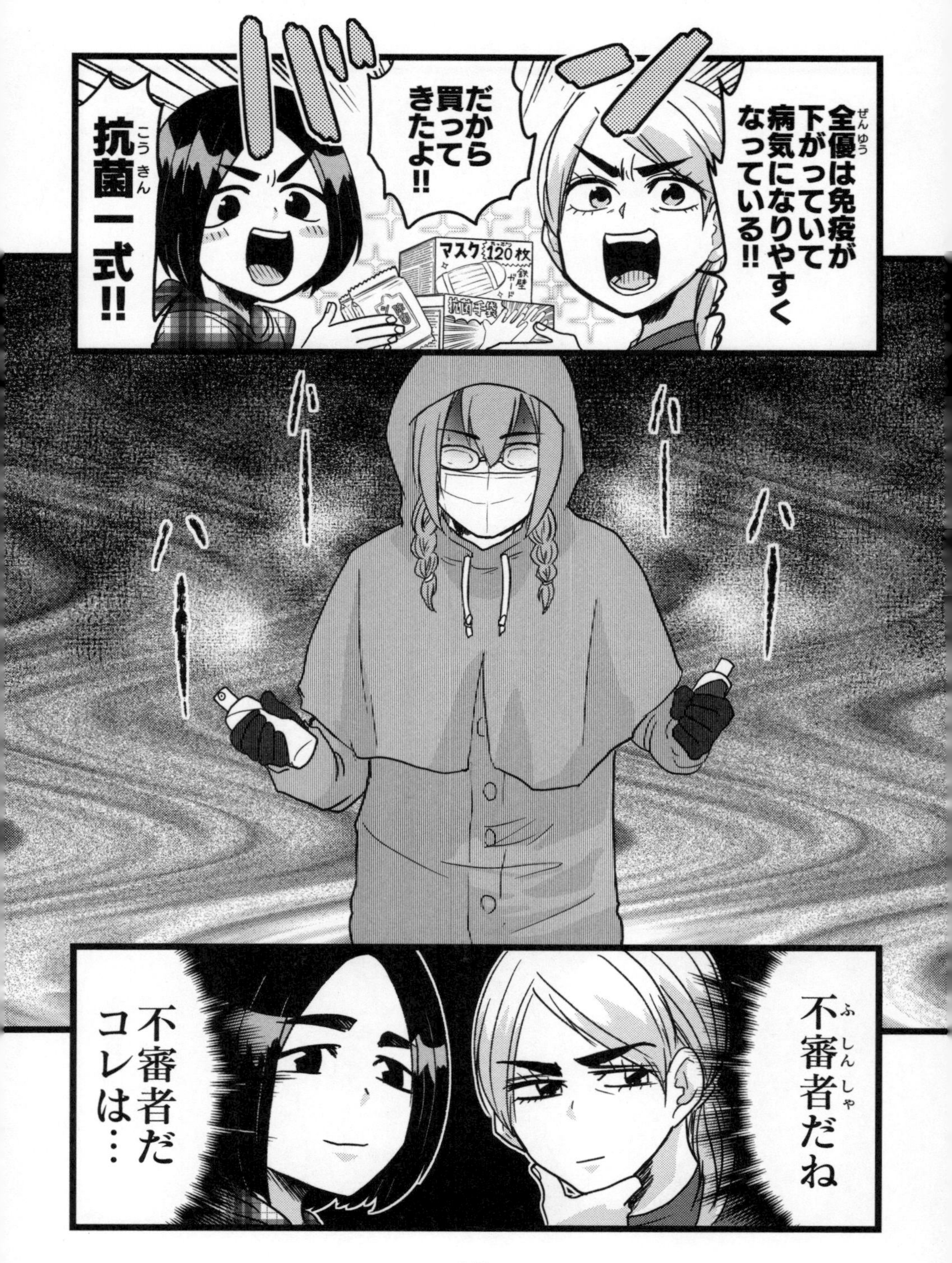
全優は免疫が下がっていて病気になりやすくなっている!!
だから買ってきたよ!!
抗菌一式!!
マスク120枚
鉄壁ガード
抗菌手袋
ハーーー
ハーーー
不審者だね
不審者だコレは…

落ち着けって…免疫については手洗い・マスク・うがいをちゃんとすれば大丈夫って言われたからそんなに気張らなくていいって
それよりも食事管理が大変だって先生に釘をさされたんですよ！

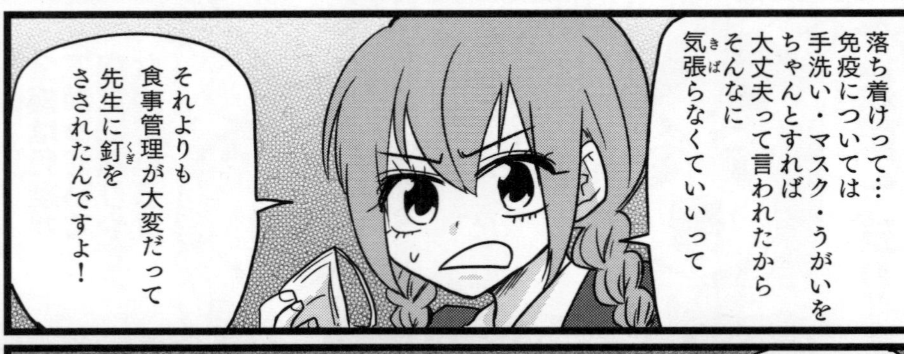

潰瘍性大腸炎の人は高エネルギー食にしないといけないらしくって…

ハイ上見て

まず理想体重（身長(m)²×22）を算出
↓
理想体重1kgあたり40kcal
（一般は♂は30kcal♀は28kcal）
↓
理想体重×40＝

一日に必要なエネルギー（潰瘍性大腸炎ver）

※読みとばしていいです

だから例えば私が159cmなら理想体重は約55.6kg

一日に必要なエネルギーは約２２２０kcalになるわけです一般女性なら１５５６kcalで済むところを！

※読みとばしていいです

…毎回毎回こんな計算しながら飯を食わねえといけないのかって
数学単位保留

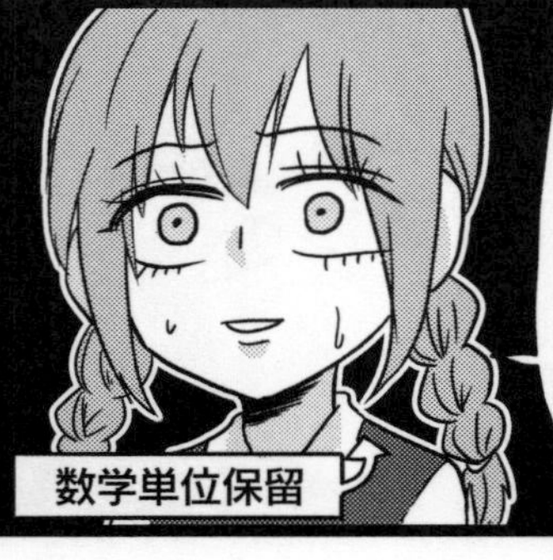

ぶっちゃけ自分で何を言ってるかもわかんねえ…

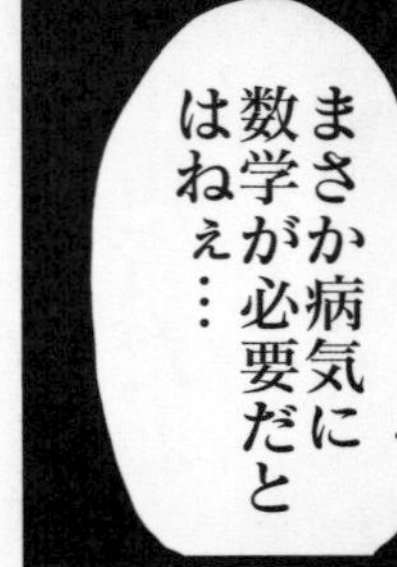

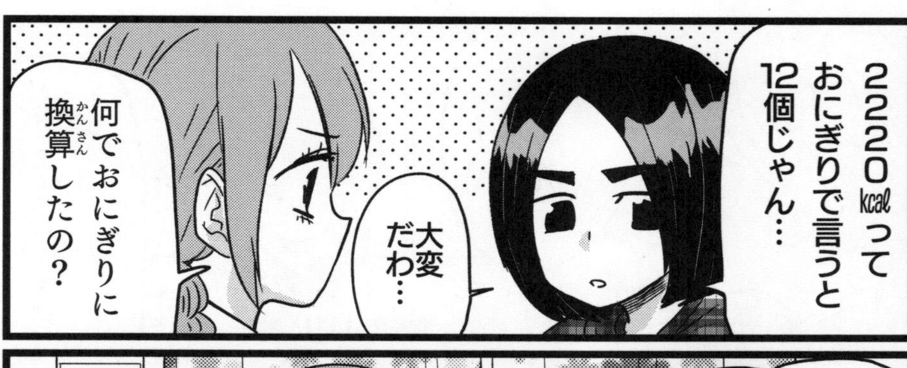
2220kcalって
おにぎりで言うと
12個じゃん…
大変
だわ…
何でおにぎりに
換算したの？

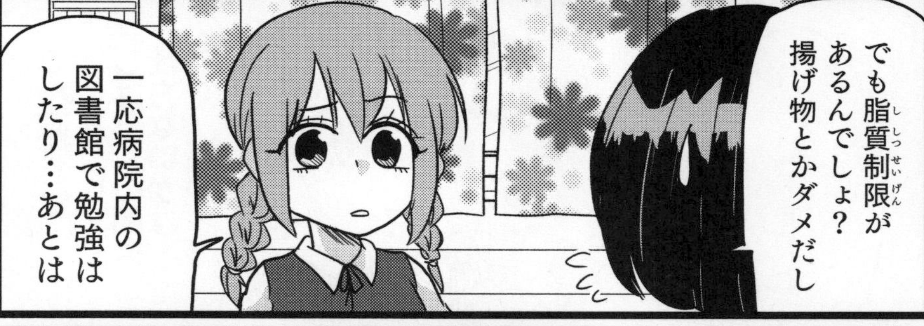
でも脂質制限が
あるんでしょ？
揚げ物とかダメだし
一応病院内の
図書館で勉強は
したり…あとは

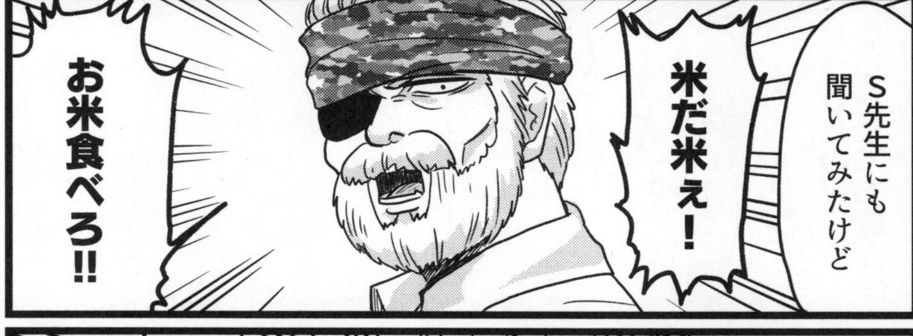
S先生にも
聞いてみたけど
米だ米ぇ！
お米食べろ!!

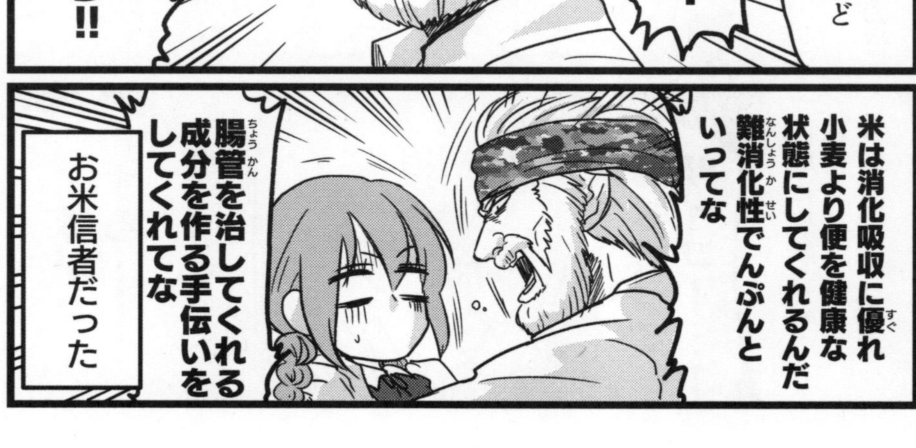
米は消化吸収に優れ
小麦より便を健康な
状態にしてくれるんだ
難消化性でんぷんと
いってな
腸管を治してくれる
成分を作る手伝いを
してくれてな
お米信者だった

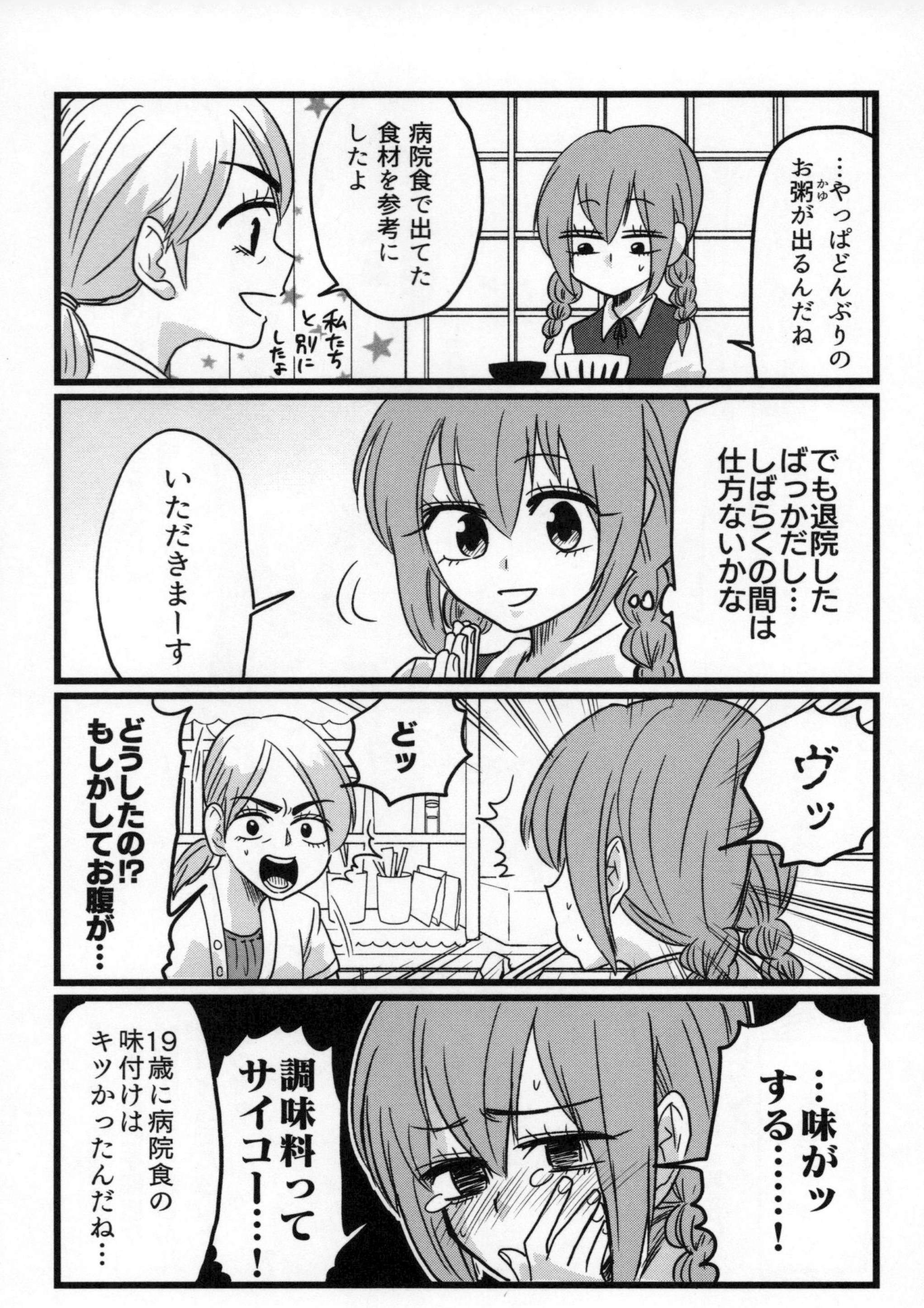
…やっぱどんぶりのお粥が出るんだね
病院食で出てた食材を参考にしたよ
私たちと別にしたよ
でも退院したばっかだし…しばらくの間は仕方ないかな
いただきまーす
ヴッ
どッ
どうしたの⁉もしかしてお腹が…
…味がッ……する……！
調味料ってサイコー…！
19歳に病院食の味付けはキッかったんだね…

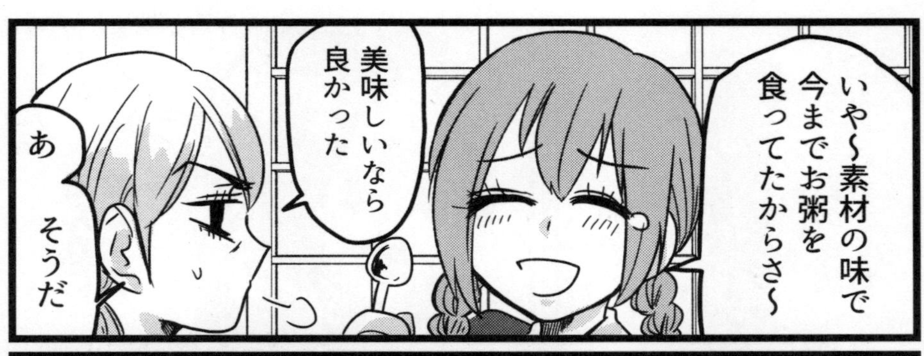
いや〜素材の味で今までお粥を食ってたからさ〜
美味しいなら良かった
あ
そうだ

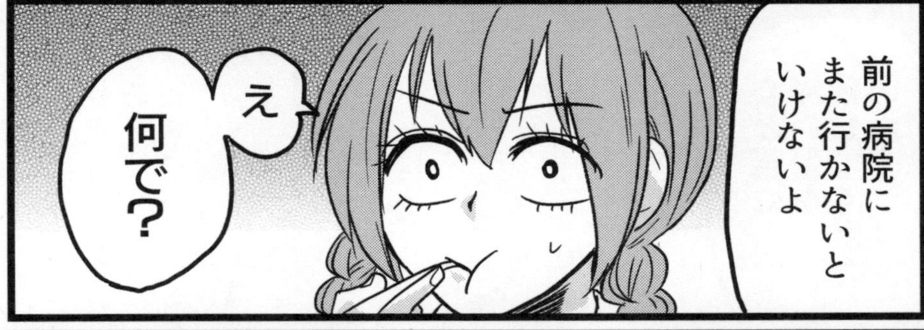
前の病院にまた行かないといけないよ
え
何で？

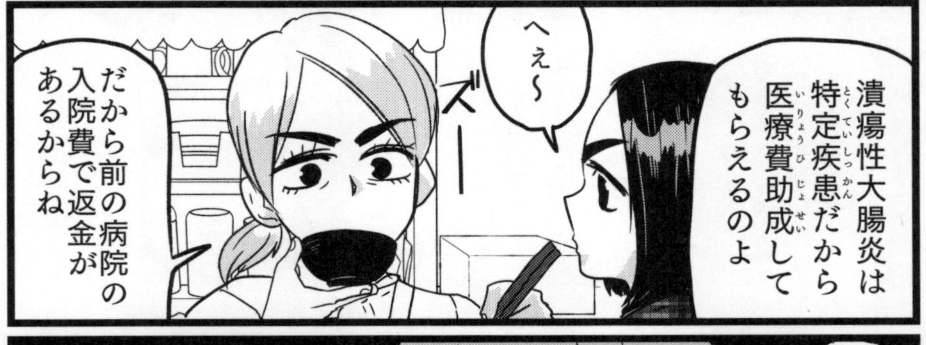
潰瘍性大腸炎は特定疾患だから医療費助成してもらえるのよ
へぇ〜
ズー
だから前の病院の入院費で返金があるからね

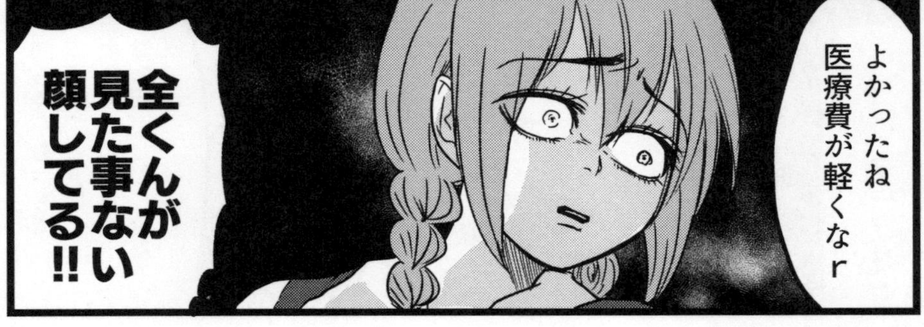
よかったね医療費が軽くなr
全くんが見た事ない顔してる!!

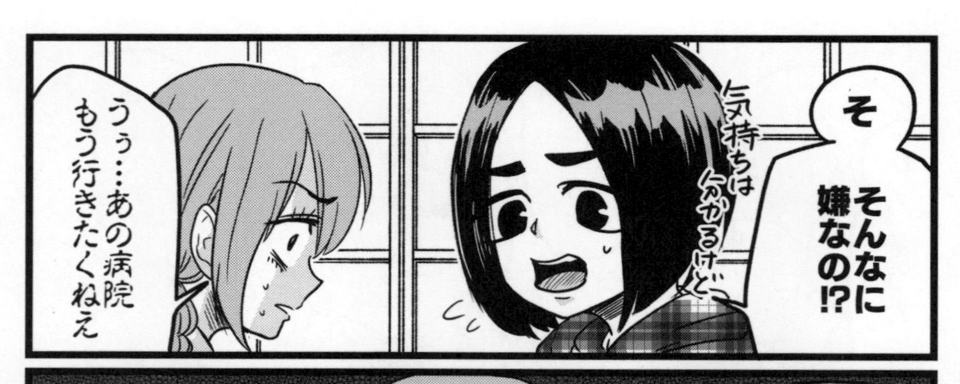
そ
そんなに嫌なの⁉
気持ちは分かるけど
うぅ…あの病院もう行きたくねえ

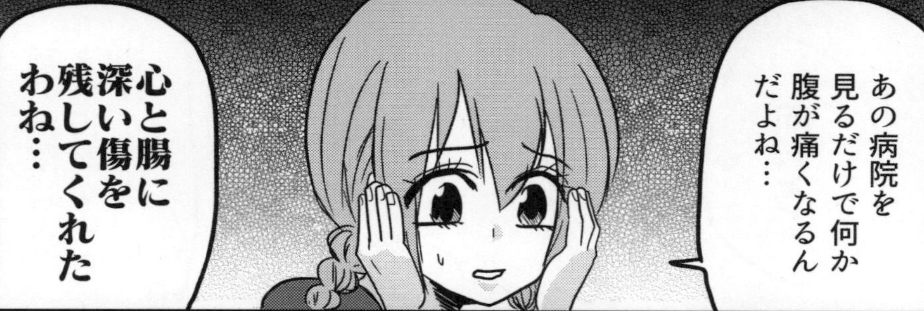
あの病院を見るだけで何か腹が痛くなるんだよね…
心と腸に深い傷を残してくれたわね…

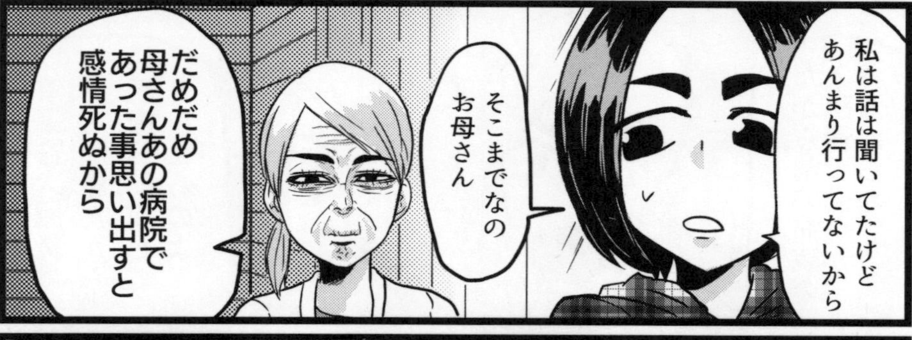
私は話は聞いてたけどあんまり行ってないから
そこまでなのお母さん
だめだめ母さんあの病院であった事思い出すと感情死ぬから

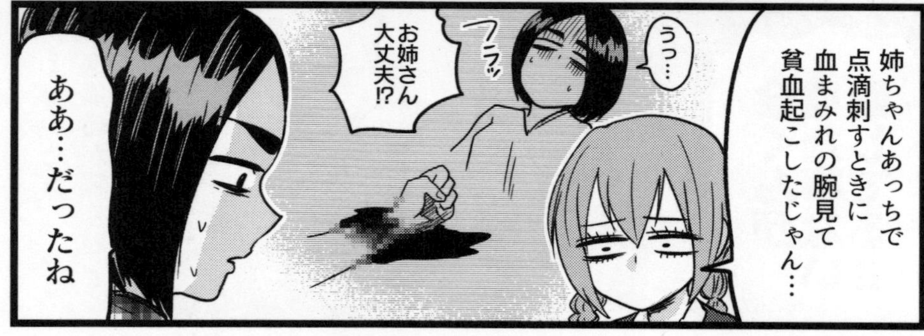
姉ちゃんあっちで点滴刺すときに血まみれの腕見て貧血起こしたじゃん…
うっ…
フラッ
お姉さん大丈夫⁉
ああ…だったね

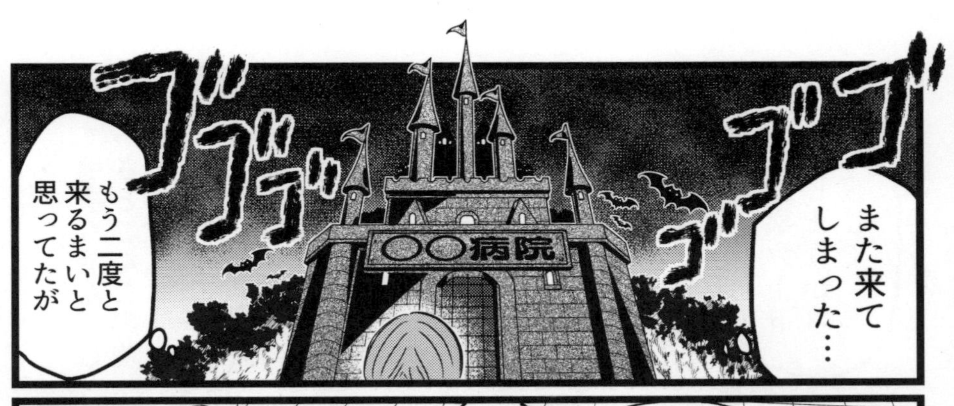
ゴゴゴ
また来てしまった…
ゴゴゴ
〇〇病院
もう二度と来るまいと思ってたが

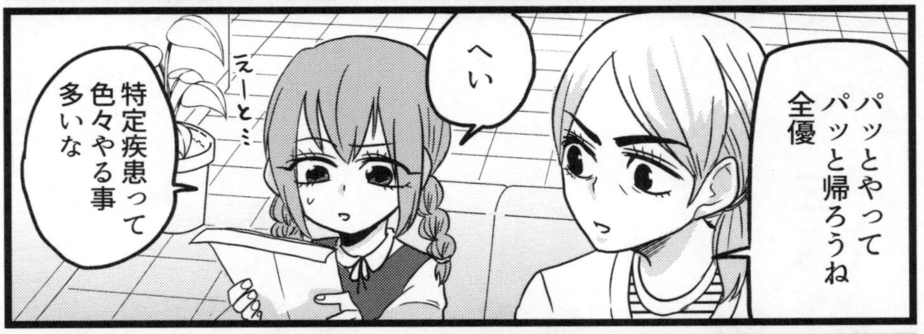
パッとやってパッと帰ろうね全優
へい
えーと…
特定疾患って色々やる事多いな

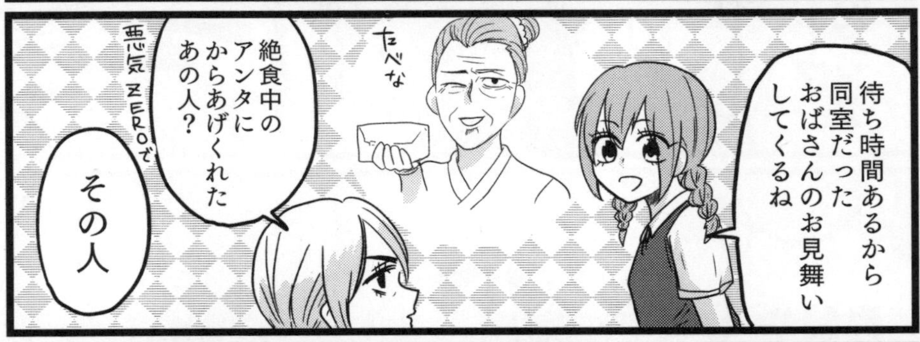
待ち時間あるから同室だったおばさんのお見舞いしてくるね
たべな
絶食中のアンタにからあげくれたあの人？
悪気ZEROで
その人

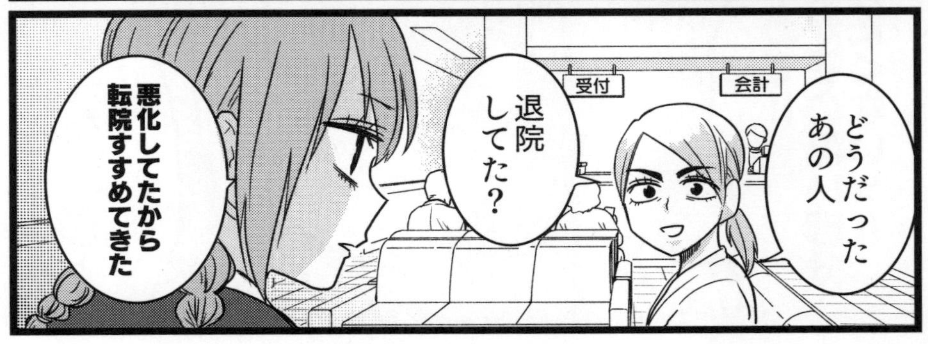
会計
受付
どうだったあの人
退院してた？
悪化してたから転院すすめてきた

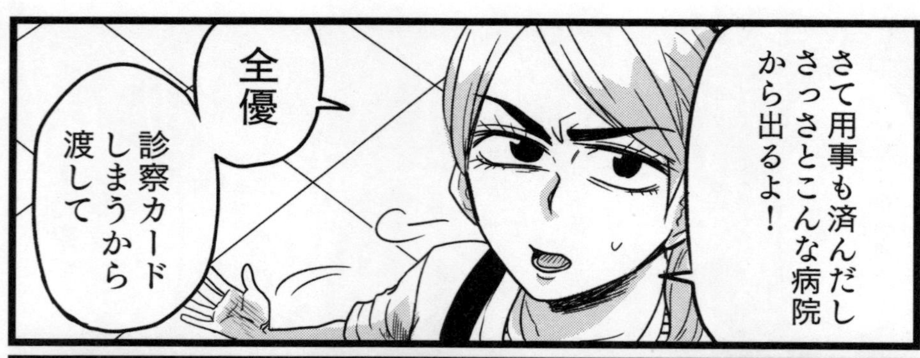
さて用事も済んだし
さっさとこんな病院
から出るよ！
全優
診察カード
しまうから
渡して

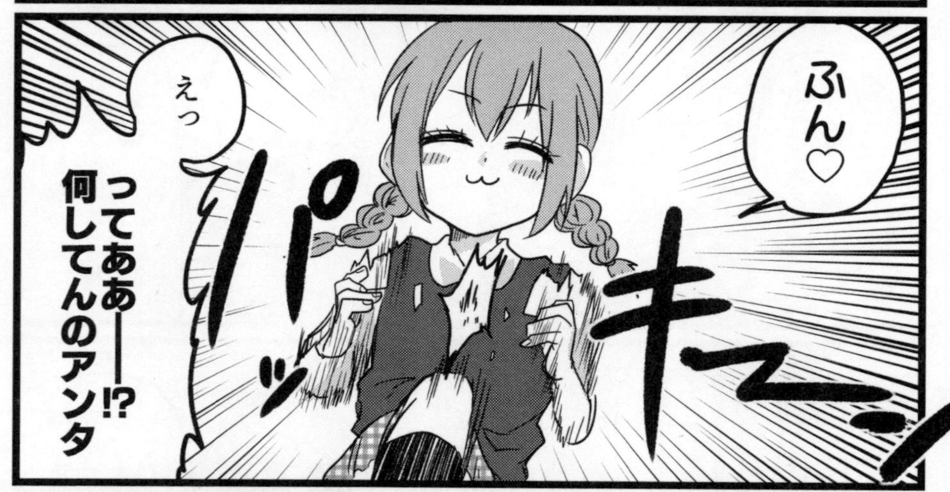
ふん♡
パキッ
えっ
ってああ――!?
何してんのアンタ

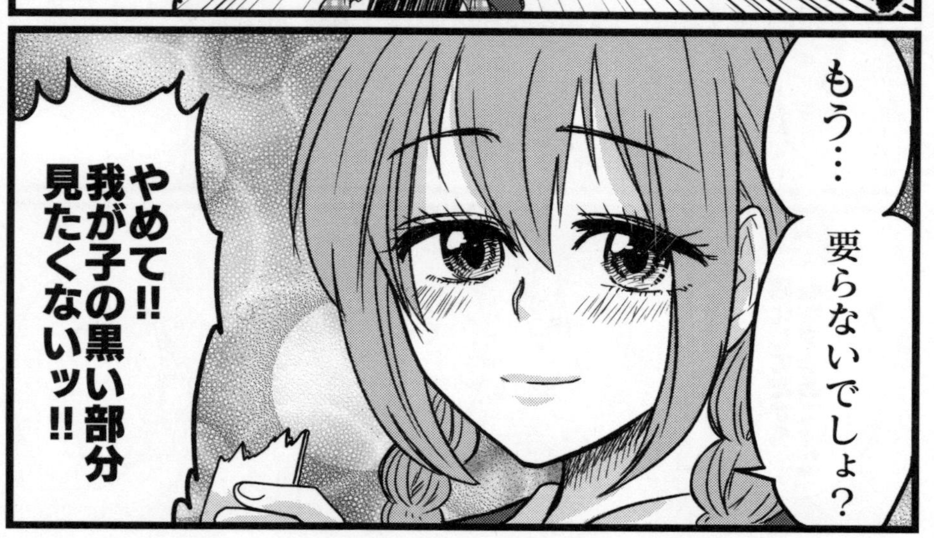
もう…
要らないでしょ？
やめて!!
我が子の黒い部分
見たくないッ!!

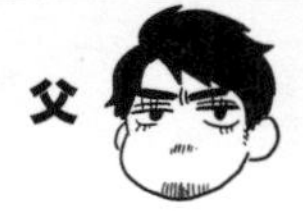
父
仕事(料理人)

母
仕事(パート)

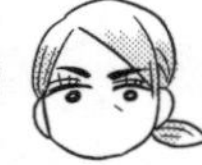
姉
大学＆バイト

自宅療養といっても
家で1人だし手も
まだ震えてるし…

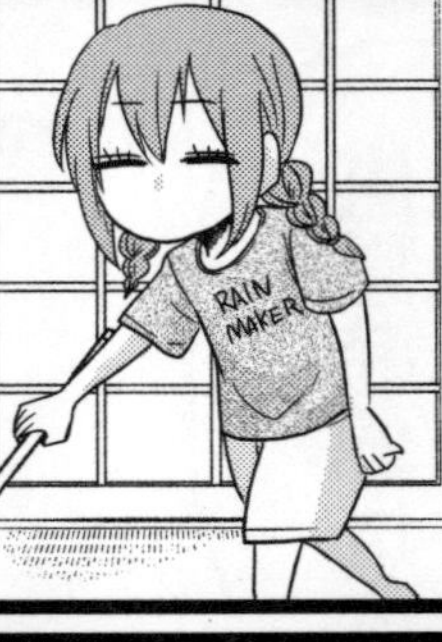
軽く家事でも
やったらリハビリに
なるだろうし

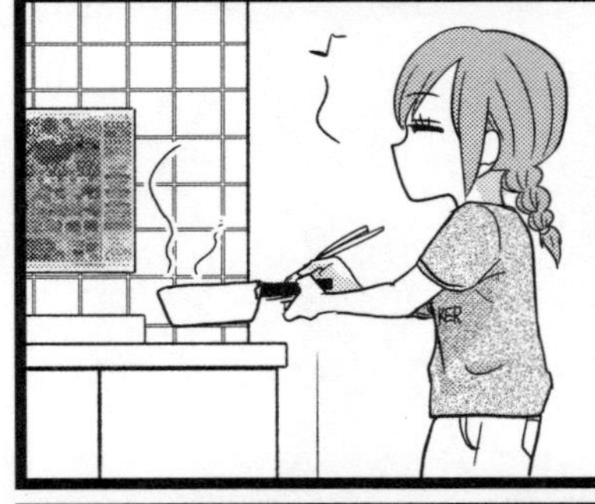
そうだ
自分の飯は
分けて作ろうっと

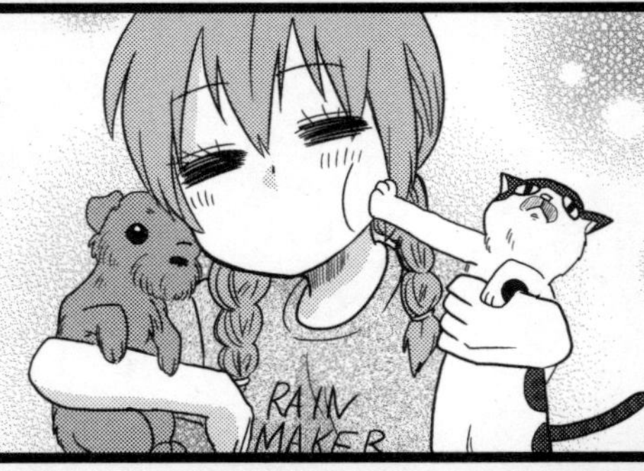
それが終わったら
犬と猫とたわむれ
夕方
涼しくなったら
軽く散歩して
お風呂にでも

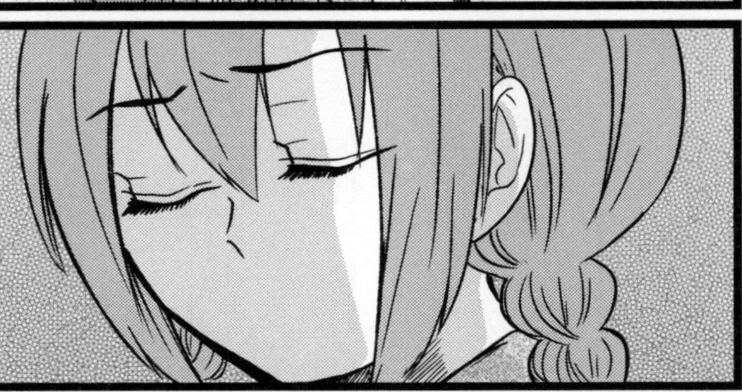
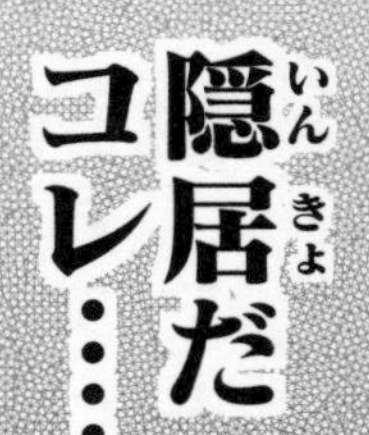
隠居だ
コレ……

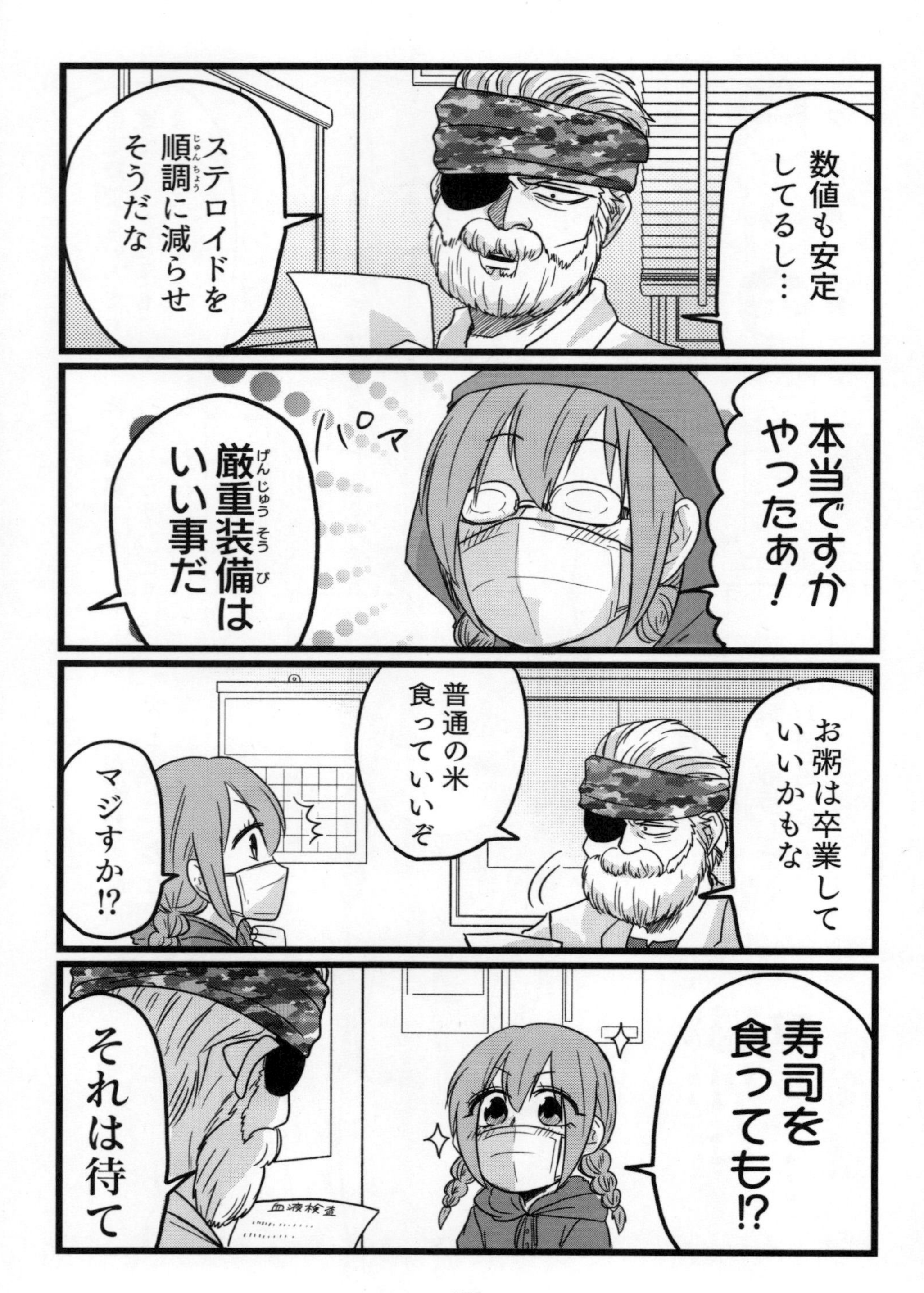
数値も安定してるし…
ステロイドを順調に減らせそうだな
本当ですかやったあ！
パァ
厳重装備はいい事だ
お粥は卒業していいかもな
普通の米食っていいぞ
マジすか!?
寿司を食っても!?
それは待て
血液検査

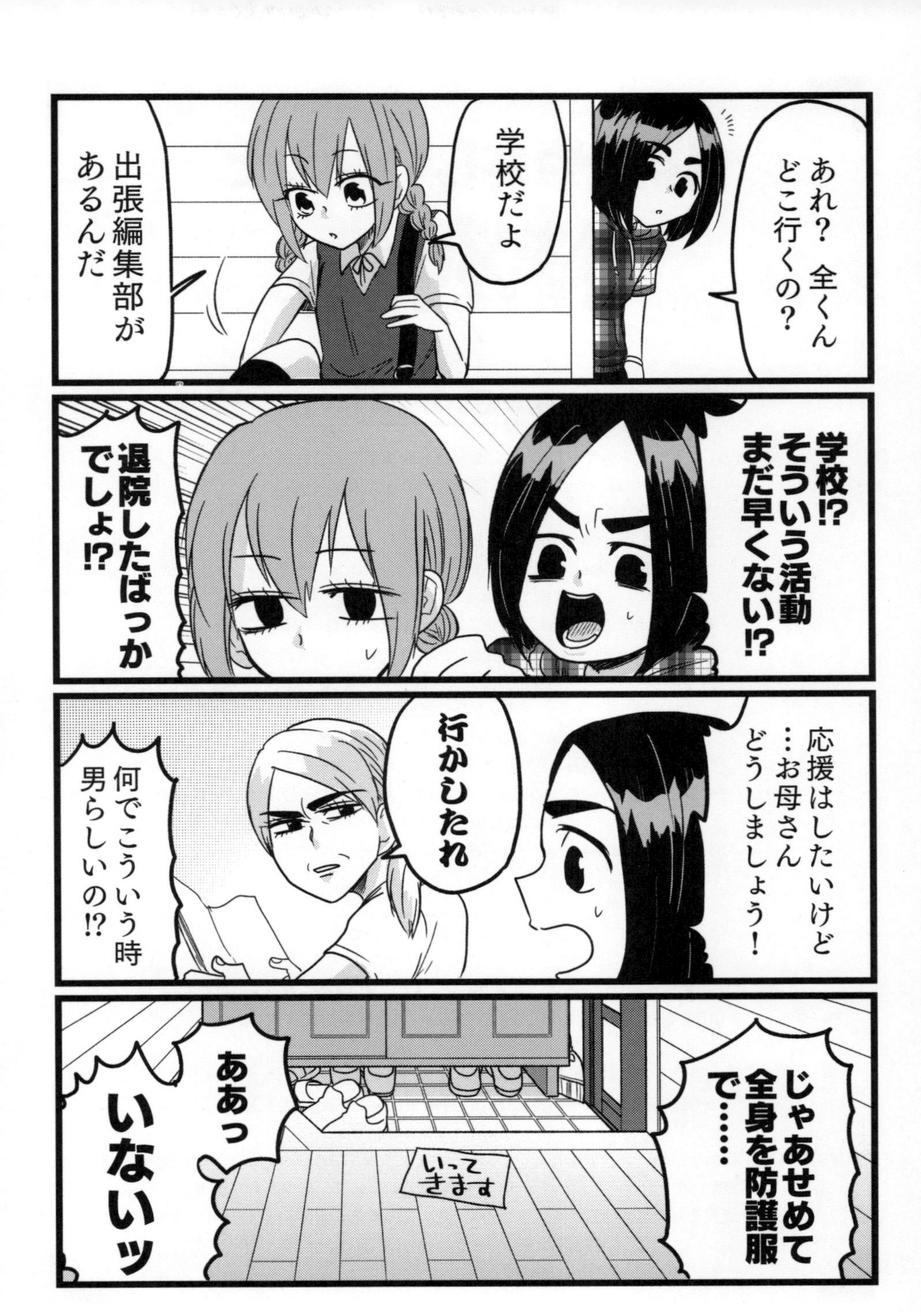
あれ？ 全くん
どこ行くの？
学校だよ
出張編集部が
あるんだ
学校⁉
そういう活動
まだ早くない⁉
退院したばっか
でしょ⁉
応援はしたいけど
…お母さん
どうしましょう！
行かしたれ
何でこういう時
男らしいの⁉
じゃあせめて
全身を防護服
で……
いってきます
ああっ
いないッ

腸にやさしいレシピ 特別編

揚げないカツ丼

どうしてもカツ丼が食いたくなった時に作った脂質を抑えた苦肉のカツ丼。
カツ丼っていうのは手間暇がかかって大変である。

鶏むね肉の皮を取って、カツの薄さになるまでラップやビニールを被せて叩く。
焼き縮みしないようにフォークでぶすぶす刺して穴をあける。
塩と胡椒で下味をつけて10分放置。
その間に軽くきつね色になるまでパン粉をフライパンで炒っておく。
卵と小麦粉と水を混ぜた衣に鶏肉をくぐらせて炒ったパン粉を沢山まぶす。
アルミホイルを敷いたトースターで7～6分焼く。火の通り具合で焼き時間を調節してね。
チキンカツの完成。
底が浅い鍋にめんつゆ・水・玉ねぎを煮て、
玉ねぎに火が通ってきたら切ったカツを入れて卵を回しかける。
白身が白くなってきたら火を止め蓋をして蒸らす。半熟の状態が一番消化に良い。
ご飯にのせて完成。
油ッ気は無しでパン粉が香ばしい新感覚カツ丼である。

レアチーズ風ケーキ

低脂質なケーキが食べたいときに。ヨーグルトは水切りするとチーズ代わりになるらしい。
ヨーグルトは水切りするとだいぶ縮んでしまうので450gくらいを事前に水切りしておいた方がいい。

まずゼラチン10gを水にふやかしておく。
一晩水切りしたヨーグルト230gに砂糖を50gと蜂蜜適量を入れて
ジャリジャリ感がなくなるまで混ぜる。
レンジで牛乳150mlを温め、ふやかしたゼラチンを入れてだまができないように溶かしたら粗熱を取る。
砂糖を混ぜたヨーグルトにゼラチンが入った牛乳を少しずつ入れて混ぜ、
レモン汁適量を加えてまた混ぜる。てろんてろんになったらお好みの型に入れて冷やす。
チーズ風ゼリーっぽいかもしれない。

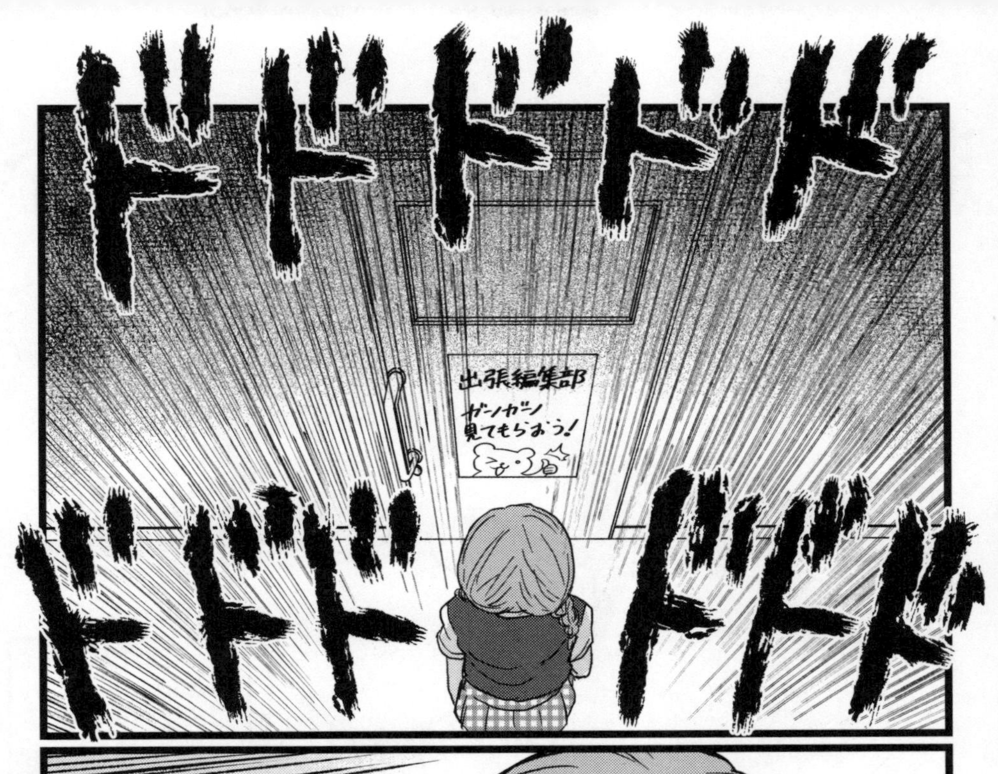
ドドドドド
出張編集部
ガンガン見てもらおう!
ドドドドド

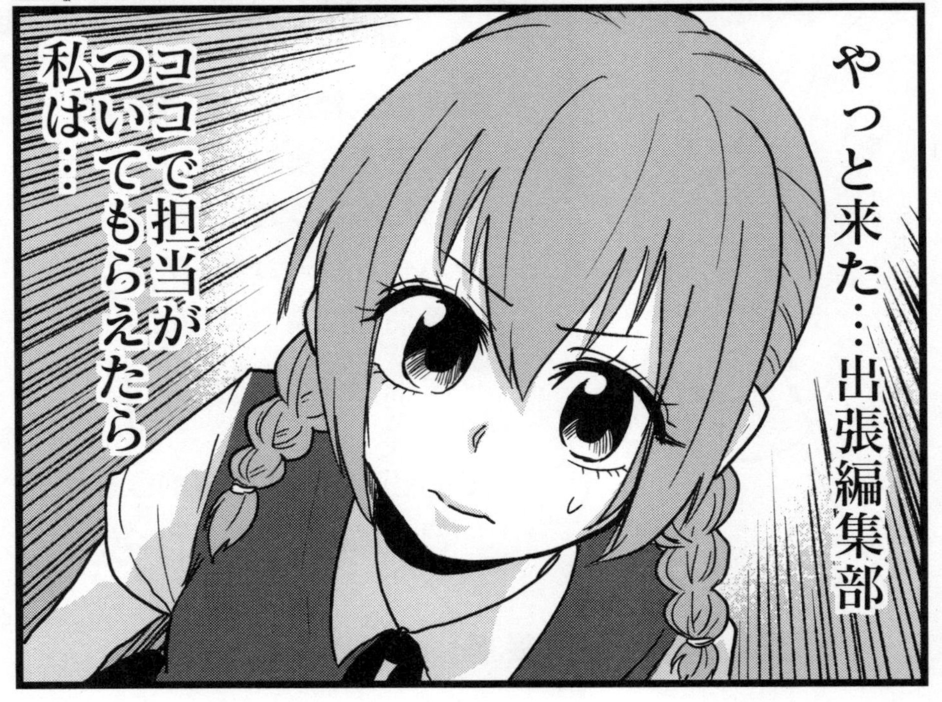
やっと来た…出張編集部
ココで担当がついてもらえたら私は…

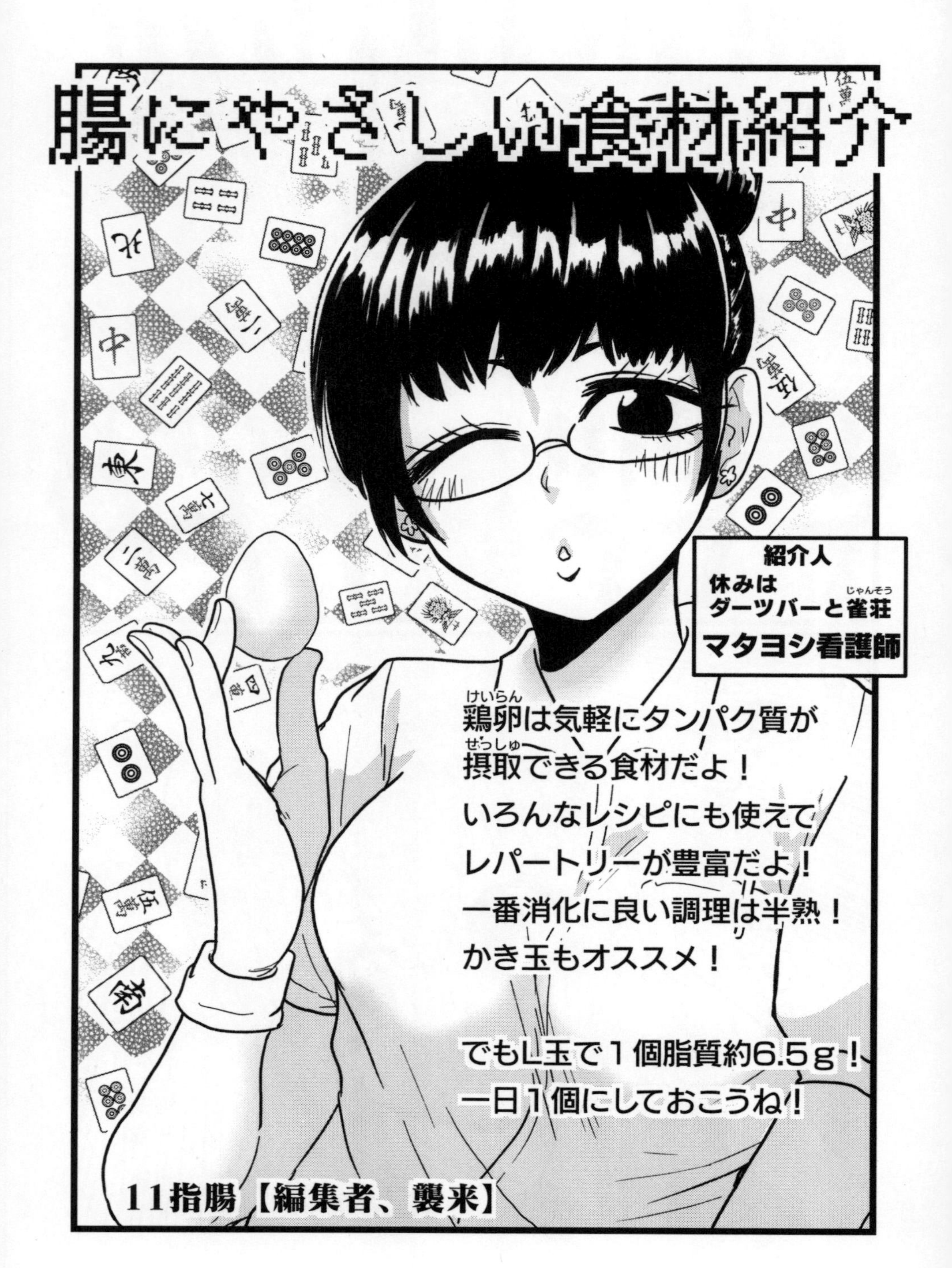
腸にやさしい食材紹介
紹介人
休みは
ダーツバーと雀荘
マタヨシ看護師
鶏卵は気軽にタンパク質が
摂取できる食材だよ！
いろんなレシピにも使えて
レパートリーが豊富だよ！
一番消化に良い調理は半熟！
かき玉もオススメ！
でもL玉で１個脂質約6.5ｇ！
一日１個にしておこうね！
11指腸【編集者、襲来】

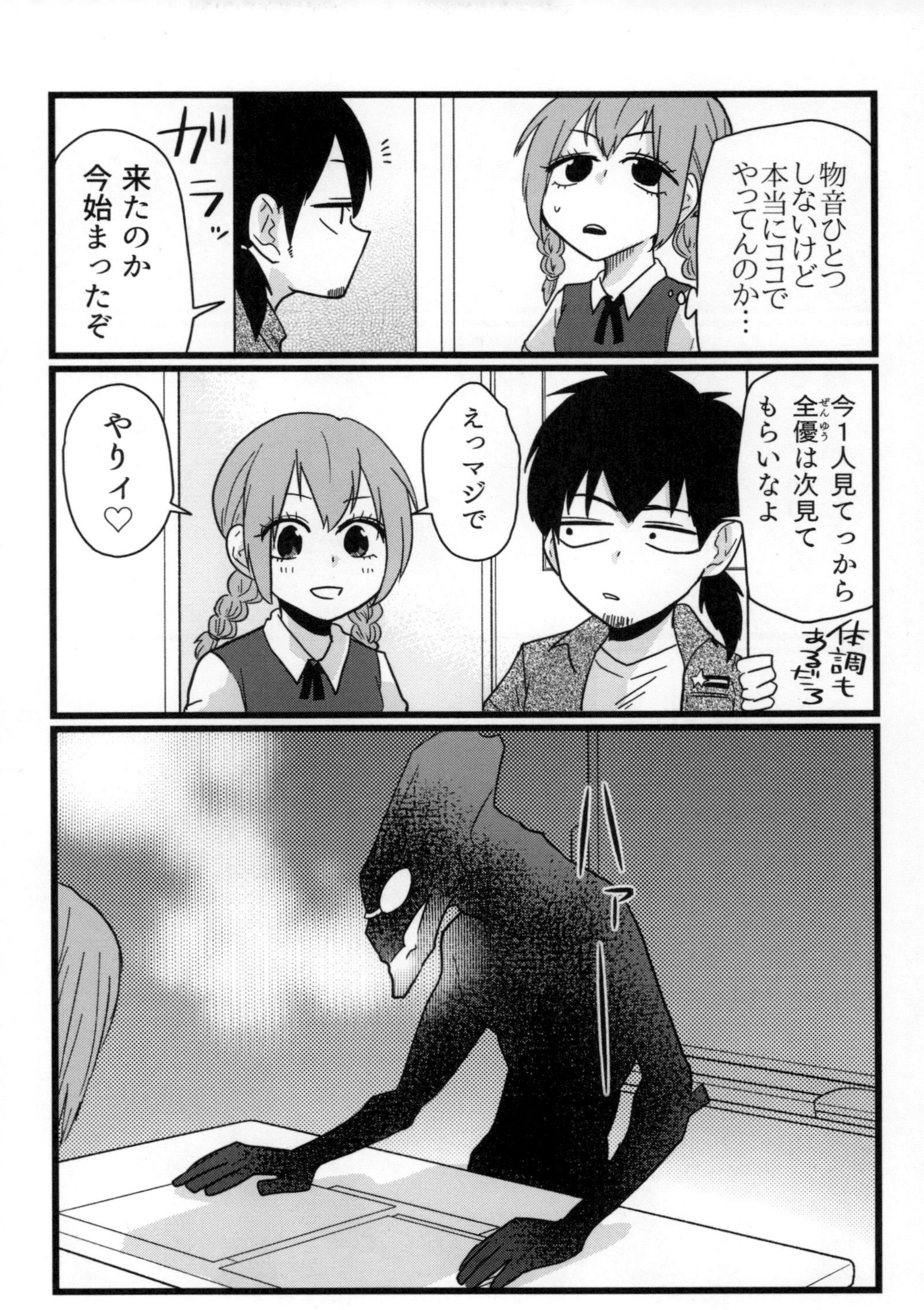
物音ひとつしないけど本当にココでやってんのか…
ガラッ
来たのか今始まったぞ
今1人見てっから全優は次見てもらいなよ
体調もあるだろ
えっマジで
やりイ♡
ハァー

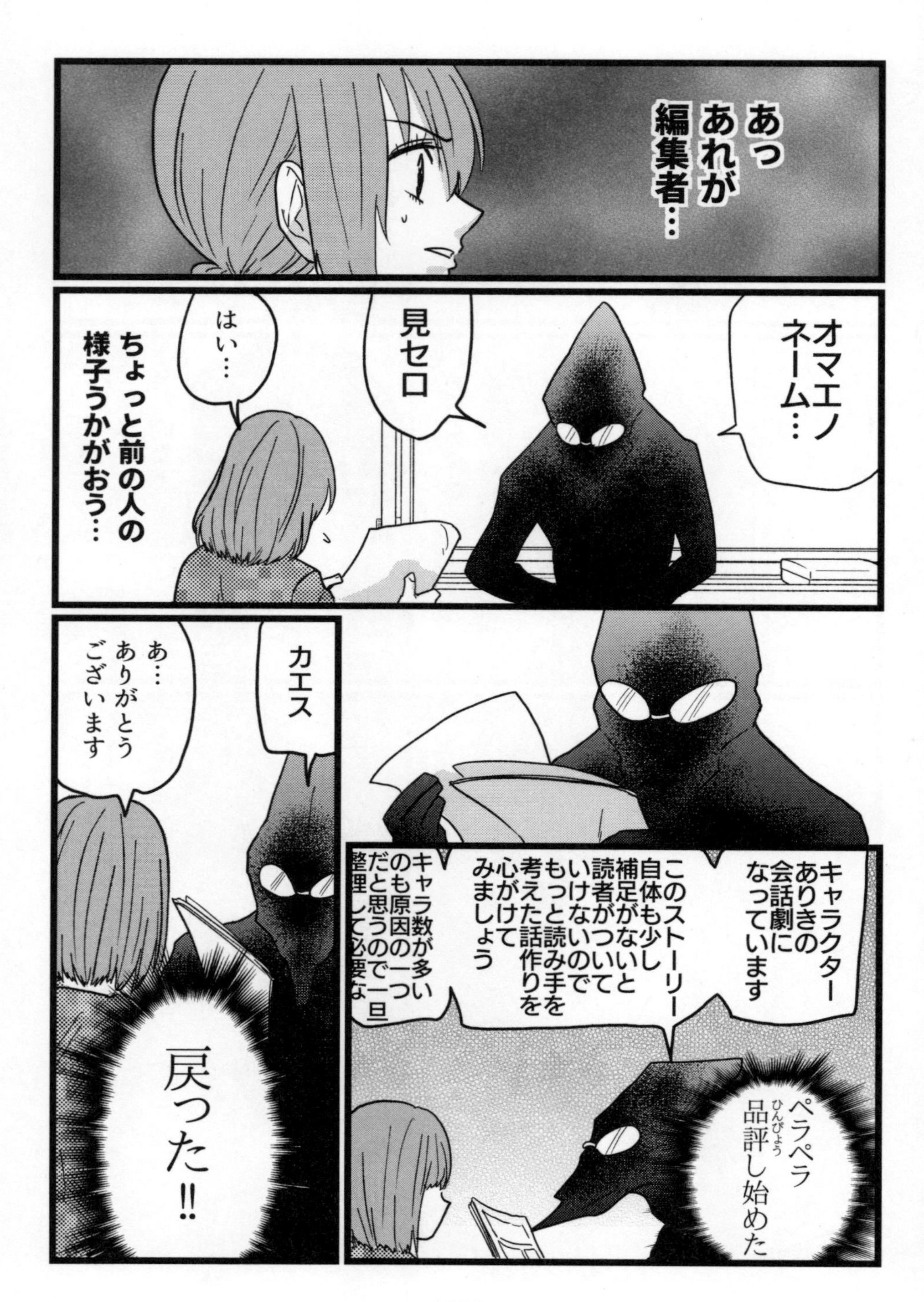
あっ あれが 編集者…
オマエノ ネーム…
見セロ
はい…
ちょっと前の人の様子うかがおう…
キャラクターありきの会話劇になっています
このストーリー自体も少し補足がないと読者がついていけないのでもっと読み手を考えた話作りを心がけてみましょう
キャラ数が多いのも原因の一つだと思うので一旦整理して必要な
ペラペラ 品評し始めた
カエス
あ…ありがとうございます
戻った!!

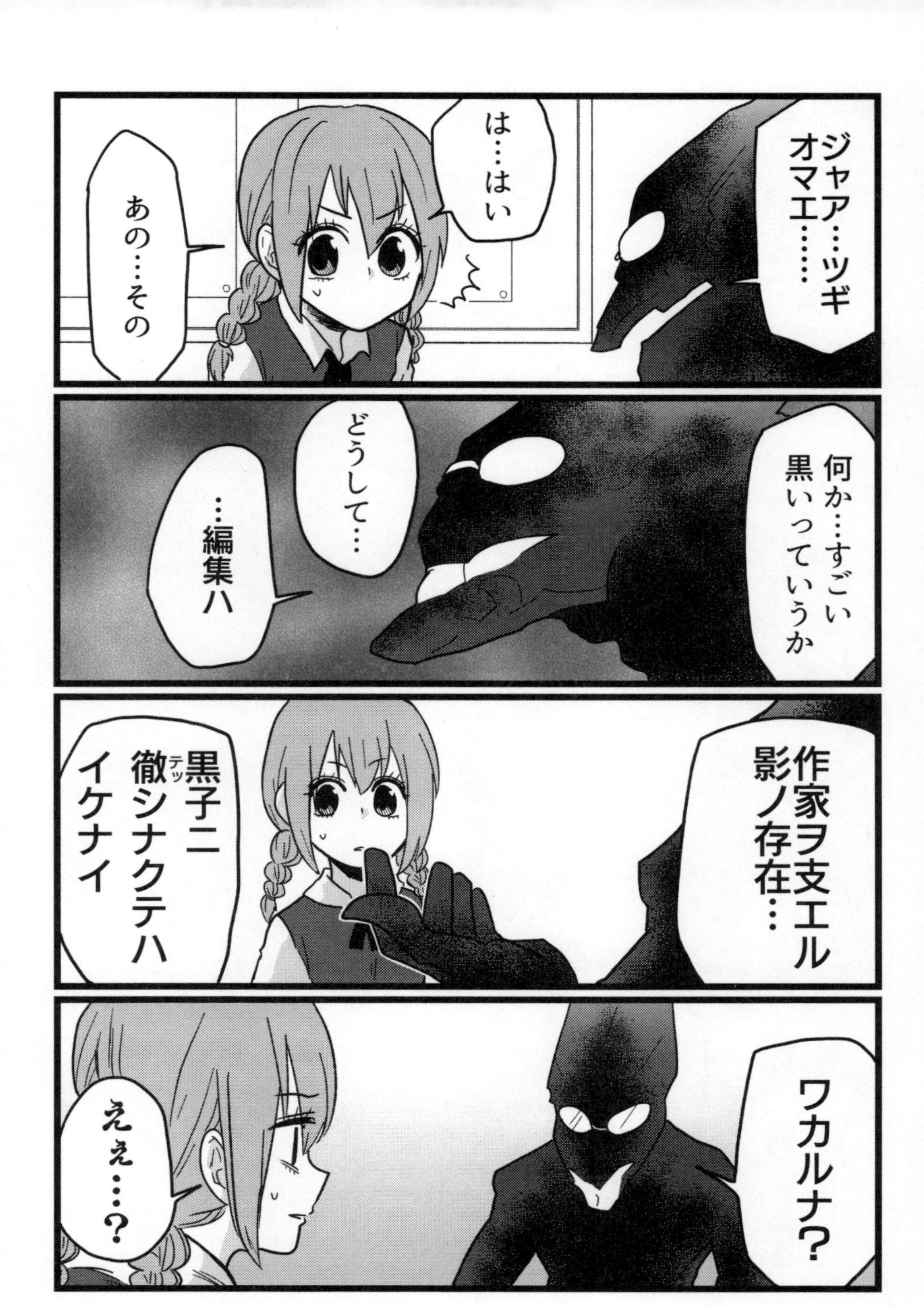
ジャア…ツギ
オマエ……
は…はい
あの…その
何か…すごい
黒いっていうか
どうして…
…編集ハ
作家ヲ支エル
影ノ存在…
黒子ニ
徹シナクテハ
イケナイ
ワカルナ?
ええ…?

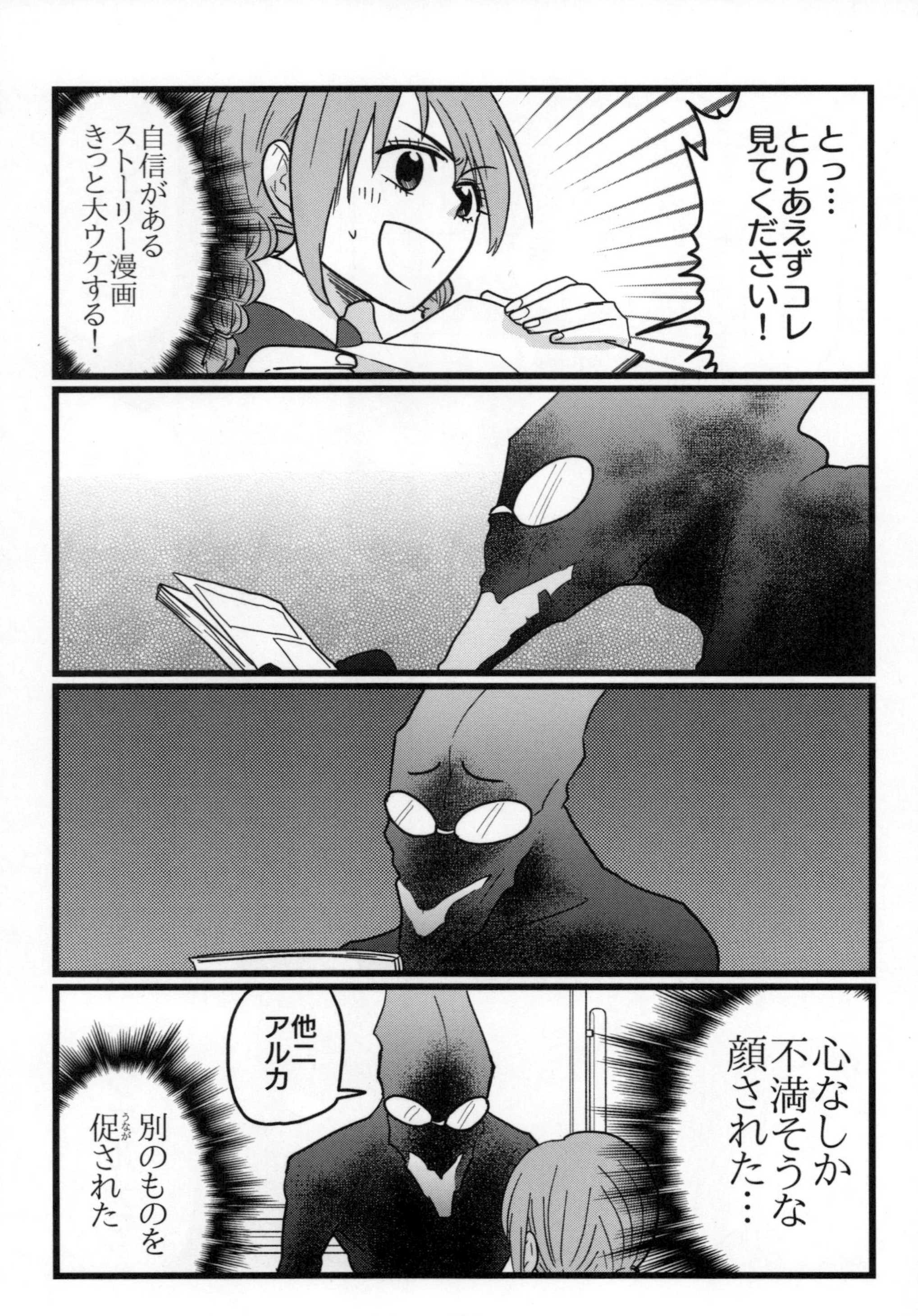
とっ…
とりあえずコレ
見てください！
自信がある
ストーリー漫画
きっと大ウケする！
他ニ
アルカ
心なしか
不満そうな
顔された…
別のものを
促された

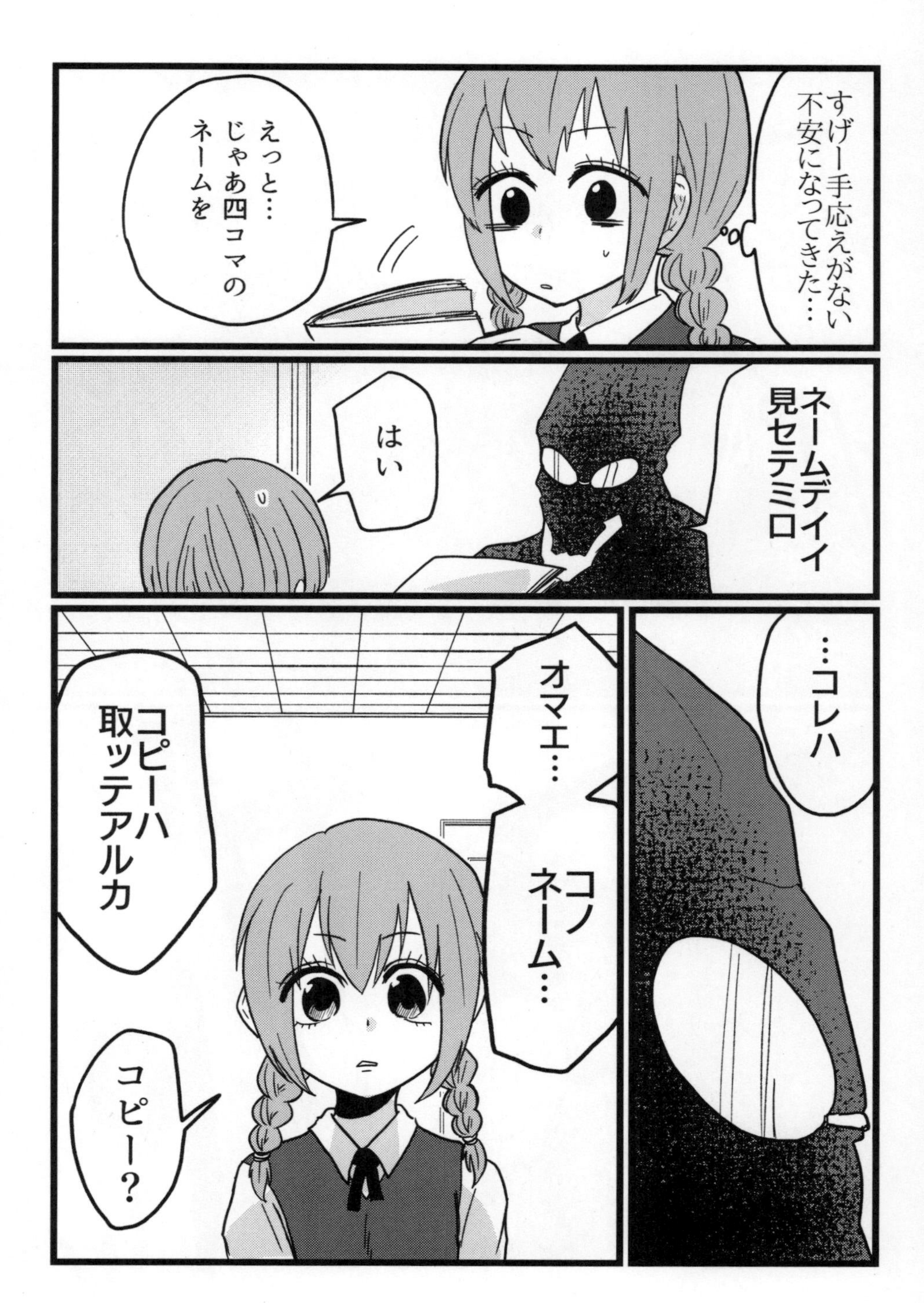
すげー手応えがない
不安になってきた…
えっと…
じゃあ四コマの
ネームを
ネームディィ
見セテミロ
はい
…コレハ
オマエ…
コノ
ネーム…
コピーハ
取ッテアルカ
コピー？

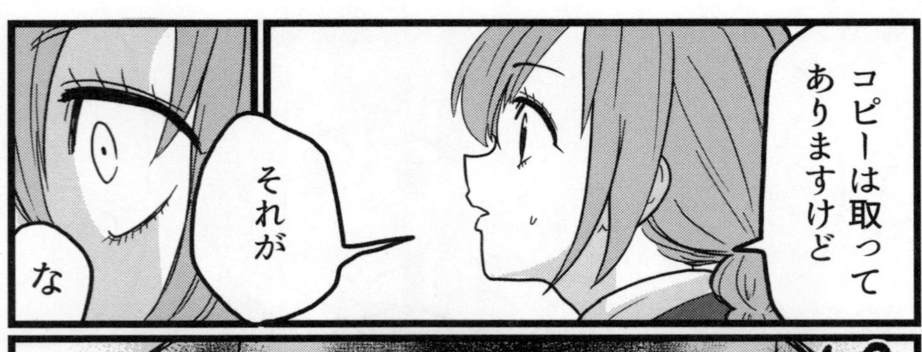
コピーは取ってありますけど
それが
な

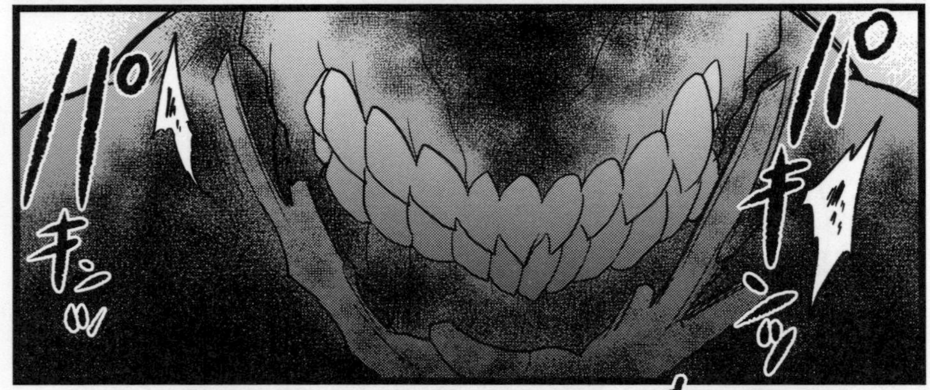
パキンッ
パキンッ

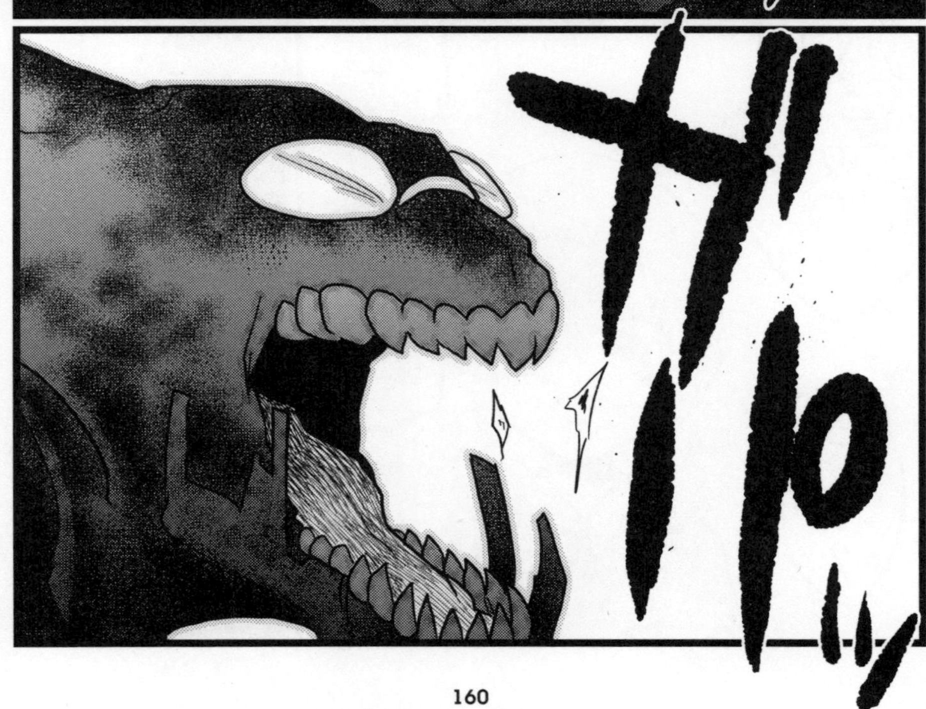
ガパッ

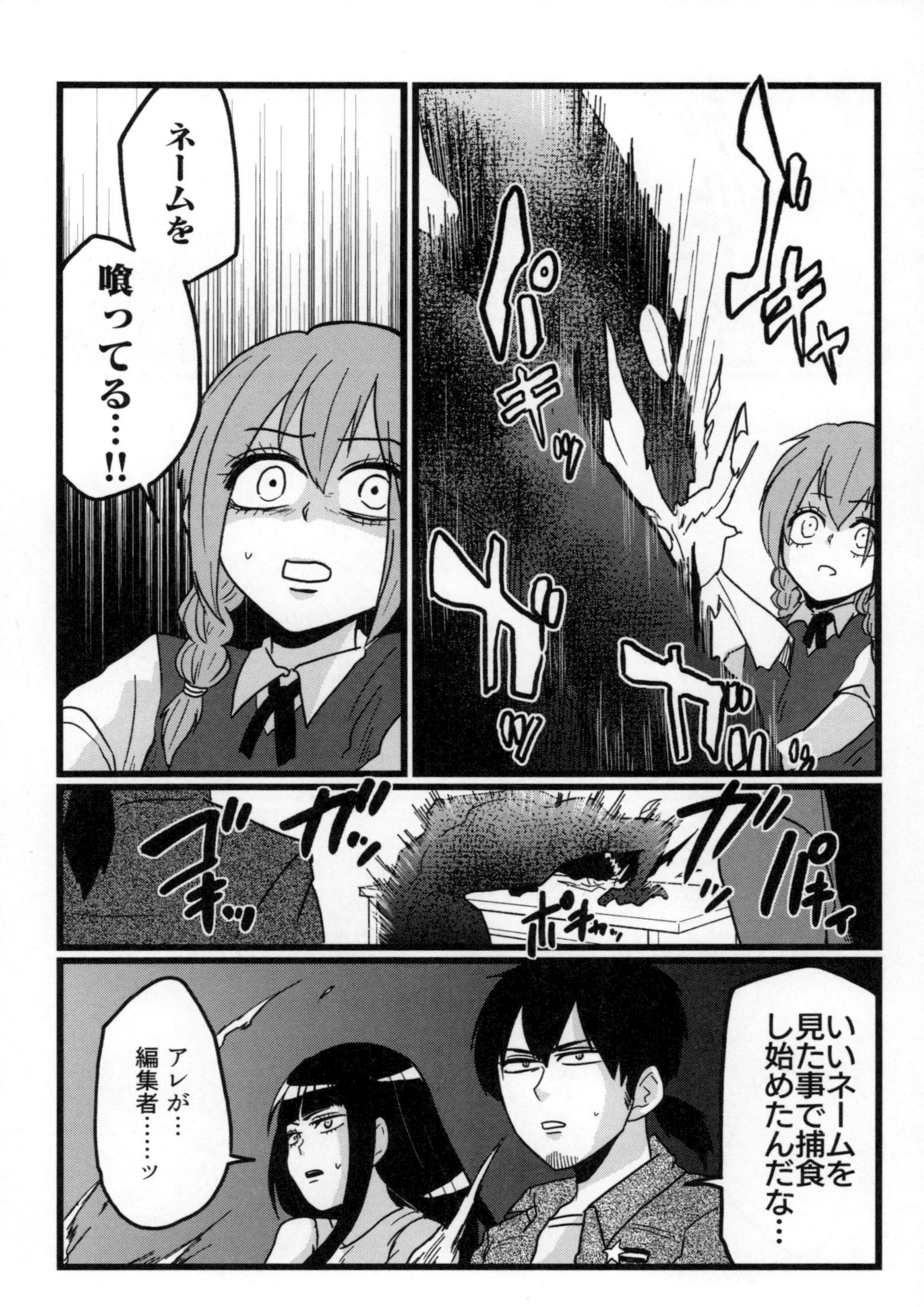

ゴキャ
パキッ
ガガッ
ガリッ
ネームを
喰ってる…!!
パキィ
ガッ
ポキャッ
ガッ
ゴキッ
いいネームを
見た事で捕食
し始めたんだな…
アレが…
編集者……ッ

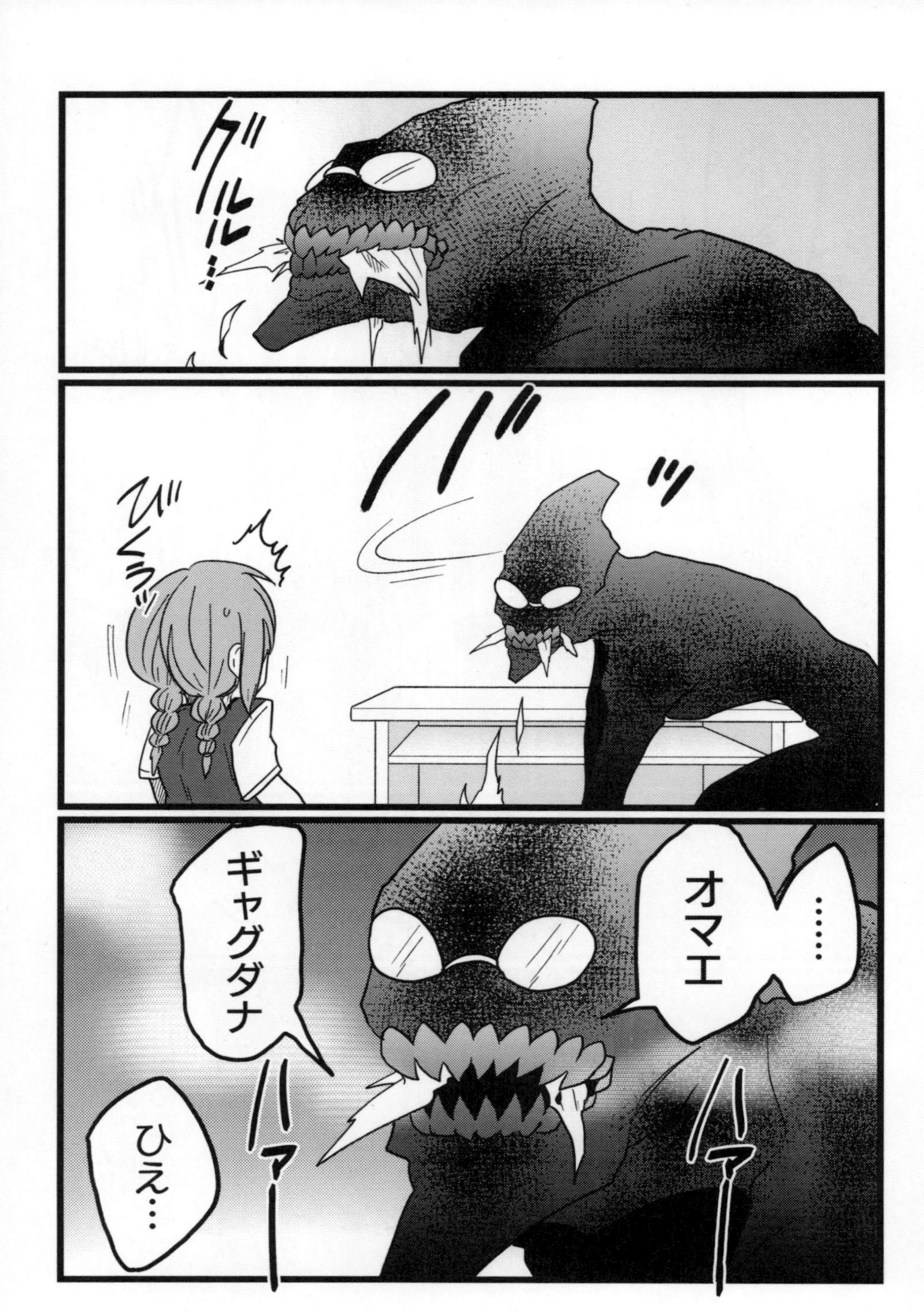
グルルル!!
バッ
びくうッ
……オマエ
ギャグダナ
ハァー
ハァー
ひえ…

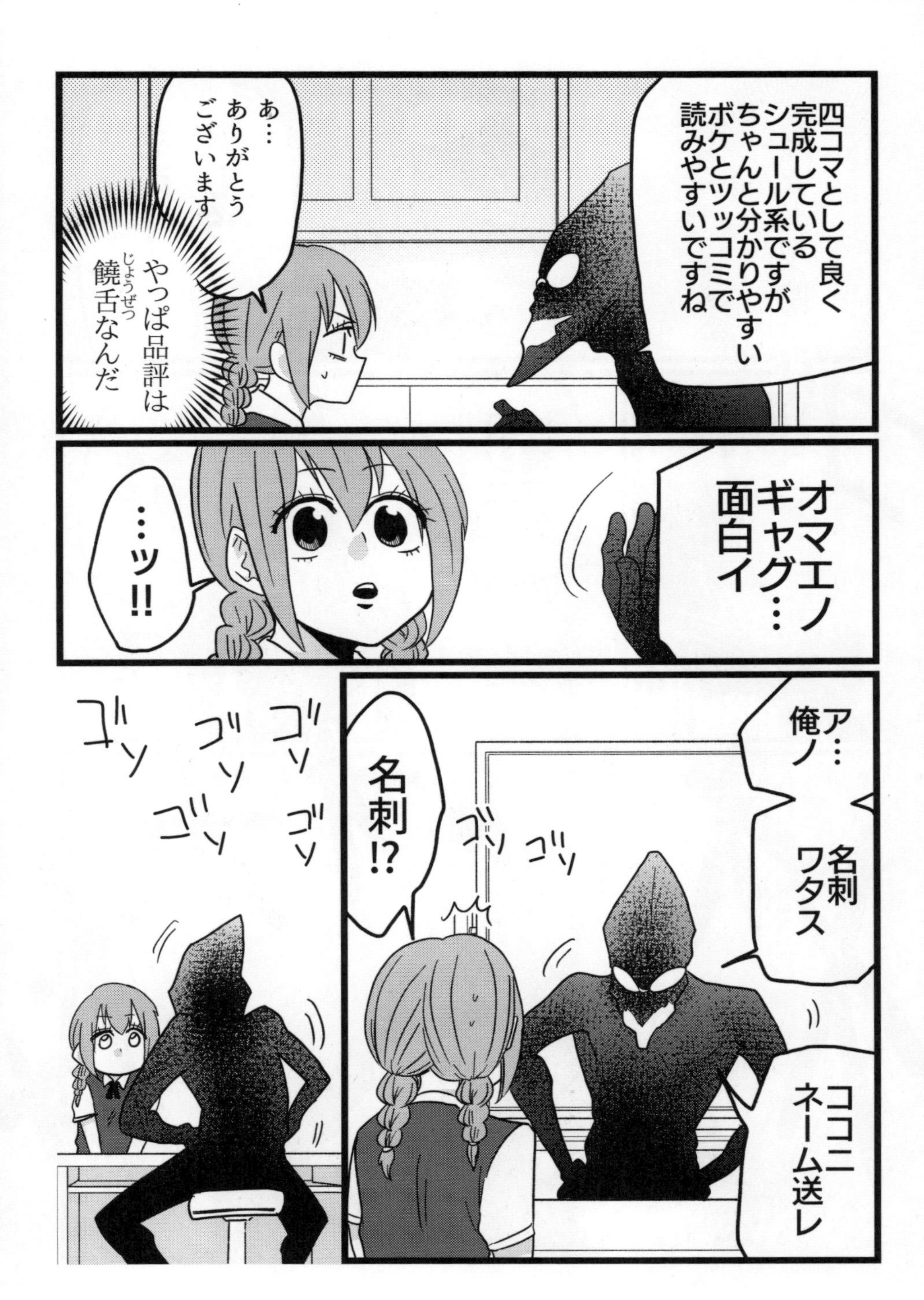
四コマとして良く
完成している
シュール系ですが
ちゃんと分かりやすい
ボケとツッコミで
読みやすいですね
あ…
ありがとう
ございます
やっぱ品評は
饒舌なんだ
オマエノ
ギャグ…
面白イ
…ッ!!
ア…
俺ノ
名刺
ワタス
ココニ
ネーム送レ
名刺!?
ゴソ
ゴソ
ゴソ
ゴソ
ゴソ
ゴソ
ゴソ
ゴソ

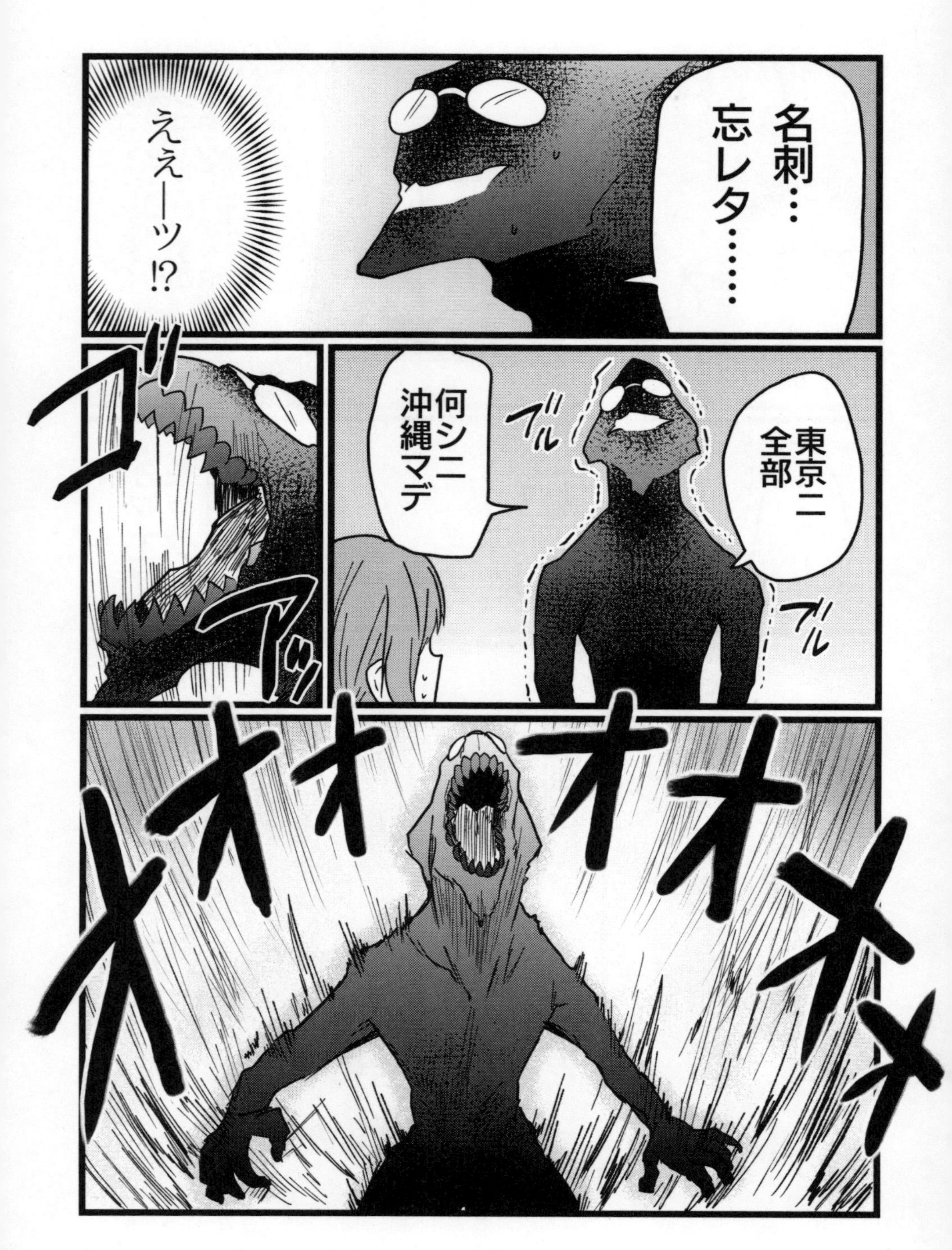
名刺…
忘レタ……
ええーーッ⁉
東京ニ
全部
何シニ
沖縄マデ
ブル
ブル
ゴリ
アッ
メオオオオォォ

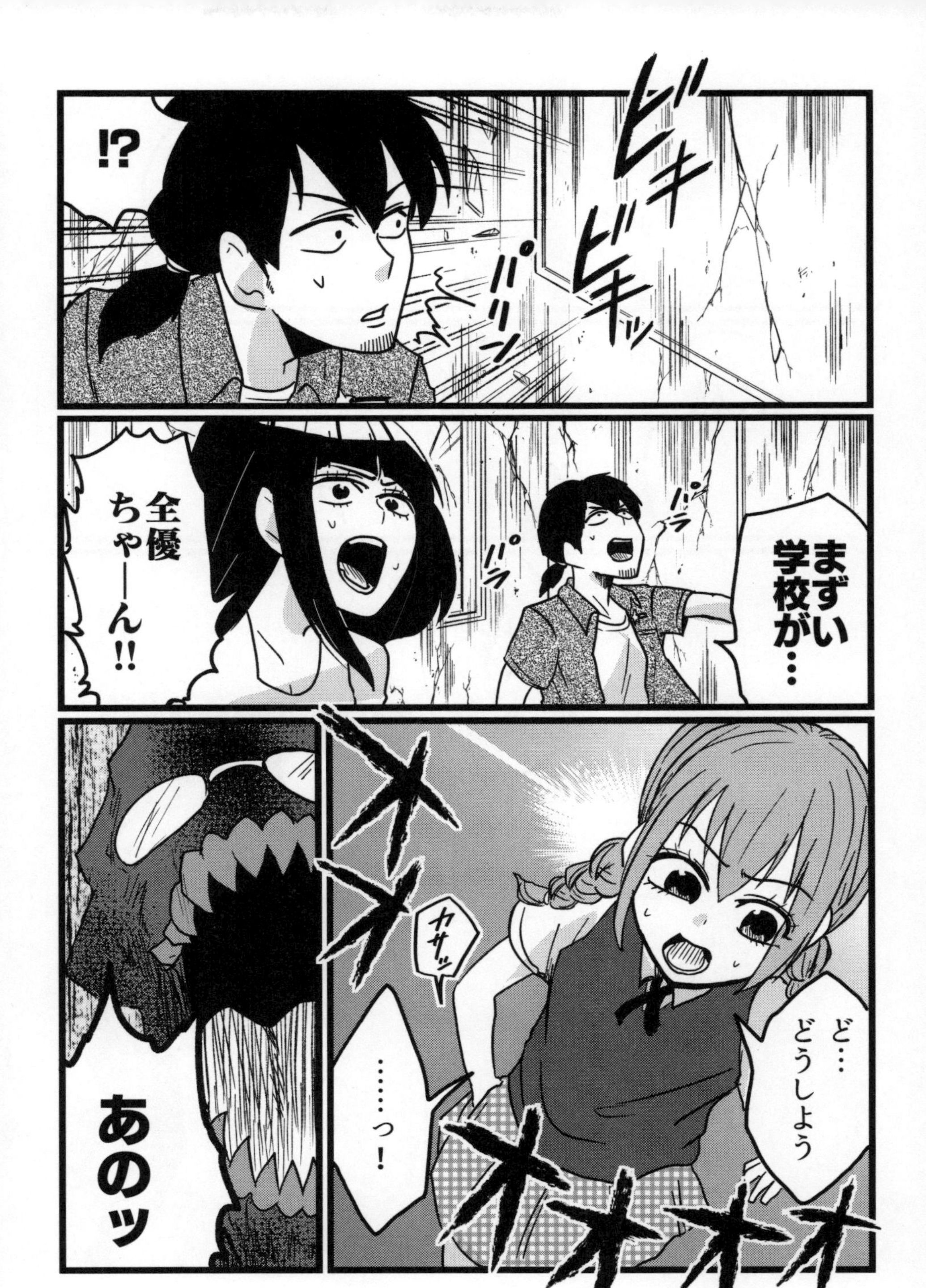
ビキビキッ
パリン
!?
パラ
パラ
まずい 学校が…
全優ちゃーーん!!
カサッ
オオオオオオオオ
ど… どうしよう
……っ!
あのッ

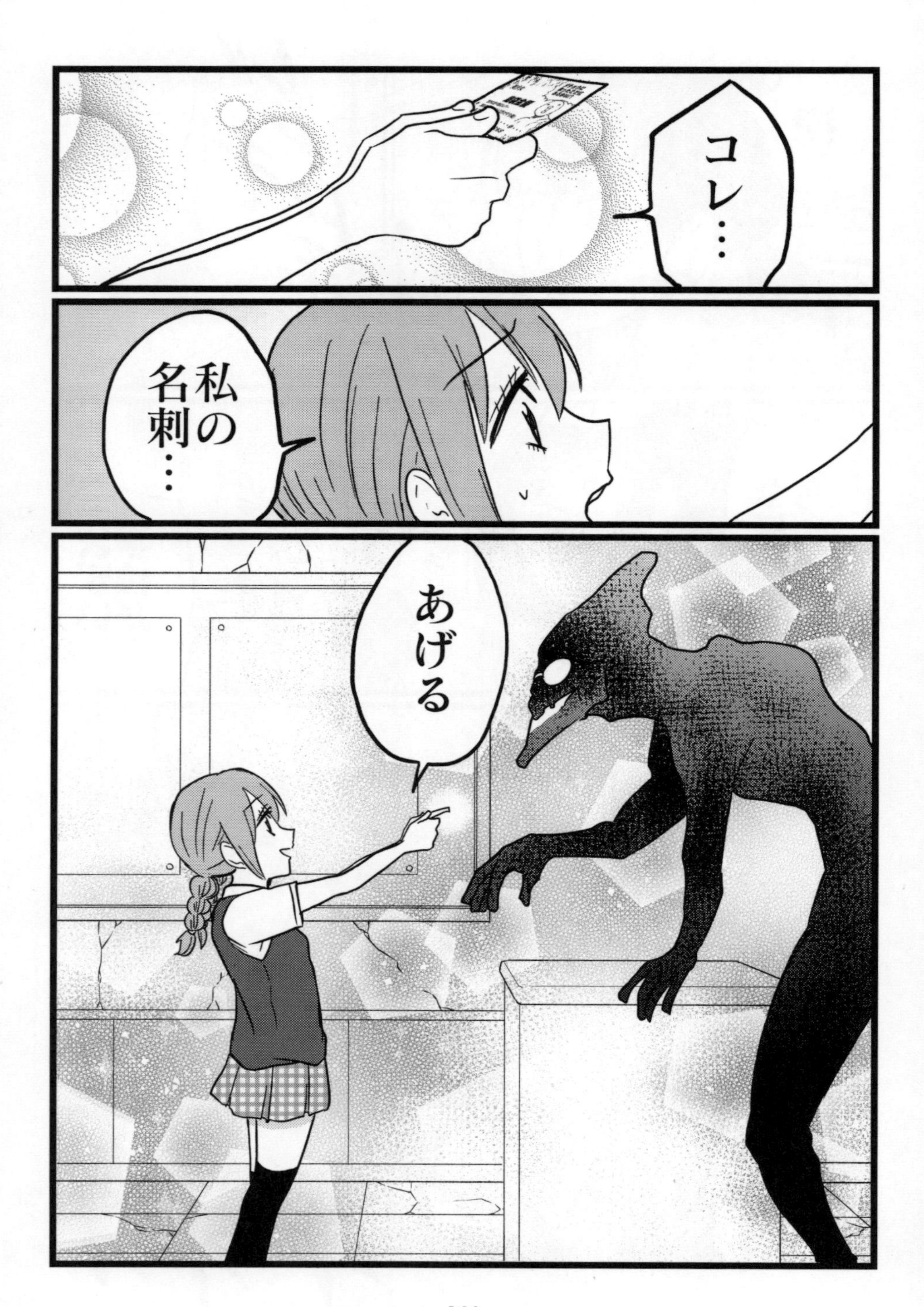
コレ…
私の名刺…
あげる

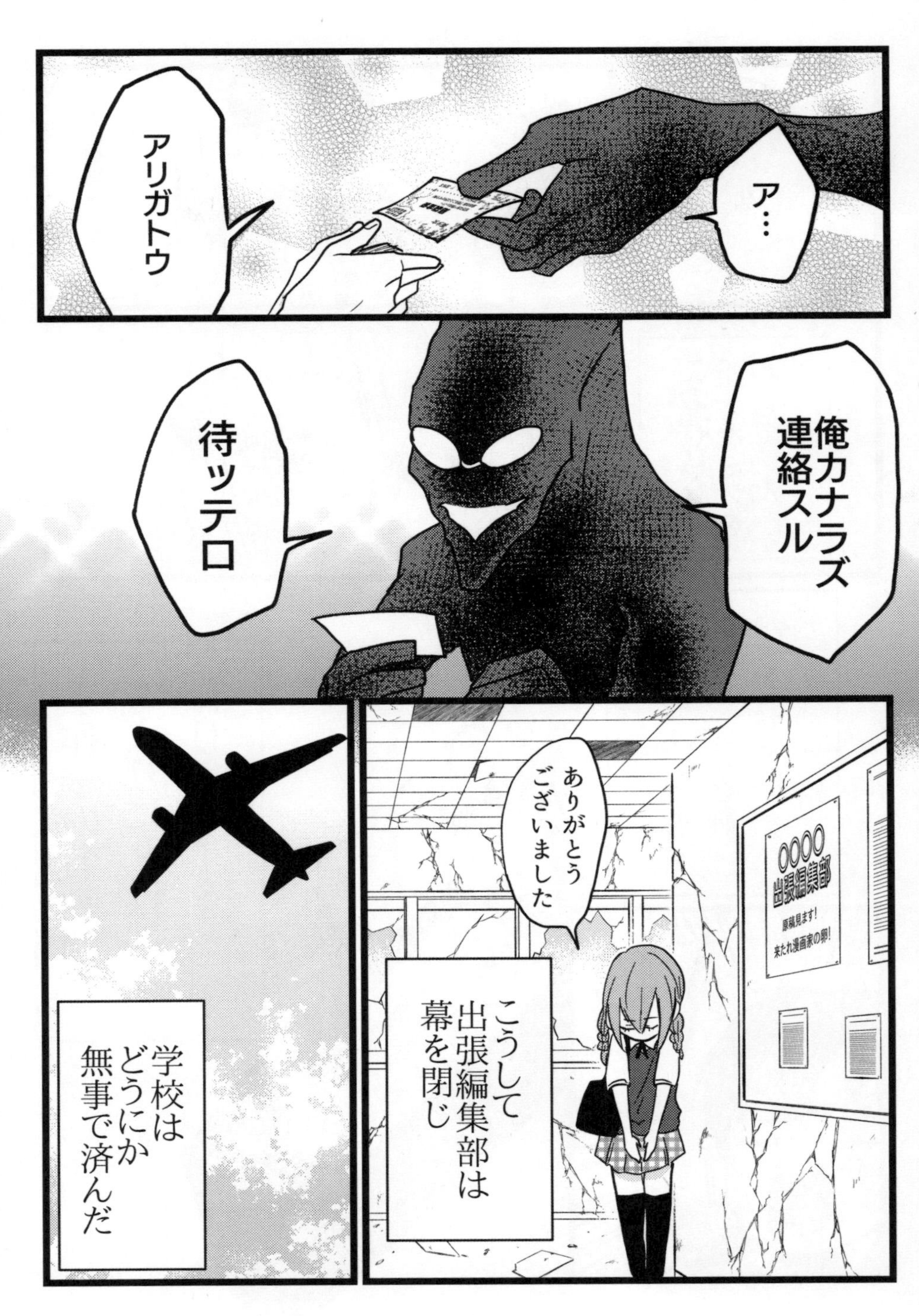
ア…
アリガトウ
俺カナラズ連絡スル
待ッテロ
ありがとうございました
○○○○
出張編集部
原稿見ます!
来たれ漫画家の卵!
こうして出張編集部は幕を閉じ
学校はどうにか無事で済んだ

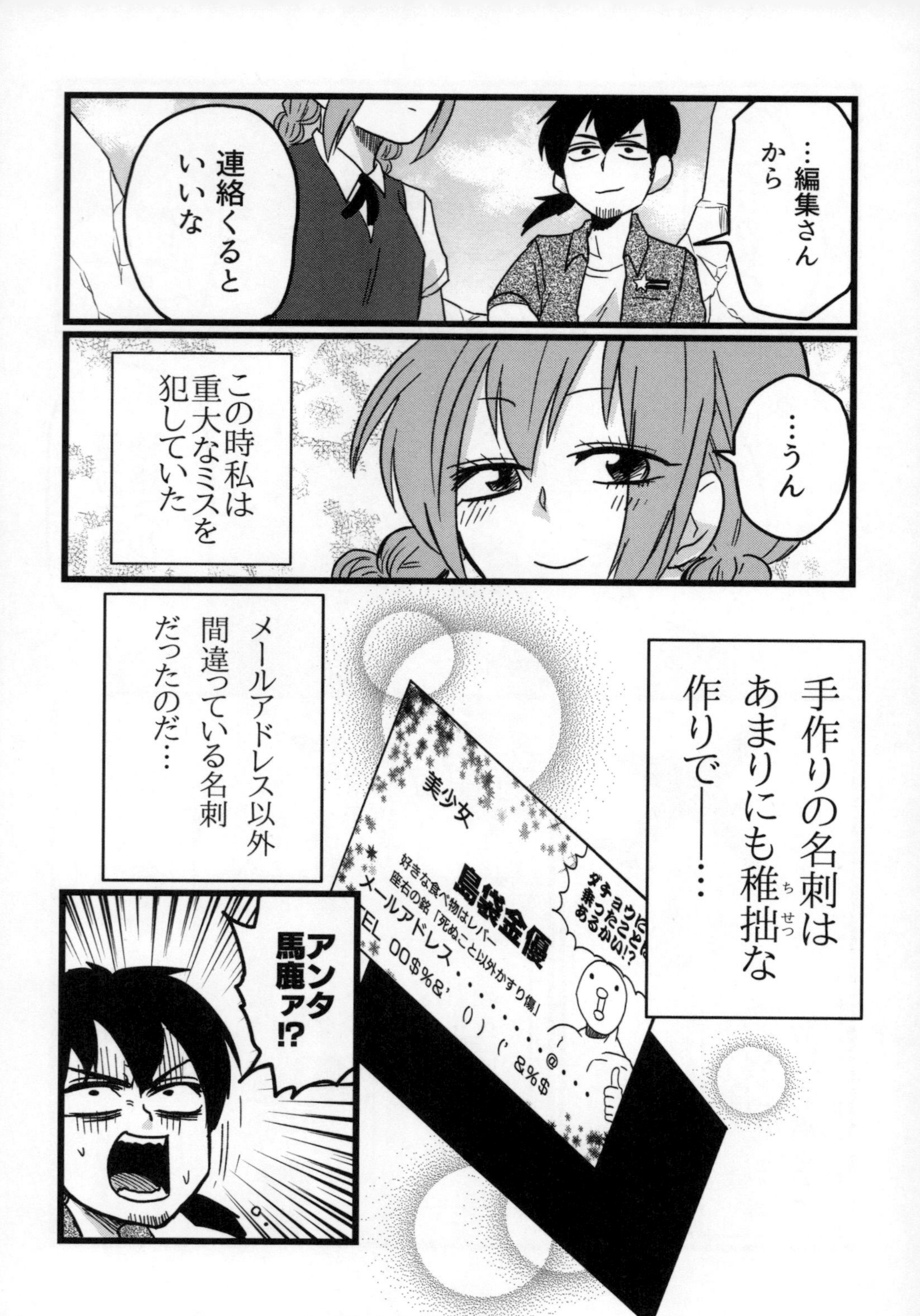
…編集さん から
連絡くると いいな
…うん
この時私は 重大なミスを 犯していた
手作りの名刺は あまりにも稚拙な 作りで――…
メールアドレス以外 間違っている名刺 だったのだ…
美少女
島袋金優
好きな食べ物はレバー
座右の銘「死ぬこと以外かすり傷」
メールアドレス・・・・・・@・・・
ダチョウに乗ったことはあるかい!?
アンタ馬鹿ァ!?

描き下ろし漫画●全優のばーちゃん(母方の)

入院中
ばーちゃんに
心配かけたくないし
今回の入院は
言わないでおくか～
今朝ばーちゃん
から電話あって
「入院して
ないか」って
聞いてきて
何で
分かるの!?

全優(ぜんゆう)の祖母は
何故か孫の全優が
入院すると
カンで分かって
しまう能力を
持っている

でも今インフルとか
風邪流行ってるし
ばーちゃんも
トシだから…
お見舞いとかは
しなくていい
からね…
そうだね…
そうしようね

翌日
来ちゃっ
た♡
何でや
!!!?

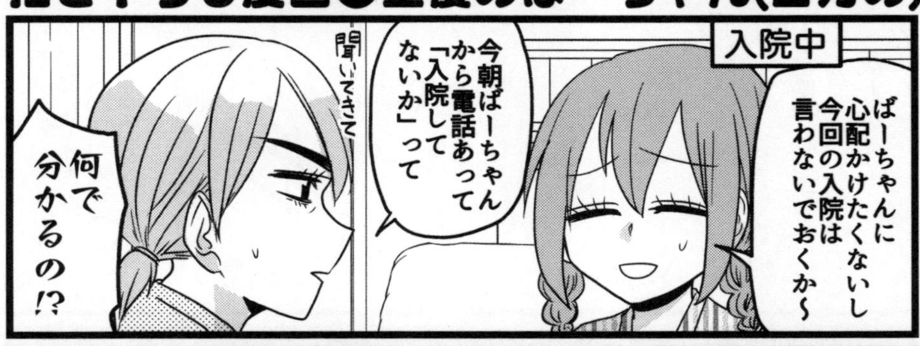

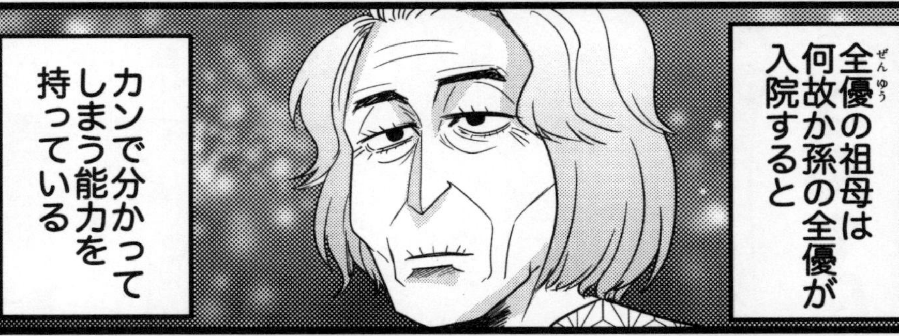

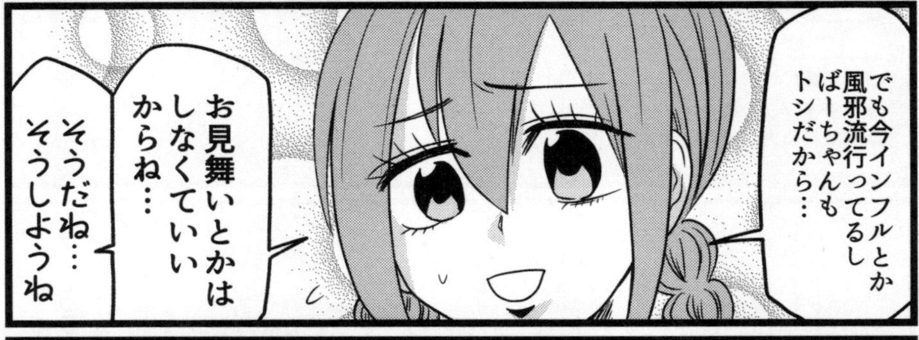

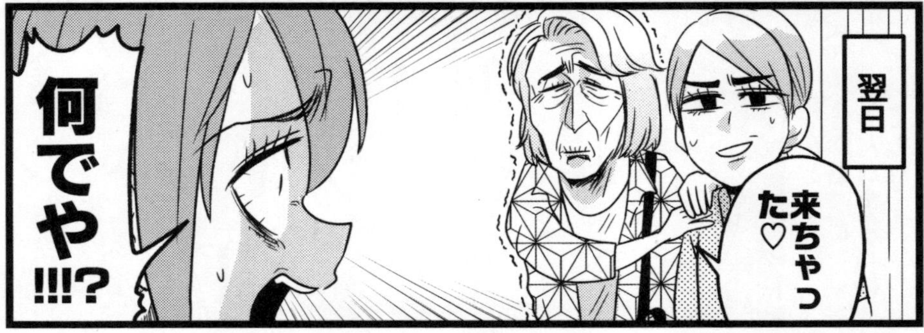

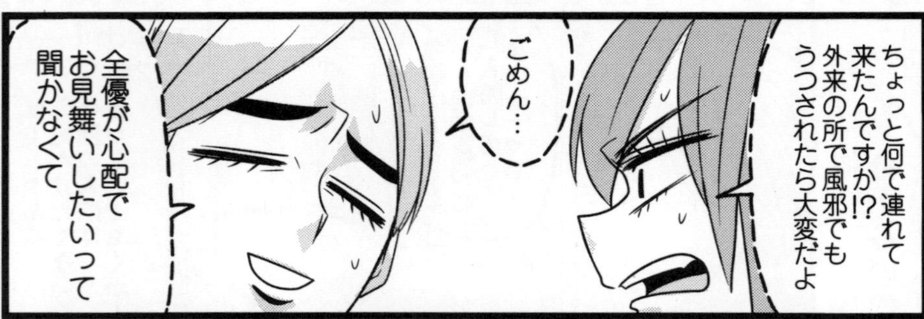
ちょっと何で連れて来たんですか!? 外来の所で風邪でもうつされたら大変だよ
ごめん…
全優が心配でお見舞いしたいって聞かなくて

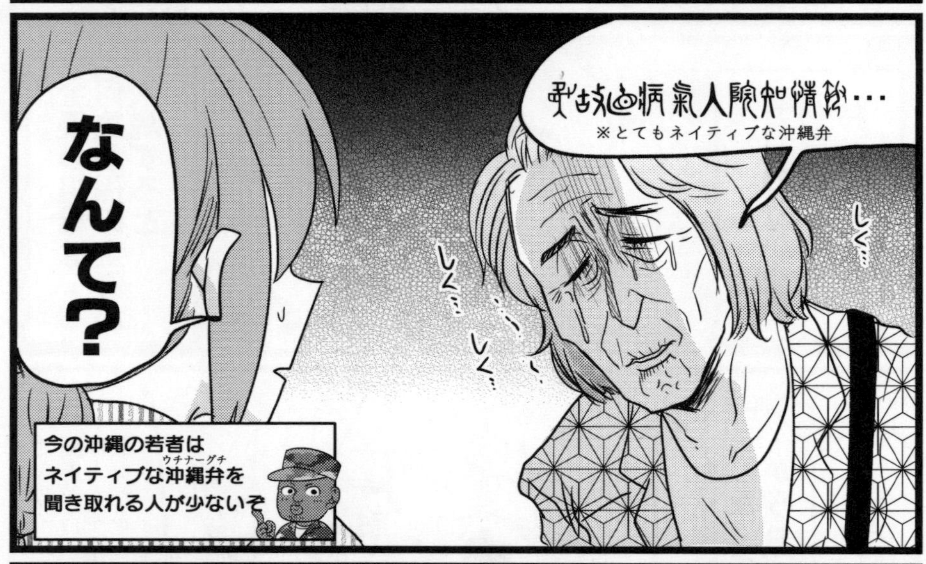
※とてもネイティブな沖縄弁
しく…
しく…
しく…
なんて?
今の沖縄の若者は ネイティブな沖縄弁(ウチナーグチ)を 聞き取れる人が少ないぞ

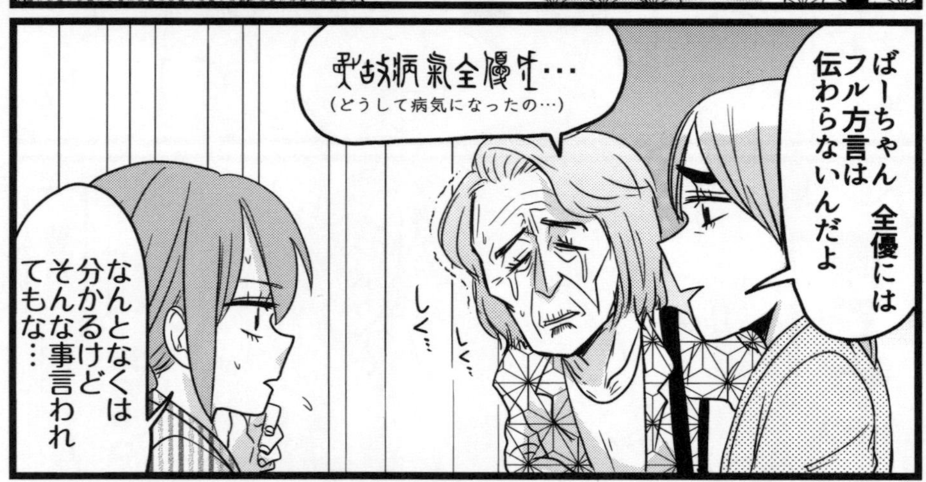
ばーちゃん 全優にはフル方言は伝わらないんだよ
(どうして病気になったの…)
しく…
しく…
なんとなくは分かるけど そんな事言われても な…

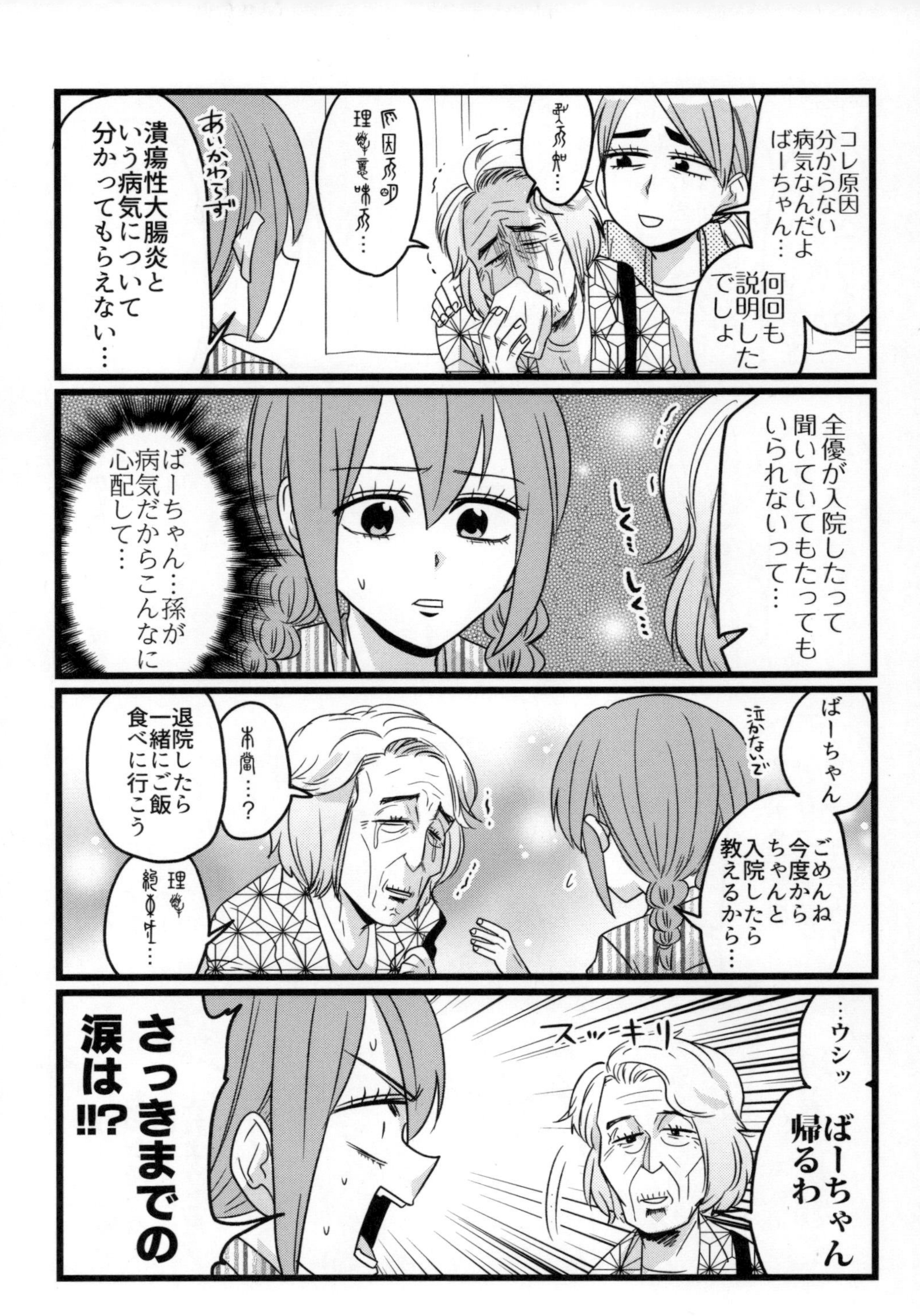
コレ原因分からない病気なんだよばーちゃん…
何回も説明したでしょ
原因不明 理由も意味不明…
あいかわらず
潰瘍性大腸炎という病気について分かってもらえない…
全優が入院したって聞いていてもたってもいられないって…
しく…しく…
ばーちゃん…孫が病気だからこんなに心配して…
ばーちゃん
泣かないで
ごめんね今度からちゃんと入院したら教えるから…
本當…?
退院したら一緒にご飯食べに行こう
…ウシシッ
スッキリ
ばーちゃん帰るわ
さっきまでの涙は!!?

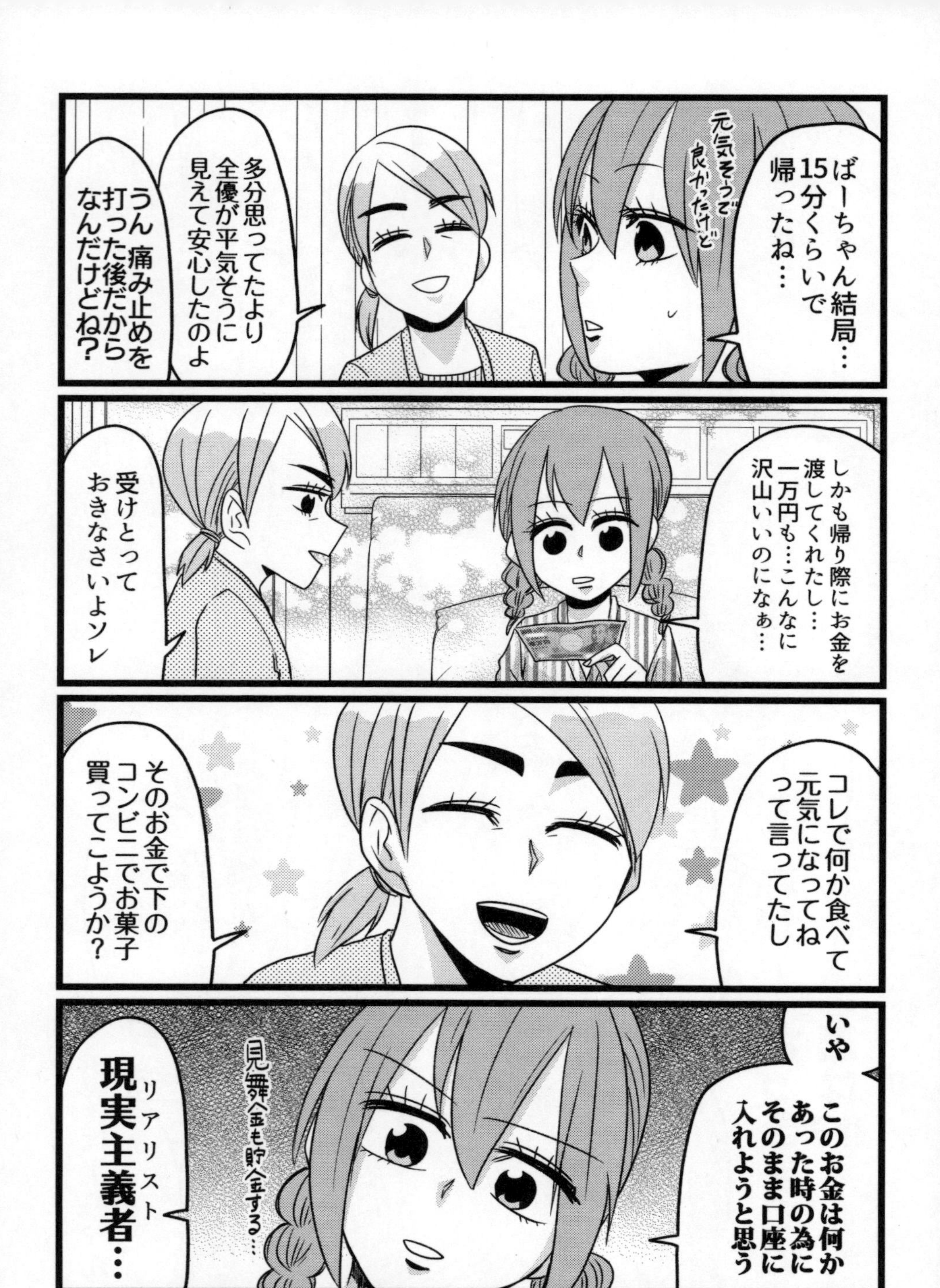
ばーちゃん結局…15分くらいで帰ったね…
元気そうで良かったけど
多分思ってたより全優が平気そうに見えて安心したのよ
うん 痛み止めを打った後だからなんだけどね？
しかも帰り際にお金を渡してくれたし…一万円も…こんなに沢山いいのになぁ…
受けとっておきなさいよソレ
コレで何か食べて元気になってねって言ってたし
そのお金で下のコンビニでお菓子買ってこようか？
いや
このお金は何かあった時の為にそのまま口座に入れようと思う
現実主義者…
見舞金も貯金する…

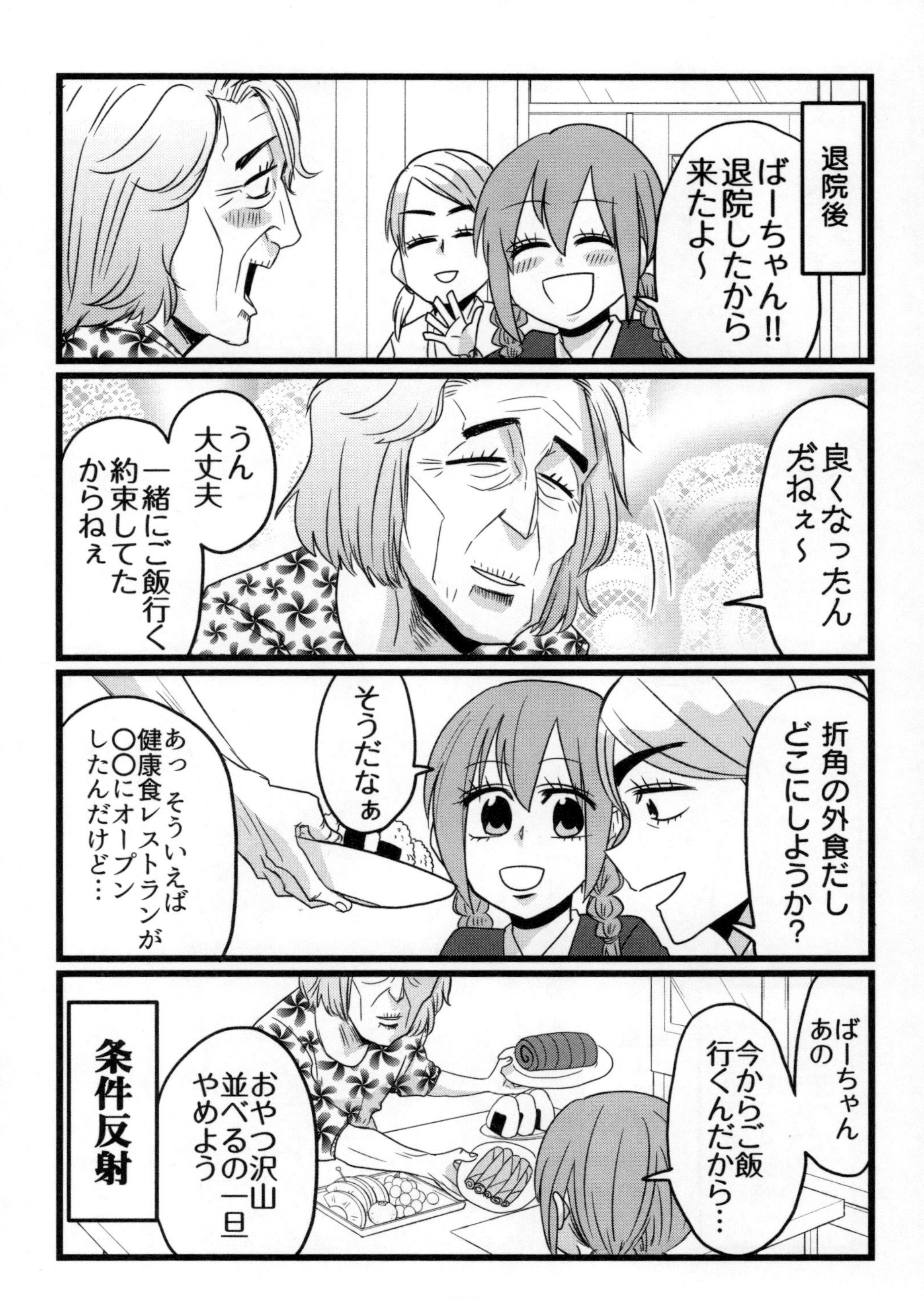
退院後
ばーちゃん!!
退院したから
来たよ～
良くなったん
だねぇ～
うん
大丈夫
一緒にご飯行く
約束してた
からねぇ
折角の外食だし
どこにしようか？
そうだなぁ
あっ そういえば
健康食レストランが
○○にオープン
したんだけど…
ばーちゃん
あの
今からご飯
行くんだから…
おやつ沢山
並べるの一旦
やめよう
条件反射

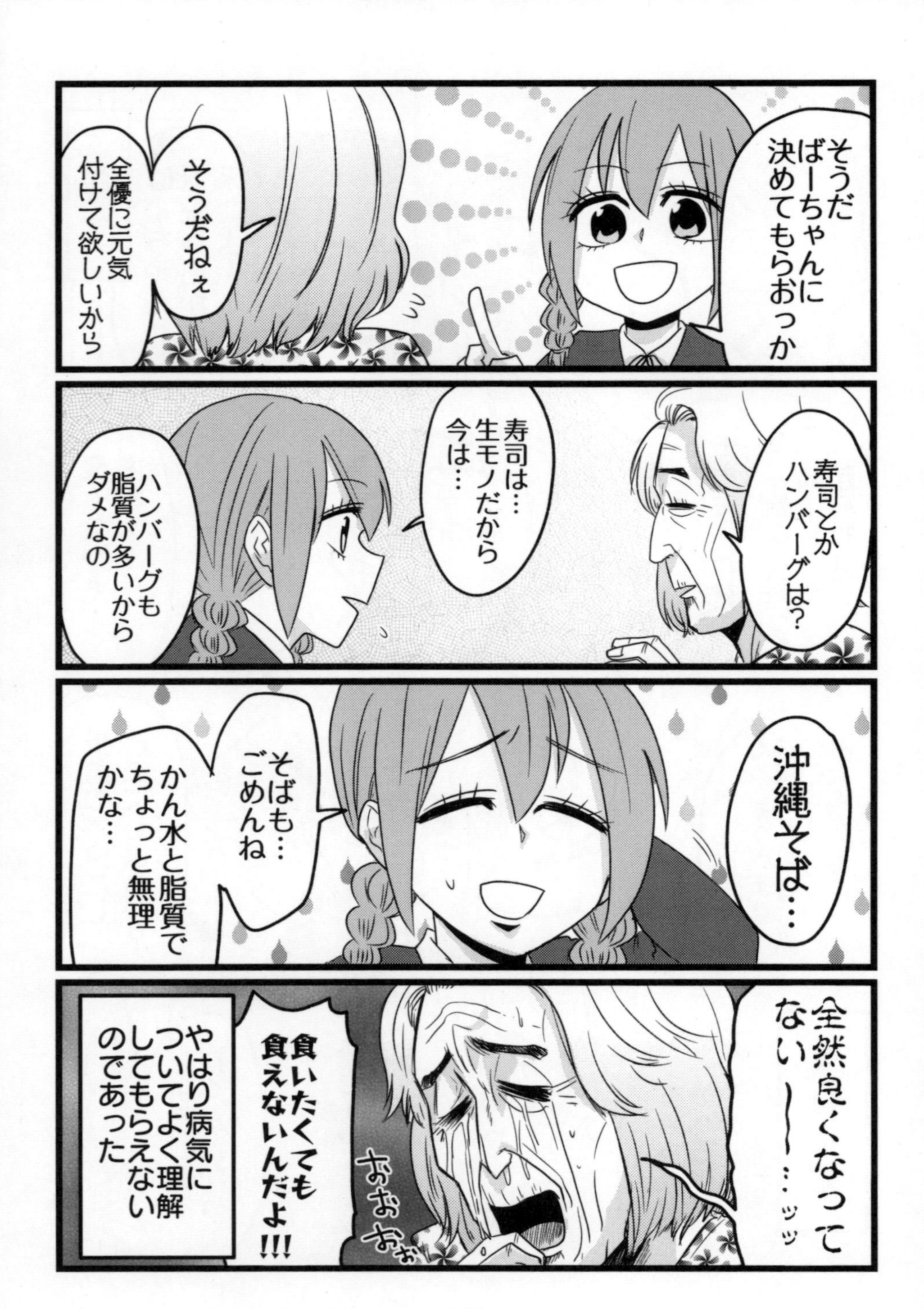
そうだ ばーちゃんに決めてもらおっか
そうだねぇ
全優に元気付けて欲しいから
寿司とかハンバーグは？
寿司は…生モノだから今は…
ハンバーグも脂質が多いからダメなの
沖縄そば…
そばも…ごめんね
かん水と脂質でちょっと無理かな…
全然良くなってない——…ッッ
食いたくても食えないんだよ!!!
やはり病気についてよく理解してもらえないのであった
おおおおぉ

あとがき

この度は「腸よ鼻よ」の単行本を手に取って頂きありがとうございます。

少しでも笑ってもらえたら嬉しいです。難病について描いた漫画ではございますが元々島袋が光の漫画家ですので、明るい漫画しか描けずハイテンション闘病エッセイになりました。

エッセイマンガを描かないかと担当Kさんからお話を頂いたのが約三年前だったと思います。こうして単行本を出せて本当に嬉しいです。

真面目なことを言いましたが、単行本の印税も嬉しいですね。老後のために貯金か病院代に回すつもりです。ちょっと贅沢もしましょうかね。めっちゃ頑張ったし。

あと続刊が出たらまた手に取ってくれると嬉しいです。

Special Thanks

アラキ＆ナカマ
マキノさん
担当Kさん
担当医の大北先生

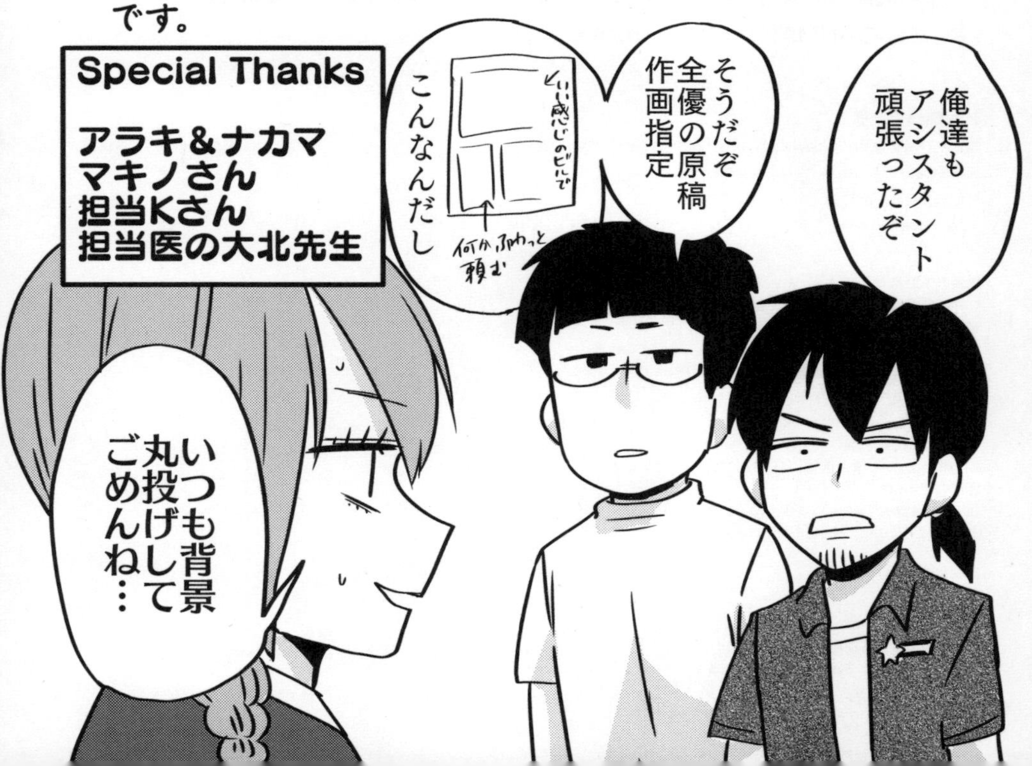

腸よ鼻よ 01

2019年9月13日　初版発行
2024年6月20日　第8刷発行

著　　者　島袋全優
発 行 者　山下直久

発　　行　株式会社KADOKAWA
〒102-8177
東京都千代田区富士見2-13-3
電話：0570-002-301（ナビダイヤル）

編　　集　戦略書籍編集部
医療監修　三重大学大学院医学系研究科
消化管・小児外科 講師大北喜基
デザイン　SAVA DESIGN
印刷・製本　大日本印刷株式会社

[初　出]　GANMA!（コミックスマート株式会社）

ISBN978-4-04-735777-8 C0095 Printed in Japan